当代名中医验方选

编著◎周洪进

中国健康传媒集团
中国医药科技出版社

U0206185

内 容 提 要

　　本书是精选当代名中医自创方剂编撰而成，按临床病种分类，以便于查阅。书中所选方剂经典实用，并在每方之后对其特性、疗效、价值、亮点进行介绍和解析。本书既有科学性、理论性，同时还有较强的实用性，适合中医临床、科研、教学人员，以及中医爱好者研读参阅。

图书在版编目（CIP）数据

当代名中医验方选/周洪进编著.—北京：中国医药科技出版社，2022.8

ISBN 978 - 7 - 5214 - 3125 - 4

Ⅰ.①当…　Ⅱ.①周…　Ⅲ.①验方—汇编—中国　Ⅳ.①R289.5

中国版本图书馆 CIP 数据核字（2022）第 062819 号

美术编辑　陈君杞
版式设计　诚达誉高

出版　**中国健康传媒集团** ｜ 中国医药科技出版社

地址　北京市海淀区文慧园北路甲 22 号

邮编　100082

电话　发行：010 - 62227427　邮购：010 - 62236938

网址　www.cmstp.com

规格　880×1230mm ⅟₃₂

印张　10⅜

字数　268 千字

版次　2022 年 8 月第 1 版

印次　2022 年 8 月第 1 次印刷

印刷　三河市万龙印装有限公司

经销　全国各地新华书店

书号　ISBN 978 - 7 - 5214 - 3125 - 4

定价　**35.00 元**

获取新书信息、投稿、为图书纠错，请扫码联系我们。

前　　言

　　中医学的方剂学，源远流长，博大精深。中医方剂是历代医家和医务工作者临床经验的总结和智慧的结晶，是一份极其宝贵的医学财富，为中华民族的健康事业和繁荣昌盛做出了不朽贡献！

　　党和国家一向关心、支持中医药学的发展，特别是提出"实施健康中国战略"以来，中医药学的发展又迎来了一个高潮。随着时代的不断进步和科技的飞速发展，学习、研究中医方剂学的热潮日益高涨。为更好地服务于中医学发展，作者特从当代著名中医师众多方剂中，精心遴选出三百多首方剂，编著成这部《当代名中医验方选》。这些中医名师是当代中医药同仁的杰出代表，是中国中医药发展史上熠熠生辉的璀璨明星。他（她）们的临床验方，是中医方剂学发展创新的最新成果，具有高深的理论水平、独特的思想风格、深邃的学术观点、丰富的实践经验、卓越的临床疗效和显著的时代特征，对中医学的继承和发展具有极其重要的科学价值。本书内容丰富多彩，所选方剂经典实用，包括著名国医大师邓铁涛、朱良春、张镜人、周仲瑛、徐景藩、路志正、任继学、张学文、张琪、何任、班秀文、李振华、李玉奇、李济仁、方和谦、颜德馨、颜正华、郭子光、晁恩祥、干祖望、石仰山、许润三、周信有、朱南孙，以及全国著名老中医董建华、关幼波、焦树德、任应秋、方药中、祝谌予、姜春华、俞慎初、印会河、杨百弗、汪履、罗元恺、杜雨茂、秦伯未、岳美中、王静安、高辉远、赵炳南、赵恩俭、姚寓晨、梁剑波、袁家玑、周鸣岐等各具特色的奇方妙剂，真可谓珠宝汇聚，光焰夺目，价值连城。本书所选方剂按照临床常见疾病种类分类，每方以组成、功能、主治、用法、加减、禁忌编写，特别是在每方之末另设专项，对方剂的特性、疗效、价值、亮点等进行深入"解析"，起到画龙点睛的作用。全书体现了较强的科学性、理论性、实用性、操作性，文字通俗易懂，是中医临床、科研、教学人员，以及中医爱好者难得的参考读本。

书中穿山甲、玳瑁、虎骨、犀角等，因各种原因，现已禁用，但为保持传统经验原貌，对方剂中的穿山甲、玳瑁、虎骨等加注后保留，请后学者研究其组方原理，用其他中药代替。书中草河车，因各地不同时期所指植物不同，故未将其用现在规范药名替换，而保持原方原貌。本书在编写过程中，得到不少专家、教授、学者以及同仁朋友的关心支持，在此一并致谢。本人学识有限、经验不足，书中如有错谬，诚望各位读者批评指正！

周洪进

2022 年 1 月

目　　录

呼吸病方

肝胆病方

胃肠病方

心脑血管病方

神经精神病方

泌尿系统病方

五官科病症方

皮肤病方

筋骨病症方

内分泌、结缔组织病方

肿瘤科病方

男科病方

妇科病方

儿科病方

呼吸病方

感　冒

特效感冒宁

【组成】　金银花 12g，苏叶 10g，防风 10g，薄荷 10g，苍术 10g，藿香 10g，黄芪 10g，荆芥 10g，甘草 3g。

【功能】　散邪固表。

【主治】　感冒。症见鼻流清涕，咽痛，咳嗽，或伴见恶心、大便稀，或有发热、恶寒，舌苔白薄或微黄腻，脉浮缓。

【用法】　上药水煎 2 次，第 1 次用清水约 200ml，浸药半小时，煎取 100ml 左右；第 2 次用水约 120ml，煎取 80ml 左右，去渣。两次药汁混合后，分 2 次，早、晚温服。

一般 3 剂即愈，重症可继服 3 剂，若遇集体感冒者，可按此比例同煎，分给每个患者服用即可。小儿用量酌减。

【加减】　头痛者：加白芷 9g、川芎 9g；咽喉痛者：加桔梗 10g、僵蚕 6g；咳嗽痰多稠者：加浙贝 10g，痰清稀者加半夏 6g、陈皮 9g；口渴汗出、小便短赤者：加滑石 15g、石膏 20g、荷叶 10g；夏季感冒恶寒无汗者：加香薷 6g。

【解析】　此方是著名老中医宋健民法取"九味羌活汤"方义而创立。九味羌活汤是按六经而用药，此乃依六淫（风、寒、暑、湿、燥、火）外邪而立方。风为外邪之首，故先用防风、荆芥以祛风邪，苏叶以散风寒，薄荷以解风热；再用金银花以清热，藿香以化湿邪，甘草润燥而和诸药；并用黄芪以固表，使邪去不复发。

感冒虽为小病，但治不如法，外邪郁而不散，常常反复发作，遗留后患，亦即古称："伤风不醒便作劳也。"此方立法高深，用药独到，堪称奇剂。

达原柴胡饮

【组成】 柴胡 15g，槟榔 15g，黄芩 15g，赤芍 15g，知母 12g，厚朴 10g，草果 10g，甘草 5g。

【功能】 和解表里，开达膜原，辟秽化浊，清热燥湿。

【主治】 风温感冒。临床表现为见寒热似疟，甚或憎寒壮热，胸痞呕恶，苔白厚腻如积粉，舌红或舌质正常等。

【用法】 水煎服，每日 1 剂。

【加减】 患有流感者：加升降散、板蓝根；热毒重者：加草河车、板蓝根、金银花；高热有汗者：重用石膏、知母；喘重者：加苏子、射干；呕吐者：加半夏；痰多者：加莱菔子、葶苈子、冬瓜子；咳重者：加百部、枇杷叶；结核性胸膜炎者：加白芥子、夏枯草、百部；病毒性肺炎属湿热型者：合麻杏石甘汤加僵蚕、草河车；胸胁痛甚者：加桃仁、延胡索；咳嗽胸满、气急者：加葶苈子、桑白皮；高热汗出者：重用知母，加石膏；潮热者：加青蒿、白薇、地骨皮；高热无汗者：加芦根；热毒重者：加金银花、黄连；淋巴结肿大者：加夏枯草、连翘、僵蚕；湿温伤寒者：加黄连、藿香、茵陈；咽喉炎者：加桔梗、蝉蜕、牛蒡子、僵蚕；胆囊炎、胆石证者：加郁金、金钱草、大黄、虎杖、桃仁、茵陈；热重者：加穿心莲、鱼腥草、白花蛇舌草；呕吐者：加半夏、竹茹；胸痞呕吐者：加半夏或藿香、佩兰；痛甚者：加延胡索、川楝子；便秘者：加大黄、虎杖、玄明粉；急性肾盂肾炎者：加龙胆草、黄柏、海金沙；畏寒重发热轻、头身痛者：加防风、羌活；阿米巴痢疾者：加白头翁、鸦胆子、常山；初起伴表证者：加葛根、防风；传染性单核细胞增多症者：加板蓝根、草河车、薏苡仁；湿浊重、胸闷恶心者：加半夏、藿香。

【解析】 此方是首批全国名老中医郑惠伯的临床验方。此方是在《瘟疫论》达原饮的基础上，加柴胡而成。方中知母养阴清热；柴胡、黄芩和解表里，清解邪热；赤芍凉血活血；槟榔、草果辟秽化浊，达原截疟；厚朴宽中理气；甘草调和诸药；诸药合用，共奏和解表里、达原透邪之功。

解毒清热饮

【组成】 金银花 30g，连翘 30g，菊花 30g，生石膏 20～30g，滑石 20～30g，桑叶 20g，芦根 20g，薄荷 15g，甘草 15g，蝉蜕 15g，黄芩 15g，柴胡 10g。

【功能】 清热解毒，辛凉透表。

【主治】 流行性感冒。

【用法】 先煎生石膏 20～30 分钟，然后煎群药，水煎服，早晚各服 1 次。

【加减】 咳嗽者：加橘红 20g、杏仁 15g、前胡 15g；痰多者：加海浮石 20～30g、川贝 10～15g。

【解析】 此方是著名老中医刘绍勋的临床验方。此方是在银翘散、桑菊饮、六一散、白虎汤基础上，经临床摸索多年化裁而成。根据多年的临床实践，对高热感冒和一般伤风感冒均有佳效，屡试屡验。方中菊花明目疏风，清降肺火；薄荷、柴胡发汗解表，清解外邪；黄芩清气泄热；甘草、芦根清上焦风热，兼养胃阴；生石膏清阳明之热，而无伤津之弊；滑石利窍，清热解肌，有发汗作用；蝉蜕疏风清热，定惊解痉；桑叶宣通肺络，清泄风热；金银花、连翘清热解毒。据抗菌试验，金银花抗菌谱较广，连翘对流感病毒有抑制作用，使患者的邪热，一从汗解，一从便解，从而使邪退病除。

止咳灵方

【组成】 桑叶 10g，桑白皮 10g，菊花 10g，薄荷（后下）5g，杏仁 10g，苦桔梗 10g，连翘 10g，芦根 20g，荆芥 6g，白前 10g，牛蒡子 10g。

【功能】 辛凉宣解，止咳宁嗽。

【主治】 风热感冒咳嗽。

【用法】 每日 1 剂，水煎服。

【加减】 肺热较甚，炼液为痰，咳痰不爽者：加瓜蒌皮、浙贝母清热化痰；外感风热治疗不当使邪热入里，气粗似喘，肺中热甚者：加石膏、知母清肺中气分之热，又能除烦生津止渴；邪热入营分，其热更甚者：加玄参、犀角（水牛角代）等清营凉血，养阴生津。

【解析】 此方是第一届国医大师、著名中医学家方和谦创立。方和谦积 60 余载临证经验，认为治咳之疾，宜用轻灵之剂以开上焦，治上焦如羽，非轻不举。此方桑叶甘凉轻清，入肺经，既能疏散上焦风热之邪，又能清肺中之热，故能"散""清"二用。桑叶善走肺络，能搜逐肺络中之风热，因而能宣清肺热，又能止咳嗽，为君药；菊花能散风热，又能清利头目、止咳嗽。杏仁肃降肺气，桔梗开提肺气，二药一升一降以恢复肺气的肃降与宣通功能而止咳嗽，并有解表作用。三药共为臣药；另用薄荷辛凉解表，助桑、菊疏散上焦风热，加强解表之力，连翘辛寒而质轻，能清透膈上之热，芦根甘寒清热生津而止渴，共为佐药。诸药配伍，共具辛凉宣解，止咳宁嗽之功。

健身固表散

【组成】 黄芪 40g，百合 40g，桔梗 30g，白术 20g，防风 20g。

【功能】 补益脾肺，强卫固表。

【主治】 感冒，气虚自汗，或感冒缠绵不愈者。

【用法】 诸药共为细末，每次服 9g，每日 2~3 次，开水冲服。7 天为 1 个疗程，一般 1~2 个疗程即愈。

【加减】 心慌气短者：加太子参 12g、麦冬 10g、五味子 10g；素有慢性鼻炎而见鼻塞不通者：加辛夷 15g；咳嗽吐白痰者：加橘红 10g、半夏 10g、杏仁 10g；兼有头痛、身痛者：加苏叶 10g、羌活 10g。

【解析】 此方是首批全国名老中医、著名中医学家赵清理创立。此方是针对体虚感冒而创立，凡属习惯性感冒，或感冒多次发汗，汗出过多，损伤卫阳，致表虚不固，常自汗出，感冒时作，数月不愈者，皆可以本方治之。赵氏认为，气虚不能卫外，则津液不固而自汗，卫气不固则腠理空疏，容易感受风寒。唯黄芪甘温益气补三焦而固表，为玄府御风之关键，且有汗能止，无汗能发，乃补剂中之风药也；防风上行头面七窍，内除骨节疼痛，外解四肢挛急，称之为治风之仙药；白术健脾胃，温分肉，培土而实卫。夫防风之祛风，得黄芪以固表则外有所卫，得白术以温里则内有所据，风邪去而不复来。三药合用，为善散风邪之专剂——玉屏风散。盖因三药俱辛温之品，故加百合甘寒滋阴润肺，以救其燥烈过亢之弊；桔梗为舟楫之剂，可载诸药上行，且入手太阴肺经而开达肺气。肺主皮毛，肺之宣发肃降之令行，则皮毛得濡养而润泽，以此可助玉屏风固表之力。

此方诸药合用，使补者得补，散者得散，以达燥湿相济，阴阳和顺，病邪自祛，体自康健，奇方妙剂也。

支 气 管 炎

锄云止咳汤

【组成】 荆芥 6g，前胡 9g，白前 6g，杏仁 9g，浙贝母 9g，化橘红 6g，连翘 9g，百部草 9g，紫菀 9g，桔梗 6g，甘草 3g，芦根 24g。

【功能】 疏风清热，祛痰止咳。

【主治】 慢性支气管炎。症见咳嗽痰多色白而黏，胸闷喉痒，日久不愈者。

【用法】 日服1剂，水煎2次分服。

【解析】 此方是著名中医学家岳美中创立。岳美中对寒热兼痰之证，反对强制其咳或兜涩其痰，而主张用宣散、清热、祛痰之剂，故特创"锄云止咳汤"，诚为经验之得。方中荆芥疏散积久之风寒余邪；前胡下气祛痰，白前祛深在之痰；浙贝母治外感咳嗽，合杏仁利肺气，有相互促进作用；橘红，咳而喉痒者必用；连翘、甘草解毒；百部草镇咳；桔梗利胸膈排痰；芦根清肺热；紫菀治伤风痰咳。诸药合力，共奏止咳之功，而冠名"锄云止咳汤"。

清肺定咳汤

【组成】 金荞麦20g，鱼腥草（后下）15g，白花蛇舌草20g，天浆壳12g，化橘红6g，苍耳子12g，枇杷叶（去毛包）10g，生甘草5g。

【功能】 清肺泄热，化痰定咳。

【主治】 支气管炎。证属肺热燥咳，痰少而黏者。

【用法】 每日1剂，水煎2次，早晚分服。

【解析】 此方是第一届国医大师、著名中医学家朱良春创立。此方金荞麦、鱼腥草清化痰热；白花蛇舌草除清化痰热之功外，还能提高机体抗病能力，促使痊愈；天浆壳、枇杷叶清肺泄热，化痰止咳；苍耳子通利鼻窍，散风祛湿，又能预防感冒（因其有抗过敏作用），久咳不愈者参用之，颇有助益；橘红调中化痰；甘草润肺止咳，调和诸药。诸药配伍，共具清肺泄热，化痰定咳之功。

止咳定喘汤

【组成】 土茯苓10g，紫苏子10g，蜜麻黄6g，清半夏6g，葶苈子（布包）6g，蜜款冬6g，白芥子6g，蜜橘红5g，光杏仁5g，炙甘草 3g。

【功能】 宣肺祛痰，止咳平喘。

【主治】 支气管炎，支气管哮喘或轻度肺气肿。尤对风寒咳喘痰多者疗效更佳。

【用法】 水煎服，每日 1 剂。

【加减】 胸闷不舒者：加瓜蒌、郁金；恶寒发热、鼻塞流涕、表证明显者：加防风、荆芥、紫苏叶等；痰黏稠、咳吐不爽者：加桑白皮、浙贝母；痰黄之咳喘者：加条黄芩、浙贝母、桑白皮等。

【解析】 此方是著名中医学家俞慎初的临床验方。俞慎初认为，肺主皮毛，为五脏六腑之华盖，外邪袭表首先犯肺，致清肃失司，触动内蕴痰浊，痰阻气逆，肺失宣降，从而因痰而咳，因咳而喘，咳喘并见。临床除了出现反复咳嗽外，且伴有呼吸急促，气喘痰鸣。治疗以止咳定喘汤从宣肺祛痰入手，对外邪束表，痰浊壅肺致肺气不利之咳喘，每获良效。

此方麻、杏、草（三拗汤）辛温散邪，宣肺平喘；白芥子、葶苈子、紫苏子三味是取三子养亲汤降气消痰之意。然而俞氏临床上常用葶苈子易原方中的莱菔子，旨在增强该方降气消痰平喘之效，与三拗汤配合，一宣一降，疗效益彰。古人认为葶苈子是泻肺的峻品，不能轻易使用，但俞氏常与白芥子、紫苏子配合治疗痰多咳喘症，每获良效；增入化痰止咳的款冬花和燥湿化痰的二陈汤诸药，目的是祛除气道痰浊，以达止咳平喘之目的。

此方虽是在古方三拗汤及三子养亲汤的基础上化裁加减而成，然而其配伍巧妙，运用灵活，组方严谨，是临床治疗急、慢性支气管炎的卓效良方。

黛麦养肺止咳汤

【组成】 青黛 5g，海蛤粉 30g，人参 10g（或党参 20g），麦冬 10g，五味子 10g，细辛 3g，炙甘草 10g。

【功能】 益气生津，清咽止咳。

【主治】 慢性支气管炎、咽喉炎。

【用法】 水3碗煎取1碗，药渣重煎1次，共分2～3次服，每日1剂。

【加减】 痰多而稀白、纳呆苔白者：加法夏、白术、陈皮；时有低热者：加青蒿、鳖甲；素有喘咳（哮喘、痉支）气逆痰多者：加苏子、葶苈子、麻黄、桂枝；咽红、扁桃体增大者：加射干、金银花、板蓝根；阵发痉咳，状若百日咳者：加百部；血虚心悸、舌淡脉细者：加当归、熟地，丹参；咽痒甚者：加僵蚕、胆南星，细辛用量酌加；自汗明显者：加黄芪、防风；兼便结者：再加胖大海。

【解析】 此方是著名中医学家黎炳南的经验之方。黎炳南业医50余年，擅长内科、儿科，理验俱丰。认为慢性支气管炎、咽喉炎久咳不愈，多因气阴不足、正虚邪恋故也。临床表现为气短神疲，面色苍白，久咳不止，甚或呛咳频频，痰难排出，纳呆多汗，舌淡或嫩红，脉细无力。施治之要，在于扶正祛邪，若误投苦寒，愈服清凉，则其咳愈甚，不可不知也！

此方人参味甘、微苦、性温，能补益元气，固脱生津，补肺中之气，肺气旺则四脏之气皆旺，肺主诸气故也；细辛气味辛温，功在搜剔阴络之邪，祛风止喉痒，增强镇咳之效。咳久者邪据阴络，深潜难除，投之每获捷效；五味子味酸性温，可敛肺生津，治咳逆上气，《本草求原》指其为治诸种咳嗽之要药；麦冬气味甘凉，能养阴润肺，清心除烦，是治阴虚咳嗽的要药；青黛性味咸寒，有清热、凉血、解毒之能；炙甘草益气化痰，调和诸药，尚可合五味子以酸甘化阴；海蛤粉为咸寒之品，得之则火自降，痰结自消，善治热痰、老痰、顽痰；诸药配伍，攻补兼施，标本同治。

补中益气宁嗽汤

【组成】 枇杷叶9g，半夏6g，陈皮6g，黄芪6g，党参6g，白术 6g, 当归 6g, 紫菀 6g, 麦芽 6g, 升麻 3g, 柴胡 3g, 甘草 3g。

【功能】 补中益气, 健脾宣肺, 止咳化痰。

【主治】 慢性支气管炎。临床表现为咳嗽阵作, 入夜尤甚, 咳痰不利, 痰色白, 食少纳呆, 舌淡红, 苔薄白, 根稍腻, 咽微红, 脉沉弱。

【用法】 水煎分服, 每日 1 剂。通常调服 10 余剂即可痊愈。

【解析】 此方是第三批全国老中医药专家学术经验继承工作指导老师王自立创立。关于虚劳之证, 张仲景《伤寒论》立有建中、理中二法, 李东垣《脾胃论》遵《黄帝内经》"劳者温之, 损者益之"之旨, 立补中之法, 创补中益气汤以治劳倦伤脾, 中气亏虚而发热者, 被后世尊为甘温除热之代表方, 并广泛应用于临床。王自立临证, 以辨证论治为原则, "有是证则用是药", 不论何病, 但属中气亏虚者, 悉以本方化裁论治。此外, 王自立还认为, 久咳之人, 一看虚, 二看湿。虚中又当分气、阴之不同, 对于气虚久咳不止者。遵"损其肺者益其气"之经旨, 治宜培补中气为主, 佐以宣肺化痰之品。为此, 特立此方。

此方师古不泥, 理法高深, 用药独到, 攻补兼施, 标本兼顾, 堪称妙剂。

支气管哮喘

祛风解痉平喘汤

【组成】 麻黄 10g, 蝉蜕 10g, 僵蚕 10g, 苏叶 10g, 苏子 10g, 地龙 10g, 石菖蒲 10g, 白芍 15g, 白果 10g, 五味子 10g。

【功能】 祛风解痉, 通窍降气, 豁痰平喘。

【主治】 支气管哮喘急性发作期。

【用法】 每日 1 剂, 水煎 2 次分服。重症 1 日 2 剂, 分 4 次服。

【加减】 热喘者: 加生石膏、黄芩、桑白皮等; 寒象明显者:

加桂枝、细辛等；寒热不显者：直投此方。

【解析】 此方是第二届国医大师、著名中医学家晁恩祥创立。此方是针对哮喘患者急性发作时所表现的"风盛痰阻，气道挛急"病机而设立，特点是"祛风"当先。在哮喘治疗过程中，采用祛风之法，古代医家也有论及，如清代蒋宝素就曾在《问斋医案》中指出："哮喘屡发，发时以散风为主"。晁氏在继承前贤经验的基础上，结合自己多年的体会，临床中不论是分析病理，还是遣方用药，均突出风邪的作用，指出祛风与解痉而言，祛风是治本之法，是主要的；解痉是治标之法，是次要的。通过祛风，可使表邪外达，肺气清肃得行，气道通利，痰去络通而哮喘自平。

此方麻黄祛风散寒，宣肺平喘，宣中有降，与地龙相伍，一温一寒，一宣一降，相得益彰；苏叶、苏子同麻黄相伍，不仅能增强祛风之力，而且可加强升降相协之功，使肺之宣降得以恢复；蝉蜕、僵蚕既能祛风达邪，以"伏其所主"，又可解除因风邪所致的气道挛急；《本草从新》记载石菖蒲："辛苦而温，芳香而散"，方中用之，意在开达肺气，白芍、五味子、白果敛降肺气，意在一宣一降，一开一合。诸药合用，祛风解痉，通窍降气，豁痰平喘，使风散痰消挛解，肺气得以宣降，哮喘自平。

截喘汤

【组成】 老鹳草 15g，碧桃干 15g，佛耳草 15g，旋覆花 10g，姜半夏 10g，防风 10g，全瓜蒌 10g，五味子 6g。

【功能】 降逆纳气，化痰截喘。

【主治】 支气管哮喘，咳嗽痰多，气逆喘促者。

【用法】 每日 1 剂，水煎服。

【加减】 咳甚引起喘促无痰或痰不多者：加马勃 6g、南天竹子 6g、天浆壳 3 只；肾虚者：加补骨脂 15g、肉苁蓉 15g、巴戟天 15g，亦可加蛤蚧 3~6g；热喘：加石膏 15g、知母 10g、黄芩 10g；寒喘：

加炮附片 9g、肉桂 3g，并以鹅管石 9g 研粉服或加服紫金丹（须特制：豆豉 100g、砒石 5g、明矾 10g，糊丸绿豆大小，每服 7～8 丸，日服 2 次，有肝肾病勿服，有效与否均服用一周为止，切勿多服常服）；气虚者：加黄芪 80g、白参 3g；痰多咳出不爽者：加莱菔子 10g、苏子 10g、白芥子 10g；阴虚有热者：加黄柏 9g、生地 9g、知母 9g、玄参 9g；胃实便秘者：加服调胃承气汤一剂。

喘止后可常服河车大造丸、左归丸或右归丸，每服 3g，每日 2 次。

【解析】　此方是首批全国名老中医、著名中医学家姜春华在对支气管哮喘"截断"疗法长期研究中，结合临床实际疗效筛选民间单验方优化而创立。姜春华根据中西医结合病证互参原则，选药不落窠臼，撷取草药之长，吸收民间单验方经验，抓住化痰和抗过敏的环节，使支气管痉挛得以松弛，黏膜分泌物得以清除。所谓截喘的"截"，反映了姜氏治病重视截断方药的学术思想，诚如赵学敏在《串雅》中所云："截，绝也，使其截而止。"截断就是快速有效，直中病源，控制病情，尽早扭转病机，慎防他变。

此方中老鹳草、碧桃干、佛耳草不仅除痰镇咳而平喘逆，且能调节自主神经功能为主药。其中对于老鹳草《本草纲目拾遗》有祛风活血、清热解毒的记载，民间有老鹳草平喘的单方。该药含有槲皮素，能祛痰扩张支气管，老鹳草煎剂在试管内对金黄色葡萄球菌、肺炎球菌、链球菌以及流感病毒均有抑制作用，能控制支气管哮喘发作者的呼吸道感染。碧桃干酸苦收敛，《饮片新参》对其有"除劳嗽"的记载，民间有用其治顽喘的经验；旋覆花开结化痰，降逆止咳；瓜蒌清上焦之积热，化浊痰之胶结，开胸中痹阻；姜半夏清痰下气，去胸中痰满尤佳；佐以五味子补肾纳气，镇咳敛肺；防风，《药法类象》谓其"治风通用，泻肺实"，是一味抗过敏的有效药，能抑制支气管哮喘发作期的变态反应，清除过敏原的刺激。诸药配伍，共具清肺化痰，降逆纳气，止咳截喘之效。

加味麦味地黄汤

【组成】 麦冬 10g，五味子 10g，山萸肉 10g，紫石英（先煎）15g，熟地 10g，山药 10g，丹皮 10g，茯苓 10g，泽泻 10g，肉桂 3～6g。

【功能】 补肾敛肺，纳气平喘。

【主治】 老年性支气管哮喘。

【用法】 每日 1 剂，文火久煎，分 2 次温服。

【解析】 此方是著名中医学家董建华创立。董建华认为，支气管哮喘为临床常见病，而老年性支气管哮喘多难速效。肺主肃降司呼吸，肾主封藏而纳气，有升有降，则病无所生。年高之人，阴阳并衰，咳喘病久，肺肾两虚。此方以麦味地黄汤补肾阴；以肉桂微微生火，冀水中求火；紫石英纳气定喘。其补而不腻，温而不燥，是治疗老年性支气管哮喘的奇方妙剂。

解表化痰平喘汤

【组成】 苏子 9g，炙麻黄 9g，桂枝 9g，杏仁 9g，半夏 9g，陈皮 9g，炙甘草 6g。

【功能】 温散解表，理气降逆，化痰平喘。

【主治】 支气管哮喘及外感风寒。

【用法】 每日 1 剂水煎，两次分服，以喘平为期。

【加减】 内有痰火、微感外邪，症见微恶寒，身壮热，痰稠色黄，吐之不利，舌苔干燥或色黄，脉数或滑者：去桂枝、苏子，加知母、贝母、生石膏；病程较长，损及于脾，健运失司，化生痰饮，上注于肺，阻塞气道，喉中痰鸣，舌苔白或腻，脉象缓弱者：加党参、白术；寒甚者：加干姜；年老病久，肾虚失纳，下元不固，动则即喘，登高加剧，此乃肾不纳气之虚喘，本方慎用，以免赢虚之虞，改服都气丸或麦味地黄丸，肾阳虚者可服金匮肾气丸。

【解析】 此方是首批全国名老中医邵经明的临床验方。邵经明临床经验丰富，擅长内科杂症的治疗。此方以杏仁、麻黄、桂枝为君，温散寒邪以解表，使肺气得以宣通；半夏、陈皮为臣，消痰化饮；甘草为佐，增强祛痰、和中、健脾之力；苏子为使，助陈皮、半夏理气降逆化痰之功。其配伍精当，药简功专。

麻杏射胆汤

【组成】 净麻黄 5g，大杏仁 10g，嫩射干 9g，制胆星 6g，鹅管石（煅、杵）12g，炒僵蚕 9g，杜苏子 9g，制半夏 9g，江枳实 6g，玉桔梗 6g，广陈皮 4.5g，净蝉蜕 4.5g，生甘草 4.5g。

【功能】 宣肺化痰，降气定喘。

【主治】 支气管哮喘及慢性支气管急性发作期。症见咳嗽痰多，咳吐不爽，胸闷气急，喉痒作呛有哮鸣音，夜间不得平卧，苔薄白腻，脉浮滑数。中医辨证为风寒客肺、痰浊内阻、肺气失于宣降者。

【用法】 根据药剂大小，先将冷水浸过药面，约半小时再加水少许，煎沸后再煎 10 分钟左右；头煎取汁一碗，接着加水煎熬二煎，取汁大半碗，把头煎、二煎药汁一同灌入热水瓶内，分 2 次顿服。

【加减】 溲黄便秘舌红者：去桔梗、甘草，加桑白皮 12g，黄芩 9g；生麻黄改用蜜炙麻黄 5g，制半夏改用竹沥、半夏 9g，广陈皮改用广橘络 5g；咽红乳蛾肿痛、痰稠、舌红脉数者：可去半夏、陈皮，加炒牛蒡子 12g，金银花 9g，连翘 9g，生麻黄改用水炙麻黄 5g；头胀头痛、鼻塞多涕者：去半夏、陈皮，加辛夷 9g，苍耳子 9g；咳喘气逆、腹胀胁痛者：去桔梗、甘草，加莱菔子 9g，白芥子 9g；口渴烦躁、痰黏、舌红苔黄者：去半夏、陈皮，加石膏 30g，知母 12g，贝母 12g；脘腹痞胀、口黏食欲缺乏、苔白腻者：去蝉蜕、僵蚕，加厚朴 4.5g，焦六曲 12g；形寒肢冷无汗、痰白呈泡沫状、舌苔白滑者：去蝉蜕、桔梗、僵蚕，加桂枝4.5g，细辛3g，干姜2.4g。

【解析】　此方是名老中医董漱六的临床验方。董漱六临床擅长内科，对哮喘病的治疗尤有独特见解。此方宣肺化痰，降气定喘，法理清晰，用药严谨。

三虫定喘汤

【组成】　全蝎（水洗去盐，与药同煎）8g，地龙15g，僵蚕15g，半夏15g，天竺黄（冲）10g，茯苓15g，甘草5g，厚朴15g，苦杏仁15g，前胡20g。

【功能】　祛风解痉，降气豁痰。

【主治】　哮喘、痉咳。证属风痰阻闭，气机失调，夹痰为患，上壅气道，痉咳气逆。

【用法】　每日1剂，水煎服。

【解析】　此方是第一届国医大师、著名中医学家郭子光创立。郭子光认为，哮喘和痉咳都存在肺失宣降、痰滞气逆的病机，临床表现都很突出，或喘息鼻煽、胸高气促、张口抬肩，或频频咳嗽、气道挛急，都有异常痛苦之感。导致哮喘痉咳的因素多而复杂，临床治疗每有束手之感。根据多年的临床经验，郭子光特创三虫定喘汤以治，每收桴鼓之效。

此方之妙，是在降气豁痰、止咳平喘的基础上，加入"三虫"（全蝎、地龙、僵蚕）以祛风解痉，由此取得满意疗效。其立意高深，构思巧妙，用药奇特，匠心独到。

肺 气 肿

四子平喘汤

【组成】　葶苈子12g，炙苏子9g，莱菔子9g，白芥子2g，浙贝母 12g，大生地 12g，制半夏 9g，苦杏仁 9g，陈皮 5g，沉香（后下）5g，当归 5g，紫丹参 15g。

【功能】 化痰止咳，纳气平喘。

【主治】 肺气肿，肾虚失纳、痰饮停肺者。临床表现为胸膈满闷，咳喘短气，痰多色白，苔白腻，脉沉细滑等。

【用法】 文火水煎，每日 1 剂，分 2 次温服。

【加减】 胃寒肢冷者：加肉桂；咳嗽甚者：加百部、前胡；咳痰黄稠者：去沉香、生地，加黄芩、焦山栀；咳痰不畅者：加竹沥、瓜蒌皮。

【解析】 此方是首批全国名老中医、著名中医学家陆芷青创立。此方取《局方》苏子降气汤方意，合《韩氏医通》三子养亲汤、《景岳全书》金水六君煎化裁而成。肺为气之主，肾为气之根，肺主呼气，肾主纳气。咳喘之因，在肺为实，实则气逆，多因痰浊壅阻；在肾为虚，虚不纳气，多因精气亏虚，而致肺肾出纳失常。故咳喘之病主要在肺，又关乎肾，其治不离肺肾。又脾为生痰之源，治痰应不忘理脾。因津血同源，治疗又当痰瘀同治，临床方能显效。

此方以四子为君，其中苏子降气化痰平喘，莱菔子利气行滞消痰，白芥子温肺利膈豁痰，葶苈子泻肺化痰利水，四者合用奏化痰之功；以杏仁、浙贝化痰止咳，半夏、陈皮燥湿健脾为臣；取沉香温肾纳气平喘，生地滋肾培本，且制诸药之燥为佐；更用当归治咳逆上气，丹参增强养血活血化瘀作用为使。全方配伍，有行有补，有燥有润，降纳并施，标本兼顾，是一首治疗肺实肾虚咳喘的奇方妙剂。

阳和平喘汤

【组成】 熟地 30g，淫羊藿 20g，当归 10g，麻黄 6g，紫石英 30g，肉桂 3g，白芥子 6g，鹿角片 20g，五味子 4g，桃仁 10g，皂角 3g。

【功能】 温肾纳气，化痰调营。

【主治】 肺气肿。证属肾督虚冷，痰湿凝滞而致咳喘经久不已者。

【用法】 每日1剂，水煎分2次温服。

【加减】 胃脘饱满、纳食不馨者：加砂仁6g、二芽各30g；阳虚及阴者：去肉桂，加山药20g、山茱萸10g；气急喘甚者：加苏子10g、沉香（后下）3g；寒痰化热者：去白芥子，加泽漆15g、葶苈子10g；痰浊消减者：去白芥子、皂角，加橘红10g、茯苓20g；大便秘结者：加紫菀20g、肉苁蓉20g。

【解析】 此方是首批全国名老中医胡翘武自创验方。胡翘武认为，咳喘之证不离乎肺，缠绵经久，无不由气及血而瘀阻脉络。肺络瘀阻，宣肃通调乏权，津难化气悉变痰浊，与瘀血互结一体，阻塞气道，影响气体出入，咳喘益甚而重笃难以向愈也。气主于肺而根于肾，且肺肾又为金水相生之脏，经久咳嗽无不虚体害正，穷必归肾，伤及下元，损及气根，气体吐纳失节，此咳喘又不止于肺也。故肺气肿患者无不为痰壅络阻于上，元精内夺于下。肺肾同病，虚实相因，诚为其必然也。

此方熟地、鹿角片、淫羊藿、肉桂温养肾督，峻补下元；紫石英温养下元；五味子补肾纳气；当归养血活血；桃仁破血行瘀；白芥子利气豁痰；皂角滑痰通窍；麻黄宣闭通滞，止咳平喘。诸药配伍，寓泻实于补虚之中，辅通络于化痰之内；补虚泻实各得其宜，上下同疗互不干扰，在扶正祛邪之中，旨在恢复肺之气道通畅，络通流运，俾治节宣肃复司，咳喘顽证，虽不能彻底治愈，也可减半矣。其立意高深，用药独到，可谓妙剂。

肺 结 核

培土清郁汤

【组成】 党参10g，茯苓12g，当归10g，炙甘草6g，焦山楂

15g，沙参15g，百合12g，黄精12g，麦门冬15g，五味子10g，鱼腥草15g，黄芩10g，柴胡6g。

【功用】 培土生金，清泄郁热，杀虫抗痨。

【主治】 肺结核。

【用法】 每日1剂，水煎2次，分2次温服。

【解析】 此方是首届国医大师、著名中医学家张学文创立。肺结核属中医学"肺痨""痨""肺疳"等范畴。患者先天禀赋不强，后天嗜欲无节，酒色过度，忧思劳倦，久病体衰时，正气亏耗，为内因，外受"痨虫"所染，邪乘虚而入，而致发病。病位在肺，肺主呼吸，受气于天，吸清呼浊，肺气虚，则卫外不固，水道通调不利，清肃失常，声嘶音哑。子盗母气则脾气受损，而倦怠乏力，纳呆便溏。肺虚肾失滋生之源，肾虚相火灼金，上耗母气，而致骨蒸潮热，经血不调，腰酸滑精诸症。若肺金不能制肝木，肾虚不能养肝，肝火偏旺，上逆侮肺，则见胸胁掣痛，性急易怒，肾虚，水不济火，还可见虚烦不寐、盗汗等症。一般来说，初起肺体受损，肺阴受耗，肺失滋润，继则肺肾同病，兼及心。阴虚火旺，或肺脾同病，致气阴两伤，后期阴损及阳，终致阴阳俱伤的危重结局。

此方攻补兼施，标本兼治，共具培土生金，清泄郁热，杀虫抗痨之功。

肝 胆 病 方

脂 肪 肝

脂肪肝方

【组成】 醋柴胡 5g，赤芍 10g，牡丹皮 12g，丹参 12g，制香附 10g，枳壳 10g，郁金 10g，虎杖 12g，夏枯草 10g，垂盆草 30g，苦参 10g，炒黄柏 10g，山楂 10g，泽泻 15g，决明子 15g，泽兰 10g，天花粉 15g，知母 8g。

【功能】 清化湿热瘀毒，调和肝脾。

【主治】 脂肪肝。

【用法】 每日 1 剂，水煎 2 次，分 3 次服。

【解析】 此方是第一届国医大师、著名中医学家周仲瑛创立。现代医学认为，脂肪肝是由于各种原因引起的肝细胞内脂肪堆积和脂肪变性为特征的临床病理综合征。病理解剖上，正常肝脏的脂肪含量约占肝脏的 3%~5%，当肝脏脂肪的代谢功能发生障碍，致使脂肪在肝组织细胞内堆积，如果其重量超过肝重量（湿重）的 5%，或组织学上超过 30% 以上的肝细胞有脂肪变且弥漫分布于全肝时，就称之为脂肪肝。

脂肪肝属于中医学"积聚""痞满""胁痛"范畴，《难经》称左肋下积块为"肥气"，右肋之下积块为"息贲"。《丹溪心法》中说："痞块在中为痰饮，在右为食积，在左为血块，气不能做块成聚，块乃有形之物也。痰与食积死血而成也……治块分降火消食积，食积即痰也。"由此可见脂肪肝的发生，是由于湿热内生，湿伤脾阳，运化失司，聚湿生痰；热伤阴血，灼津生痰；由于湿热互结，阻滞血脉，血行艰涩，而痰瘀交阻，终成痞块，加之饮食不节，膏粱厚味，嗜酒成性，进而促使病情发展。此病病位主要在于肝脾。主要的病理变化为湿热凝痰，痰瘀阻络，临床当从痰湿论治。

此方以清化湿热瘀毒，调和肝脾立法，方药对证，是治疗脂肪肝的良方妙剂。

清肝利胆消脂汤

【组成】 柴胡 10g，赤芍 15g，丹参 30g，香附 10g，枳壳 10g，水红花子 15g，茵陈 30g，炒山栀 10g，制首乌 15g，泽泻 12g，生山楂 15g，炒莱菔子 12g，土茯苓 30g。

【功能】 清利肝胆。

【主治】 脂肪肝。证属肝胆湿热。

【用法】 每日 1 剂，水煎服。

【解析】 此方是第一届国医大师、著名中医学家颜正华的临床验方。此方茵陈、炒山栀、土茯苓、泽泻清利肝胆湿热；柴胡疏肝解郁；赤芍柔肝止痛；丹参养血活血；制首乌补益精血；香附、枳壳行气解郁；生山楂行气散瘀。其中土茯苓、茵陈清解肝经热毒；栀子炒用，有清热除烦作用；首乌制用，补肝肾、强筋骨、乌须发；山楂生用，长于活血化瘀；莱菔子炒用，长于降气化痰、消食除胀。其配伍严谨，用药独到。

软肝消积饮

【组成】 泽泻 30~60g，猫人参 30~60g，淡海藻 30g，淡昆布 30g，白花蛇舌草 30g，郁金 15g，浙贝母 15g，丹参 15g，炙鳖甲 10g，穿山甲（以其他药代替）10g，软柴胡 10g。

【功能】 滋阴柔肝，清热解毒，行气化瘀，软坚散结。

【主治】 脂肪肝。

【用法】 加水煎成汤剂，过滤去渣，待用。每日1剂，分2次口服；配合"降脂饮"（生何首乌、决明子、生山楂各30g）开水冲泡，代茶饮；

15日为1个疗程，每疗程结束后，休息3~7日，再进行下一个疗程。

【禁忌】 治疗期间，嘱患者节制饮食，控制体重，适当活动。

【解析】 此方是第三批全国名老中医郑淳理所创。脂肪肝是指由于各种原因引起的肝细胞内脂肪过多的病变。为一种常见的弥漫性肝病，如能及时诊治可使其逆转，反之，部分患者可发展为肝硬化。此方是郑淳理治疗脂肪肝经验的结晶，方中采用柴胡引诸药以肝经为通道，直达病所；穿山甲（以其他药代替）、郁金祛瘀行气攻坚；鳖甲、丹参和血养血，滋阴柔肝；白花蛇舌草、猫人参清热解毒消积；重用泽泻以滋阴利湿，现代药理研究证实，其有降低血脂之功；海藻、昆布、浙贝母软肝散结消痰。其理法清晰，用药独到。

青碧散

【组成】 草决明15g，生山楂15g，六一散（包）15g，丹参12g，泽兰12g，青黛（包）10g，醋柴胡10g，郁金10g，明矾3g。

【功能】 祛湿化痰，舒肝利胆，活血化瘀。

【主治】 脂肪肝。

【用法】 水煎服，每日1剂，或共研细末，装1号胶囊，每次饭后服1粒，每日2~3次。

【加减】 失眠，腰膝酸软，劳累后肝区疼痛加重，证属阴虚血亏者：加何首乌、黄精、枸杞子；血压显著升高并伴有头痛者：加生石膏；大肠湿热，大便黏滞不畅者：加白头翁、秦皮、大黄、瓜蒌、焦四仙；明显乏力，动则气短汗出，面肢水肿，证属脾虚气弱者：加玉米须、葛根、泽泻、党参、苍术；肝热，头晕目眩（血压常波动或一直偏高），属于实证者：加苦丁茶、生槐米。

【解析】　此方是首批全国名老中医、著名中医学家关幼波创立。关幼波擅长内科杂病和疑难重症的治疗，对肝病论治富有见地。此方青黛配明矾除湿，清肝，退黄；丹参与泽兰相配调肝脾，化瘀血，寓养血于活血之中；青黛配六一散专治暑热痰湿；青黛入肝清热凉血，配合郁金、柴胡疏肝，更能加强利胆之功；明矾配郁金即"白金丸"擅祛风痰；草决明清肝热；生山楂祛瘀消积化脂。诸药合用，共收化痰活血，清利肝胆，消积化脂之功。

黄疸型肝炎

疏肝解郁汤

【组成】　白芍 10g，柴胡 5g，丹参 10g，郁金 5g，枳壳 5g，青皮 5g，陈皮 5g。

【功能】　疏肝调气，活血解郁。

【主治】　传染性无黄疸肝炎。症见右胁或连左胁胀痛、剧痛，或时痛时止，或牵及右胸少腹肩胛亦痛，肝大压痛，或兼见腹胀、食减、恶心、矢气等胃肠症状。舌苔薄腻或净，脉弦滑或细弦。

【加减】　胁痛重或痛引少腹者：加川楝子 6g、荔枝核 10g；久痛不止、痛如针刺或日轻夜重者：加草红花 3g 或制乳没各 5g；肝区有内热感或口苦口干，或小便短黄，或皮肤瘙痒者：加大小蓟各 6g 或加黄芩 5g、竹茹 5g；兼有头痛者：加白蒺藜 10g、菊花 5g；食欲呆滞、纳食不香者：加六神曲 10g；有潮热、头热、掌心热、牙龈出血者：加鳖甲 12g、丹皮 5g；有头晕等血虚症状者：加当归 5g；有腰背酸痛、小便频数等肾阴虚症状者：加细生地 6g；全身酸困倦怠，中气虚弱者：加黄芪 6g、炒白术 6g。

【解析】　此方是著名中医学家秦伯未创立。此方是疏肝法治疗肝炎的基本方，以此为基础灵活加减，有执简驭繁的效果。方中柴胡、枳壳疏肝气，升清降浊；白芍缓急止痛，与枳壳同用，能通畅气滞；丹参、郁金活血化瘀，疏肝解郁；陈皮、青皮疏肝和胃；青皮专治胁痛。诸药配伍，共奏疏肝调气，活血解郁之功。

退黄三草汤

【组成】 板蓝根20g，天青地白草20g，白花蛇舌草20g，酢浆草20g，大青叶20g，绵茵陈20g，郁金20g，鲜车前草10株。

【功能】 清热解毒，退黄除湿。

【主治】 急性黄疸型肝炎，慢性迁延性肝炎急性发作。

【用法】 水煎，每日1剂，分3次服。

【加减】 湿热蕴结者：加滑石20g、蒲公英20g、大黄（后下）10g、黄连6g；肝郁气滞血瘀者：加红花10g、桃仁10g、莪术10g、没药6g；脾气虚者：加苍术10g、太子参10g、茯苓10g、炙甘草3g；肝肾阴虚者：加墨旱莲20g、女贞子20g、枸杞子20g、麦冬15g。

【解析】 此方是首批全国名老中医李昌源创立，专为黄疸证之阳黄而设。西医学中所称之急性黄疸型肝炎、慢性迁延性肝炎急性发作等，多属阳黄范围。《金匮要略·黄疸病》中"黄家所得，从湿得之""诸病黄家，但利其小便"之说，以清热除湿利尿为法。方中用鲜车前草、天青地白草、酢浆草入肝脾，清热利湿凉血为主药；辅以绵茵陈、白花蛇舌草除湿清热退黄，板蓝根、大青叶清热解毒凉血，佐以郁金行气解郁化瘀。诸药合用，以收清热解毒除湿、疏肝利胆除黄之功。

病毒性肝炎

柴胡解毒汤

【组成】 柴胡10g，茵陈12g，凤尾草12g，土茯苓12g，黄芩

10g，草河车 6g。

【功能】 疏肝清热，解毒利湿。

【主治】 急性肝炎或慢性肝炎活动期，表现为谷丙转氨酶显著升高，症见口苦、苔白腻、厌油食少、心烦、胁痛、身倦乏力、小便不爽、脉弦者。

【用法】 水煎服，每日 1 剂。

【解析】 此方是著名中医学家、伤寒论研究大家刘渡舟创立。此方柴胡，在《本经》谓"主心腹胀，胃中结气，寒热邪聚，推陈致新"，既能清解肝胆邪热，又能疏肝解郁。现代研究表明，柴胡有抗肝炎病毒引起的细胞病变、促进机体免疫、利胆、保肝等作用；黄芩，在《本经》谓"主治诸热黄疸"，同时也有清热利湿、护肝利胆作用，故共为君药；茵陈功擅清热化湿、利胆退黄，为治疗黄疸之要药；土茯苓清热解毒，淡渗利湿，引邪毒由小便而解；草河车清热解毒，消炎止痛；凤尾草利水解毒，泻热凉血。凤尾草、草河车、土茯苓均有不同程度的抗病毒作用，这为本方治疗病毒性肝炎提供了药理学依据。此方治疗肝炎重症、澳抗阳性转阴、早期肝硬化等疗效颇著，享有盛誉。

舒肝解毒汤

【组成】 当归 12g，白芍 15g，柴胡 15g，茯苓 15g，板蓝根 15g，败酱草 15g，茵陈 30g，川楝子 12g，金银花 15g，蒲公英 15g，甘草 6g，生姜 10g，红枣 5 枚。

【功能】 疏肝健脾，清热解毒。

【主治】 急慢性乙型肝炎。

【用法】 水煎服，日 2 次。

【加减】 两胁胀痛甚者：加青皮、佛手、川朴；纳差、腹胀者：加焦三仙、鸡内金；右胁肋痛甚者：加玄胡、郁金、丹参；肝脾肿大者：加炙鳖甲、三棱、莪术；转氨酶升高者：加五味子、黄芩、半枝莲；体倦乏力者：加太子参、黄芪等。

【解析】 此方是首批全国名老中医、著名中医学家赵清理的临床验方。方中柴胡疏肝解郁；当归、白芍养血柔肝；茯苓、甘草、生姜、红枣健脾和胃，此乃逍遥散抑肝健脾之意；板蓝根、败酱草清热解毒，抗菌谱较广，又兼有抗病毒作用，尤其对肝炎病毒有较强的杀灭作用，并能促进肝细胞再生，防止肝细胞变性；金银花、蒲公英清热解毒，对多种细菌、病毒有较强的杀灭作用；茵陈、川楝子清热利湿，疏肝利胆，对多种病毒、细菌有较强的抑制作用，为肝胆疾患所常用。诸药配伍，寒热并用，攻补兼施，疗效显著。

化肝解毒汤

【组成】 土茯苓 20g，垂盆草 20g，矮地茶 15g，虎杖 15g，半枝莲 15g，赤芍 10g，姜黄 10g，黑豆 10g，生甘草 3g。

【功能】 清解肝脏湿热瘀毒。

【主治】 慢性迁延型乙型肝炎及乙肝病毒携带者，表现以湿热瘀郁为主证者。

【用法】 将上药放砂罐内，加冷水浸过药面，泡 20 分钟即行熬煮；沸后改用小火煎 15 分钟，滤取药液温服；每日 1 剂，煎服两次，上、下午各 1 次，食后两小时服；连服两个月为 1 个疗程。一般应服用 2～3 个疗程，疗前及每满一个疗程，可复查肝功及乙型肝炎病毒感染表面抗原标志物 1 次。

【加减】 阴虚有热者：加大生地 10g、金钗石斛 10g；湿热中阻者：加炒黄芩 10g、厚朴 5g；气火郁结者：加丹皮 10g、山栀 10g；肝肾阴虚者：加桑椹 10g、墨旱莲 10g；肠腑湿热者：加凤尾草 15g、败酱草 15g；湿热在下者：加炒苍术 10g、黄柏 10g；湿热发黄者：加茵陈 12g、山栀 10g；热毒偏重者：酌加龙胆草 5g、大青叶 15g、蒲公英 15g；湿浊偏重者：加煨草果 5g、晚蚕沙（包）10g；血分瘀毒者：加白花蛇舌草 20g、制大黄 6g；营分郁热者：酌加水牛角片

10g、丹皮 10g、紫草 10g；脾气虚者：酌加黄芪 12g、党参 10g、白术 10g；肝郁气滞者：加醋柴胡 5g、香附 10g；肝郁血瘀者：酌加丹参 10g、桃仁 10g、土鳖虫 5g；肝血虚者：加当归 10g、白芍 10g；肾阳虚者：加淫羊藿 10g、菟丝子 10g。

【解析】 此方是第一届国医大师、著名中医学家周仲瑛创立。方中以虎杖、矮地茶、半枝莲为主，辅以土茯苓、垂盆草相互协同而奏清热化湿解毒、凉血活血之效；佐以黑豆、甘草，调养肝脾而解毒；取赤芍、姜黄入肝为使，增强凉肝活血作用。诸药配伍，法理精深，药简功专，疗效卓著。

舒肝化癥汤

【组成】 茵陈 20g，丹参 20g，女贞子 20g，黄芪 20g，板蓝根 15g，五味子 15g，炒白术 9g，当归 9g，莪术 9g，柴胡 9g，党参 9g，茯苓 9g。

【功能】 舒肝解郁，活血化瘀，清解祛邪，培补脾肾。

【主治】 急慢性病毒性肝炎，早期肝硬化，肝脾肿大，肝功能异常等。

【用法】 水煎服，每日 1 剂；头煎二煎药液相混，早、中、晚分 3 次服。亦可共碾为末，炼蜜为丸，每丸重 9g，日服 3 丸。

【加减】 虚羸不足严重偏于阳虚者：加淫羊藿、仙茅、肉桂以温补肾阳；偏于阴虚者：加生地、枸杞滋补肾阴；有湿热证候或瘀胆现象者：方中茵陈可重用 40～60g，以利于清利湿热，再加赤芍、栀子以增加祛瘀利胆作用；肝硬化代偿失调，血脉瘀滞、阳虚不化出现腹水者：根据"去菀陈莝"、温阳利水的原则，在重用补益脾肾和活血祛瘀之品的基础上，尚须酌加理气利水之品，如大腹皮、茯苓皮、泽泻、白茅根等，如此标本兼治，有利于消除腹水，恢复肝脏代偿功能。

【解析】 此方是第三届国医大师、著名中医学家周信有创立。

周信有认为，病毒性肝炎的主要病因，是湿热夹毒，邪毒流连；而该病的基本病理特征，是肝失调达，气滞血瘀。据此，创立舒肝化癥汤。方中柴胡调达肝气；茵陈、板蓝根、茯苓清热利湿，抑制病毒；黄芪、女贞子、党参、白术、五味子健脾益气，滋阴养肝，有利于血浆蛋白提高，促进肝功能恢复；丹参、当归、莪术养血调肝，和血祛瘀，以扩张肝脏血管，增强肝内血液循环和增加肝脏血流量，从而改善肝脏营养及氧气供应，防止肝脏细胞损害、变性和纤维组织增生，以防肝病的发生发展，并促使肝病恢复。诸药配伍，全面兼顾，重点突出，标本兼治。

陆氏乙肝散

【组成】 蒲公英20g，野菊花20g，丹参20g，党参20g，猪苓40g，黄芩12g，炒白芍12g，当归12g，柴胡6g，五味子12g，甘草20g，丹皮12g，二丑6g，乌梅12g。

【功能】 扶正攻毒。

【主治】 乙型肝炎。

【用法】 共研细末，分100包；每日3次，每次1包，开水送服。

【加减】 肝脾湿热型：加龙胆草12g、山栀12g；肝郁型：加青皮10g、陈皮10g；肝脾不和与脾虚型：加白术12g；阴虚肝郁型：加沙参12g、石斛12g；瘀血阻滞型：加川芎12g、红花12g；血清转氨酶升高者：加板蓝根、虎杖；血清白蛋白降低者：加大枣、山药；麝香草酚浊度、絮状试验升高者：加薏苡仁、贯众。

【解析】 此方为名老中医陆长清创立。此方是根据乙肝的临床过程和证候特征，采用清热解毒、益气护肝、疏肝调气、活血化瘀、健脾消食五大法则，并结合现代医学的研究，补充恢复肝功能一法，精心组方而成。方中蒲公英、野菊花、黄芩、丹皮抗病毒、清肝热；党参、甘草、五味子益气护肝；当归、白芍养血护肝；猪苓利水护肝；丹参、丹皮、当归活血化瘀；柴胡、黄芩疏肝解郁；乌梅、二丑消食开胃。其中党参、猪苓、当归、五味子能增强机体免疫力，可保护肝功能。全方寒温并举，攻补兼施，用药精当，对改善肝功能、促进病毒转阴、改善症状和体征等有卓效。

慢 性 肝 炎

燮枢汤

【组成】 片姜黄9g，炒黄芩9～12g，炒川楝子9～12g，白蒺藜9～12g，制半夏10～12g，焦四仙10g，炒莱菔子10g，草红花9～10g，刘寄奴（或茜草）9～10g，北柴胡9～10g，泽泻9～10g，皂角刺3～6g。

【功能】 调肝和胃，活血消痞。

【主治】 慢性肝炎，迁延性肝炎，早期肝硬化。症见右胁疼痛，腹部胀满，不思饮食，胁下痞块，倦怠乏力，小便发黄，大便欠爽或溏软，脉弦或弦滑，舌质红或有瘀斑，苔白或黄者。

【用法】 水煎服，每日1剂。

【加减】 口苦、尿黄、目赤者：加栀子6～10g、龙胆草3g；中湿不化、脘闷食少、舌苔白厚者：加苍术6～9g、草豆蔻6～10g；血瘀明显者：加茜草12～20g、桂枝6～10g、乌贼骨6～9g；谷丙转氨酶高者：加五芦散（五味子95g、芦荟25g，共为细面，每服3g，每日2次，温开水送下，或随汤药服用）；气血阻滞、胁痛明显者：加枳壳10g、延胡索9g、制乳没各5g；胃纳不佳、饮食少进者：加谷芽10～12g、陈皮10～12g；心悸失眠、健忘多梦者：加珍珠母30g、远志9g、天竺黄9g、栀子3g；肝脾肿大者：加炙鳖甲15～30g、射干10g、三棱3～6g、莪术3～6g、玄参12～30g；有轻度腹水者：加茯苓30～40g、冬瓜皮30～40g、大腹皮12～15g、水红花子10～12g、车前子10～20g；情志不舒者：加香附10g、合欢花

6g；下午低热者：加青蒿 15g、生白芍 12g、银柴胡 10g；呕逆便秘、舌苔不化者：加代赭石 30g、旋覆花 10g、炒五灵脂 9g、生大黄 3～5g；腹部喜暖、遇凉隐痛者：减黄芩为 6g，去川楝子；药后胁痛反剧者：去皂角刺，减片姜黄。

【禁忌】 此方总属消导之剂，每易伤气耗血，损伤肝脏，故虚证或虚实夹杂证均非所宜。

【解析】 此方是首批全国名老中医、著名中医学家焦树德创立。此方柴胡升清阳，黄芩降浊阴，一升一降，能调转燮理阴阳升降之枢机，共为君药；川楝子苦寒入肝，清肝热、行肝气而止胁腹痛；半夏辛温善降中焦逆气而燥湿和胃健脾；白蒺藜苦辛而温，宣肺之滞，疏肝之郁，下气和血；红花苦辛温，活血通经，并能和血调血，四药共为臣药；片姜黄辛苦性温，行血中气滞，治心腹结积、痞满胀痛；皂角刺辛温，开结行滞，化痰祛瘀，破坚除积；刘寄奴苦温而辛，破瘀消积，行血散肿；炒莱菔子辛甘性平，理气消胀，配焦四仙助消化而除胀满，运中焦而健脾胃，为佐药；泽泻入肝肾，能行在下之水，使清气上升，复使在上之水随气通调而下泻，能泄肝肾水湿火热之邪，而助阴阳升降之机，为使药。此方功擅理气、活血、消痞，对于慢性肝炎、早期肝硬化确有良效。

舒肝开肺汤

【组成】 丹参 30g，生牡蛎（先下）30g，赤芍 30g，当归 15g，川楝子 12g，广郁金 10g，土鳖虫 10g，紫菀 10g，柴胡 10g，桃仁 10g，桔梗 10g。

【功能】 疏肝开肺，通利三焦，活血消胀。

【主治】 慢性肝炎、迁延性肝炎及早期肝硬化所致的肝性腹胀。

【用法】 水煎服，每日 1 剂。

【解析】 此方是首批全国名老中医、著名中医学家印会河创立。此方紫菀、桔梗宣肺通便，通利三焦，畅气消滞，从而消除腹胀；考紫菀，《神农本草经》谓其"去虫蛊痿躄，安五脏"，张石顽谓其"能通调水道"。《神农本草经》谓桔梗"主胸胁痛如刀刺，腹满，肠鸣幽幽"，《名医别录》谓其："利五脏肠胃……下蛊毒"，《明医指掌》谓其"为诸药之舟楫"；赤芍、丹参、郁金活血化瘀；柴胡、当归舒肝养肝；川楝子泄肝止痛，取气为血帅、气行则血行之意；土鳖虫、牡蛎能磨化久瘀，软坚消积；桃仁破血行瘀，以泄血结。纵观全方，立意高深，法理清晰，用药独到，功专力著，堪称奇妙。

温肝汤

【组成】　黄芪 30g，茵陈 15g，白芍 15g，当归 15g，党参 12g，紫河车 12g，杏仁 10g，橘红 10g，附片 10g，白术 10g，香附 10g。

【功能】　温补肝肾，健脾益气，养血柔肝。

【主治】　慢性肝炎，早期肝硬化，临床表现为面色萎黄，神疲乏力，口淡不渴，腹胀阴肿，腰酸背寒，胁下痞块，手脚发凉，小便清白，大便稀溏，舌淡苔水滑，脉沉弦弱。

【用法】　每日 1 剂，水煎分早晚两次服。

【解析】　此方是首批全国名老中医、著名中医学家关幼波创立。方中白芍、当归养血柔肝；香附、茵陈疏肝利胆；杏仁、橘红开肺气，化痰水，通三焦；附片、紫河车温补肾气；黄芪、党参、白术甘温益气健脾燥湿。诸药合用，温而不燥，补而不腻，使肾气旺、脾气健、肝气舒、邪毒解，则肝炎可消，硬化可软。

此方配伍讲究、严谨，如黄芪、党参与香附、橘红相伍，甘温益气而无滞中之弊，疏肝化痰解郁而无耗气伤中之害；茵陈与白芍相伍，清利肝胆湿热而不伤阴血，养血柔肝而不碍除湿；附子与紫河车、归芍相伍，温阳之效不减，辛燥伤阴之弊则无。其方之精，用药之巧，配伍之妙，可谓独到。

草河车汤

【组成】 草河车 30g，青皮 12g，苏木 6g。

【功能】 清热活血，舒肝止痛

【主治】 慢性肝炎活动期和急性肝炎，或单项转氨酶增高。

【用法】 水煎服，每日 1 剂，分 2 次服。

【加减】 有黄疸者：加茵陈 15g、栀子 10g；热毒较甚者：将草河车更为凤尾草 30g；腹水较明显者：加槟榔 30g、郁金 15g。大便溏者：减草河车加贯众 30g；脾胃虚弱者：加茯苓 15g、党参 12g、白术 12g；肝硬化早期者：加山楂 30g。

【解析】 此方是名老中医宋孝志自创验方。宋孝志认为，肝之为病原因很多，其中最主要病机是气不调达、血不和畅及肝经郁热。因此治疗当以清热解毒、理气活血为原则。此方采用草河车清热解毒，利湿消肿，是为主药，用量亦重；苏木活血祛瘀，通经止痛，《本草纲目》云："苏木乃三阴经血分药，少用则和血，多用则破血"，故在方中仅用 6g 之量；青皮辛散温通，苦泄下气，入肝胆经，可疏肝破气，清泄止痛，又防草河车苦凉太过。诸药组方，配伍严密，用量讲究，药简功专，可谓良剂。

减味三石汤

【组成】 寒水石 30g，生石膏 30g，滑石 30g。

【功能】 清热，利湿，解毒。

【主治】 迁延性肝炎、慢性肝炎合并黄疸或小便黄赤，舌苔黄腻，转氨酶持续高限不降，中医辨证为湿热盛者。

【用法】 合入加味一贯煎、加味异功散、加味黄精汤方中同煎。

【解析】 此方是首批全国名老中医、著名中医学家方药中创立。此方是在《温病条辨》"三石汤"方基础上减味而成。方中寒水石不仅清邪热，尚可利小便，使湿热从小便而解，与滑石相伍，为治疗湿热肝炎之妙品。此方对湿热型肝炎有卓效，堪称奇妙之方，但不宜单独使用，恐寒凉伤中。须与加味一贯煎、加味异功散、加味黄精汤等同煎使用。

肝 硬 化

软肝缩脾汤

【组成】 炙鳖甲 20g，生牡蛎 20g，黄芩 10g，水红花子 10g，白僵蚕 10g，焦三仙各 10g，蝉蜕 6g，柴胡 6g，片姜黄 6g，生大黄 1g。

【功能】 行气开郁，活血化瘀，软肝缩脾。

【主治】 早期肝硬化，证属气滞血瘀者。

【用法】 水煎服，每日 1 剂。或倍量研末蜜丸，重 10g，日 2 次，每次 1 丸。

【加减】 心烦易怒、舌红起刺、火郁证显者：加丹皮 10g、黄连 6g、龙胆草 3g；胸胁不适、善叹息、脉沉而滞、气郁明显者：加佛手 10g、香附 10g；脘痞厌食、呕恶、苔白腻、湿阻中焦者：加姜半夏 10g、藿香 10g、佩兰 10g；肝功异常、舌苔黄腻有湿热征象者：加茵陈 30g、土茯苓 30g；形体消瘦、神疲乏力、脉弱、气虚明显者：加白术 10g、太子参 6g；血虚者：加阿胶 10g、当归 10g；中阳不足、畏寒肢冷者：加吴茱萸 3g、干姜 3g；舌质红绛、苔少且干、肝肾阴亏者：加生地 20g、女贞子 10g、枸杞子 10g。

【解析】 此方是著名中医学家赵绍琴所创。赵绍琴认为，肝硬化早期临床表现颇为复杂，但总以肝脾肿大之邪实为主。此方鳖甲、牡蛎性寒软坚以散瘀结、消癥瘕；蝉蜕、僵蚕、片姜黄、生大黄开通内外，平调升降；柴胡疏肝理气开结；黄芩苦寒清热、利胆，与柴胡配伍，擅解肝胆郁热；水红花子活血且能利水，能除血滞，化水湿；焦三仙消积导滞，开胃增食。诸药合用共奏行气、开郁、活血、利水、软肝缩脾之功。

此方用理气散结之药既别出心裁，又符合本病病机，且无伤正之弊。另外，僵蚕、大黄又有推陈致新、祛浊升清之功，对于肝硬化患者的恢复大有益处。大黄，《神农本草经》谓其下瘀血、血闭、寒热，破癥瘕积聚，留饮宿食，荡涤肠胃，推陈致新。本方法理高深，用药独到，疗效卓越，堪称奇方。

养血柔肝汤

【组成】 党参10g，茯苓10g，炒白术10g，陈皮10g，甘草6g，焦曲6g，水红花子10g，莱菔子6g，木香6g，佩兰6g，郁金6g，炒谷芽15g，大枣4枚，砂仁（后下）5g，枳壳5g，丝瓜络6g，生薏苡仁10g。

【功能】 养血柔肝，舒肝解郁，活血祛湿，调和肝脾。

【主治】 肝硬化。症见腹胀，精神乏力，面色萎黄，腹水等。

【用法】 每日1剂，水煎服。

【解析】 此方是第一届国医大师、著名中医学家方和谦创立。方和谦认为，治疗肝硬化当以养血柔肝为主。故从来不用软坚散结、活血破瘀或峻下逐水之品。对于清热解毒利湿药的应用也很谨慎，常说要"柔肝"而不能"伐肝"。同时还强调，要兼顾脾胃。盖肝血有赖于脾胃的滋生，脾胃运化又需要肝脏的疏泄相助。两脏相互依赖，木具疏土之职，土有培木之德。临床上若肝脏受病，疏泄失常，久必影响脾胃的升降运化，出现肝脾不调、肝胃失和之证。脾失健运气血生化无源，又能影响肝的气血阴阳的濡养补充，形成肝脾两脏的虚证。因此，临床要"见肝之病……当先实脾"，"大病必固脾胃"。

此方熔益气养血、舒肝解郁、活血祛湿、调和肝脾于一炉；法理精深，组方严谨，功专力著。

二甲调肝汤

【组成】 茵陈 30g，田基黄 30g，鳖甲 24g，糯稻根须 24g，太子参 18g，茯苓 18g，炒山甲（以其他药代替）15g，白芍 15g，女贞子 15g，丹参 15g，三七 6g。

【功能】 消癥，活血，清热，益气，养阴。

【主治】 慢性肝炎，早期肝硬化。

【用法】 水煎服，每日 1 剂，分早晚二次服。

【加减】 内热盛、口苦便秘者：去黄芪，加虎杖 12g、栀子 12g；里湿盛、便溏、腹满痛者：去女贞，加苍术 9g、厚朴 6g；有腹水者：茯苓增至 30g，加茅根 30g、车前子 15g、砂仁 6g；胁痛阵发如刺者：加川楝子 9g、延胡索 9g；阴分偏虚、口干、舌燥、虚烦、火升者：加玉竹 24g、麦冬 12g；胁痛隐隐、痞闷不适者：加柴胡 12g、郁金 12g。

【解析】 此方是首批全国名老中医何炎燊独创。何炎燊认为，慢性肝炎和早期肝硬化病机复杂，多是寒热错杂，虚实互见，非一方所可治。根据"奇之不去则偶之，一方不去则复之"的原则，采用活血、消癥、清热、养阴、益气诸法复合成方。方中茵陈、田基黄清肝搜邪、渗湿行水、消肿止痛，乃治肝炎的理想药物；丹参活血而不伤正，以通其瘀滞；太子参、茯苓益气健脾；白芍、女贞子养肝和中；穿山甲（以其他药代替）、鳖甲有情之品，入肝络以缓消其癥。糯稻根须既是稼穑养脾之品，又"得水土之气最全，能清阴分燔灼之热"。诸药合用，配伍精妙，相得益彰，功专力宏，乃为妙方。

软肝煎

【组成】 太子参 30g，鳖甲（醋炙）30g，草薢 18g，楮实子 12g，菟丝子 12g，丹参 10g，甘草 6g，白术 15g，茯苓 15g，土鳖虫 3g。

【功能】 健脾护肝补肾，活血化癥软坚。

【主治】 肝硬化。

【用法】 土鳖虫烘干研成细末；水 3 碗，入鳖甲先煎半小时，纳诸药煎至 1 碗，冲服土鳖虫末；渣再煎服。每日 1 剂。

【加减】 牙龈出血者：加紫珠草或仙鹤草 30g；阴虚无湿者：去萆薢，加山药 15g、石斛 12g；肝炎后肝硬化者：加黄皮树叶 30g；门脉性肝硬化者：加炒山甲（以其他药代替）10g；酒精性肝硬化者：加葛花 10g。

【解析】 此方是第一届国医大师、著名中医学家邓铁涛所创。邓铁涛根据几十年临床经验，认为本病多由湿热邪毒或虫蛊、酒毒侵犯肝脏日久所致，属本虚标实之证；治当扶正祛邪，标本兼顾。

此方太子参补而不燥，气阴双补，甚为合宜；萆薢则助四君以祛湿健脾；土鳖虫、鳖甲皆灵动之物，活血软坚化癥；茯苓、白术、甘草健脾益气；楮实子檀治水气臌胀，配菟丝子补肝而益肾，此乃虚则补其母之意；丹参一味，功能同四物，养血活血；诸药合用，共奏健脾养肝补肾、活血化癥软坚之功。其用药精当、平和，化癥不伤气血，补益不碍癥消，为不可多得的治疗肝硬化之奇方妙剂。

软肝化癥煎

【组成】 柴胡 15g，白芍 20g，青皮 15g，郁金 10g，人参 15g，白术 20g，茯苓 20g，黄芪 30g，山茱萸 15g，枸杞子 15g，炙鳖甲 30g，茵陈 30g，虎杖 15g，黄连 10g，蒲公英 30g。

【功能】 益气，健脾，养阴，补肾，散结。

【主治】 肝硬化。

【用法】 每日 1 剂，水煎服。

【解析】 此方是第一届国医大师、著名中医学家张琪创立。张琪认为，肝硬化病程多呈现虚实寒热夹杂，必须多法联用，才能收到事半功倍之效。此方消补兼施与清热解毒相配伍，获效良好。方中补药用参芪益气，白术健脾，白芍养阴，山茱萸、枸杞子补肾；消法中重用炙鳖甲软坚散结，辅以青皮、郁金、柴胡疏气活血化瘀，再与益气健脾柔肝补肾药为伍合用，消补兼施，以达到"补而勿壅，消而勿伤"之作用。

纵观全方，立意高深，法理清晰，药味虽多，但配伍严谨。益气柔肝补肾，与消坚疏肝、清热利湿等多种治法熔于一炉，刚柔相济，相互拮抗又相互协同，故能久服无弊，疗效卓著。

肝硬化腹水

鳖蒜汤

【组成】 甲鱼 500g，独头大蒜 200g；或鳖甲 30～60g，大蒜 15～30g。

【功能】 益肝阴，健脾气，破瘀软坚，行气利水，消食杀虫。

【主治】 肝硬化腹水（臌胀）。

【用法】 将甲鱼、大蒜水煮烂熟，勿入盐，每日 1 剂，分早、中、晚三次饮汤食鱼和蒜令尽；也可用鳖甲、大蒜为主，辨证配药，每日 1 剂，水煎两次，上、下午各服 1 次。

【加减】 胁痛甚者：合四逆散（柴胡、白芍各 15～30g，枳实 10g，甘草 5g）、失笑散（五灵脂、蒲黄各 10～15g）、金铃子散（川楝子 10～15g，延胡索 10～15g）；脘痞腹胀纳呆者：酌合枳术丸、平胃散、六君子汤、保和丸。

【解析】 此方是著名中医学家万友生所创。此方鳖甲性味咸寒，功能入肝以育阴潜阳，破瘀软坚，《神农本草经》谓其"主心腹癥瘕坚积……去痞疾息肉"，丹溪谓其"补阴补气"；大蒜性味辛温，功能健脾暖胃，辟秽杀虫，行气导滞，破瘀利水。二药一阴一阳，相须相济，能攻能补，合而用之，对肝脾气滞血瘀而又气血不足的寒热虚实错杂之臌胀确有良效。

变通十枣汤

【组成】 甘遂 10g，大枣 30~50 枚。

【功能】 缓下水饮。

【主治】 肝硬化腹水。

【用法】 诸药加水同煎 20~30 分钟，去渣、汁，留用大枣；一次食用大枣 10 枚，若已泻下则不再加服；若未泻下，加服 1 枚；仍未泻下，再加服 1 枚，逐渐递增，以泻为度。

【解析】 此方是首批全国名老中医、著名中医学家陈治恒临床验方。十枣汤，出自东汉张机《伤寒杂病论》，功擅峻逐水饮，为治疗腹水、胸水之名方。然囿于其毒性和峻烈之性，加之医者多有"不求有功，但求无过"的思想，历代医家多弃良方而不用。陈治恒折衷变通，弃渣、汁，食大枣，寓泻于补之中，从而将该方变为安全可靠、缓泻之方。

此方甘遂味苦性寒，功擅治水逐饮，通利二便，为逐水之峻药；大枣甘温质柔，能补脾和胃，益气调营；因其甘缓之性，故能缓和猛药之峻利，使之祛邪而不伤正；两药相伍，攻逐水饮而不伤正气，健脾培土而不恋水邪。其立意高深，构思精巧，用法独特，安全可靠，奇妙之极。

海藻消臌汤

【组成】 海藻 40g，二丑各 30g，川朴 50g，茯苓 50g，白术 25g，槟榔 20g，人参 15~20g，木香 15g。

【功能】 行气逐水，健脾益肾。

【主治】 肝硬化腹水。

【用法】 每日 1 剂，水煎分服。

【解析】 此方是第一届国医大师、著名中医学家张琪所创。张琪擅长内科疑难杂症的治疗，理验俱丰。他认为，肝硬化腹水的症结是脾肾亏虚，水瘀互结。治疗的关键是健脾益肾，化瘀利水。此方海藻苦咸寒，苦能泻结，咸能软坚，功擅软坚散结利水；人参、白术、茯苓健脾利水；木香、川朴宽中理气除湿；二丑达三焦，走气分，使水湿之邪从二便排出，为逐水之峻药；槟榔降气导滞化湿之佳品。诸药合用，攻补兼施，标本同治，乃为妙剂。

温阳利水汤

【组成】 熟附子（先煎）10g，紫油桂（后下）6g，潞党参15g，泽泻15g，生白术15g，猪苓15g，茯苓15g，大腹皮12g，广木香10g，上沉香（后下）6g。

【功能】 温运肾阳，健脾益气，化气利水。

【主治】 肝硬化腹水。临床表现腹胀腹水，尿清短少，足肿便溏，畏寒肢冷，舌质淡紫，脉沉细虚弦或微。

【用法】 每日1剂，水煎分两次服。

【加减】 心悸怔忡者：红参6g代换党参，加白芍12g；畏寒肢冷不著者：去熟附子，肉桂剂量酌减；胀满甚者：去熟附子、潞党参，加槟榔、郁李仁各10g。

【解析】 此方是首批全国名老中医巴坤杰的经验之方。巴坤杰擅长肝病诊治，理验俱丰。此方熟附子、肉桂辛热，善于补火助阳，益火之源以消阴翳；泽泻性寒利水泄浊；潞党参、白术健脾燥湿，助阳化气；木香辛散温通，对脘腹气滞有特效；沉香行气而温寒暖肾；大腹皮下气宽中利水见长；茯苓利水健脾可宁心；猪苓是渗湿利水之佳品。诸药配伍，攻补兼施，标本兼顾，用药独到。

五参四皮饮

【组成】 玄参10g，沙参10g，丹参10g，党参10g，苦参10g，黄芪皮 10g，地骨皮 10g，青皮 10g，丹皮 10g。

【功能】 益气养阴，养血活血，利水消胀。

【主治】 肝硬化腹水。临床表现为腹膨胀痛，时有潮热，舌深红，脉弦细，证属阴虚气弱、内热水停者。

【用法】 每日 1 剂，水煎分服。

【解析】 此方是著名中医学家魏长春治疗肝硬化腹水的代表方剂。魏长春对肝硬化腹水的治疗，一反常规，力倡滋阴利水活血之法。此方以玄参、沙参、丹皮、地骨皮养阴清热；丹参、丹皮清热活血散瘀；党参、黄芪皮益气健脾扶正；青皮、苦参疏肝化湿，其中苦参寓意颇深，考《神农本草经》谓其："主心腹结气，癥瘕积聚，退黄疸，溺有余沥，逐水除痈肿"，既能消癥块，又能逐水邪，且能开结退黄，故最适合于肝炎、肝硬化、肝腹水的治疗。诸药合用，共成扶正祛邪、固本治标之剂。其认识独特，用药巧妙，堪称奇剂。

胆 囊 炎

舒肝汤

【组成】 赤芍 15g，百合 15g，藕节 15g，枇杷叶 10g，香附 10g，郁金 10g，川芎 9g，枳壳 6g。

【功能】 疏肝理气，行气活血。

【主治】 胆囊炎及慢性肝炎。

【用法】 每日 1 剂，水煎分服。

【解析】 此方是首批全国名老中医、著名中医学家盛国荣创立。胆囊炎尤其慢性者治疗颇为棘手，盛国荣舍柴胡、茵陈、金钱草等品不用，另辟蹊径，从肺肝论治，从气血入手，创舒肝汤，疗效颇著。此方香附行气理血；郁金破血理气；枳壳入脾、肺二经理气消胀；赤芍入肝经活血散瘀；枇杷叶专入气分，降肺胃之气逆；

藕节专入血分，宣经络之瘀滞；川芎活血化瘀行气；百合养阴柔肝润燥，并防诸气药辛燥伤津之弊。诸药相伍，功能行气解郁，活血祛瘀，使气行血运，源洁流清，奇方妙剂也。

金钱利胆汤

【组成】 金钱草 60g，板蓝根 30g，矮地茶 30g，赤白芍各 9g，枳壳 9g，硝矾丸（分吞）4.5g，柴胡 3g，生大黄（后下）3g，生甘草 3g。

【功能】 疏肝清热，利胆排石。

【主治】 胆囊炎、胆石症。临床表现为厌油，口苦，胁痛，寒热，便干尿赤，舌红，苔黄腻，脉弦滑。

【用法】 每日 1 剂，水煎分服。

【解析】 此方是名老中医张羹梅的临床验方。胆囊由于解剖和生理上的特性，胆囊结石不易排出，张羹梅对此不在排石，重在溶石。此方金钱草功擅清肝、利胆、溶石；板蓝根、柴胡、枳壳功专清热、解毒、疏肝；硝矾丸、生大黄善于清热、利胆、排石；赤白芍、矮地茶优于养血、凉血、活血；生甘草清热解毒，调和诸药；诸药合用，共奏清热、利胆、溶石、排石之效。

利胆解郁汤

【组成】 茵陈 50g，柴胡 15g，川楝子 15g，马齿苋 15g，金银花 15g，延胡索 15g。

【功能】 清热解毒，疏肝理气，利胆解郁。

【主治】 慢性胆囊炎。临床表现为胆区疼痛，并向右肩背放射，纳呆口苦，胁痛腹胀，舌质红，苔薄黄，脉弦滑而数。

【用法】 水煎服，每日服 2 次，早饭前、晚饭后 30 分钟温服。服药期间，停服一切与本病有关的中西药物。

【加减】 偏湿热者：加滑石 75g、郁金 30g、木通 15g、青皮

15g，水煎服，并送服紫金锭 1 锭；偏少阳证者：加龙胆草 15g、黄芩 15g、清半夏 10g，水煎服，并同服紫金锭；胆郁证者：减金银花，加香橼 15g、砂仁壳 10g，水煎服。

【禁忌】 此方适用于实证胆囊炎，而虚证则不宜选用。

【解析】 此方是第一届国医大师、著名中医学家任继学创立。方中茵陈清热解毒利湿为君药；配柴胡、川楝子疏肝利胆解郁为臣药；金银花、马齿苋清热解毒为佐药；延胡索理气活血止痛为使药。诸药配伍，共奏清热解毒、疏肝利胆、理气止痛之功。

变通一贯煎

【组成】 虎杖 12g，生地 12g，麦芽 12g，茵陈 12g，生山楂 12g，首乌 9g，枸杞子 9g，生大黄（后入）6～9g，佛手 6g，绿萼梅 6g，鸡内金（研粉分吞）3g，玫瑰花 3g。

【功能】 养肝柔肝，疏肝利胆。

【主治】 慢性胆囊炎、胆石症。临床表现为口干咽燥，头晕目涩，胁痛隐隐，体倦乏力，体瘦小，舌质红，苔薄黄或少苔，脉弦细。

【用法】 每日 1 剂，水煎分服。

【解析】 此方是首批全国名老中医、著名中医学家顾伯华创立。顾伯华认为，胆囊炎、胆石症多为肝胆湿热之实证，加之医者见到炎症，多以清热利胆之剂统治，故收效不尽如人意。顾伯华则另辟蹊径，既辨证又辨病，针对肝阴不足之病理特点，创制本方。一方面滋阴扶正，使水生木旺而不恋邪，另一方面清泻祛邪，使炎消石溶而不伤正，相辅相成，正复邪除，故收效颇著。

此方生地、枸杞子、首乌甘寒补肾，滋水涵木，养肝柔肝；虎杖、茵陈、大黄清热利胆，消炎化石；麦芽、山楂、鸡内金健胃消食化滞，鸡内金尚有化石之能；玫瑰花舒肝和血；佛手、绿萼梅疏肝理气。诸药合用，共为滋水涵木、疏肝利胆之剂。

金茵茶

【组成】 茵陈、金钱草等量。

【功能】 清热，利胆，利湿。

【主治】 胆囊炎。

【用法】 诸药适量，开水浸泡当茶饮用，每日数次；长期饮用不再复发（症状完全缓解后再坚持服用两周停药）。

【解析】 此方是首批全国名老中医刘茂莆所创。刘茂莆擅长胆囊炎治疗。此方茵陈苦辛微寒，入肺、胆、脾经，功擅清热利湿，利胆退黄；金钱草苦酸凉，入肝、胆、肾、膀胱经，功擅清热解毒，利尿排石；茵陈、金钱草皆入肝胆，均有清肝利胆之功，且都含挥发油，开水泡茶较易保存其有效成分。刘氏创立此方，简便易行，有药到病除之妙。

胆 结 石

开郁胆石汤

【组成】 柴胡 20g，茵陈 20g，鳖甲（酥制）20g，枳壳 15g，郁金 15g，乌药 15g，三棱 15g，法半夏 15g，金钱草 30g，甘草 5g，大黄 5g。

【功能】 疏肝行气，活血除湿，通下软坚。

【主治】 肝内胆管结石。

【用法】 每日 1 剂，水煎服。

【加减】 疼痛较剧者：加延胡索、川楝子、香附；腑气不通，痛胀痞满较著者：加枳实、大黄通里攻下，使腑气通，湿热阻滞得解，胆道得利，痛胀痞满减轻，身热得清，黄疸渐退而获显著效果；病久因胆道郁滞影响及肝者：加板蓝根、矮地茶以清热泄肝保肝；肝胆疏泄失常影响胃肠致胃气上逆、泛恶呕吐者：加制半夏、陈皮；脾运不健泄泻者：加山药、茯苓、山楂以健脾助运；有胆道蛔虫者：加槟榔、乌梅等驱虫安蛔；结石较久不除者：加乌梅、炙穿山甲（以其他药代替）或三棱、王不留行等，一以酸味改变肠道内环境的酸碱度，提高胆汁酸度，增加胆汁分泌有利于溶石、排石，一以走窜行散，通络软坚增加利胆排石之效。

【解析】 此方是第一届国医大师、著名中医学家郭子光创立。胆石症是指胆道系统发生结石的疾病，按结石所在部位可分为胆囊结石、肝外胆管结石、肝内胆管结石三种。胆石症属中医学"胁痛""黄疸""胆胀""结胸""癖黄"等范畴。临床表现归结为"痛、胀、痞、满"四字，病变脏腑在肝胆涉及胃肠。

结石之成无不由"郁"而起，结石既成则"郁"更甚。"郁"者，壅滞不通之义也。丹溪所言"六郁"，气、湿、热、痰、血、食是也，实以气郁为先。气郁即肝郁，肝胆之郁就是木郁，调气即疏肝利胆达木，故治郁之要重在调气，调气即是开郁，此亦治疗各部结石的基本大法。

此方柴胡、枳壳、郁金、甘草疏肝理气；金钱草、茵陈、法半夏、乌药、三棱除湿活血；鳖甲软坚散结；唯大黄一味，意在通下腑气，腑气通畅有利于肝气疏泄故也。诸药配伍，共具疏肝行气，活血除湿，通下软坚之功。

威茵胆石汤

【组成】 威灵仙 15~30g，茵陈 30~60g，大黄（后下）9g，龙胆草 9g，金钱草 60g，枳实 10g，生鸡内金 12g，芒硝（冲服）9g。

【功能】 清热利胆，软坚缓痛。

【主治】 胆囊结石（泥沙样）。

【用法】 每日 1 剂，水煎 2 次，分 2 次服。

【解析】 此方是第一届国医大师、著名中医学家李济仁的临床验方。胆石症是外科常见病之一。人体的胆道系统，包括胆囊、胆管，而胆管又分为肝内胆管与肝外胆管，凡发生在这些部位的结石均称为胆石，但不同部位的胆石症所表现的症状与治疗有很大的不同。胆为六腑之一，又为中精之腑，内藏金汁（胆汁），胆附属于肝，主疏泄，其作用是调节胆汁的储藏与排泄，参与水谷精微的消化与吸收，肝胆功能的正常与否与胆石症有直接的关系。胆石症的发生是由于脏腑功能失调，引起胆汁代谢异常而引起，因此中医通过调理脏腑、疏肝利胆等方法，可纠正消化、代谢上的紊乱，维持肝胆正常的功能。

此方功专清热利胆，软坚缓痛，经大量临床验证，疗效堪佳，是治疗泥沙样胆囊结石的良方妙剂。

肝管结石汤

【组成】 柴胡 10g，炒枳实 15g，赤白芍各 10g，金钱草 25g，海金沙（包煎）10g，酢酱草 15g，莪术 10g，炙水蛭 5g，胆南星 10g，青皮 10g，芒硝（分冲）5g，矾郁金 10g，制大黄 6g。

【功能】 疏利肝胆，清化湿热，消痰祛瘀。

【主治】 肝管结石。

【用法】 每日 1 剂，水煎 2 次，分 3 次服。

【解析】 此方是第一届国医大师、著名中医学家周仲瑛的临床验方。肝管结石的基本病机为肝失疏泄，胆失通降。伴有肝郁气滞情志不遂者，郁怒恚怒伤肝，导致肝失疏泄，肝郁气滞，进而可病及于胆，肝胆疏泄无权，形成肝胆气滞，而成胁痛、胆胀等肝胆病证。伴有肝火上炎肝郁气滞者，久郁化火，火热燔灼，气滞火灼于肝胆，而成胁痛等病证。伴有肝阴不足素体阴液不足者，或久病耗伤，或肾水不足，水不涵木，或肝郁化火，火盛伤阴，以致肝阴不足，肝失所养，而成胁痛、脘胀等病证。肝管结石在中医学中属"胁痛""黄疸"等范畴，治宜疏利肝胆，清化湿热，消痰祛瘀。

此方金钱草、海金沙、酢酱草利胆排石；柴胡、枳实、青皮疏利肝胆；水蛭、莪术、赤芍、制大黄化瘀散结；胆南星、芒硝、矾郁金化痰软坚；白芍滋阴养肝。诸药配伍，共具疏利肝胆，清化湿热，消痰祛瘀之功。

胃 肠 病 方

慢 性 胃 炎

安中汤

【组成】 八月札 15g，香谷芽 12g，炒黄芩 9g，炒白术 9g，香扁豆 9g，制香附 9g，炙延胡 9g，炒白芍 9g，苏梗 6g，炒六曲 6g，柴胡 6g，炙甘草 3g。

【功能】 调肝和胃，健脾安中。

【主治】 慢性胃炎。症见脘部胀满、疼痛，口苦，食欲减退，或伴嗳气泛酸，舌苔薄黄腻或薄白腻，舌质偏红，脉弦、细弦或濡细者。

【用法】 水煎，分两次，饭后 1 小时温服。

【加减】 舌红苔剥者：去苏梗，加川石斛 9g；苔腻较厚者：加陈皮梗 9g；泛酸者：加煅瓦楞 15g、海螵蛸 15g；胀满不已者：加炒枳壳 9g；胃脘灼热者：加连翘（包）9g、或炒知母 9g；嗳气者：加代赭石 15g、旋覆花 9g；便结者：加全瓜蒌 15g、望江南 9g；嘈杂者：加炒山药 9g；腹胀者：加大腹皮 9g；便溏者：加山楂炭 9g；伴腹痛者：再加炮姜炭 5g、煨木香 9g；疼痛较甚者：加九香虫 6g；胃及十二指肠球部溃疡者：加芙蓉叶 9g、凤凰衣 6g；胃黏膜活检病理示肠腺化生者：加白花蛇舌草 30g。

【禁忌】 药多辛窜，有伤气耗阴之虞，肝郁湿阻用之相宜，而虚证则当禁用，即便实证亦当中病即止，不可久服。

【解析】 此方是第一届国医大师、著名中医药学家张镜人创立。张镜人认为胃居中焦，与脾以膜相连。胃属腑而主表，脾属脏而主里。脾气宜升，胃气宜降；脾性喜燥，胃性喜润。二者相反相成，犹如称物之"衡"，平则不病，病则不平。其不平的病机，主要是升降的失调，燥润的不适。然须指出，脾胃升降的生理活动，全赖肝胆的疏泄功能。肝胆的疏泄功能减退，则脾胃升降的秩序异常。于是木郁化热，土壅酿湿，中焦湿热干扰，则脾胃的燥润违和，故表现为脘部胀满、疼痛，甚或嗳气泛酸，纳谷不香。其症在胃，但从病机分析，显系肝失条达，少阳津气不展，郁热犯胃侵脾，气机阻滞所致。治疗当遵吴鞠通"中焦如衡，非平不安"的法论，疏肝胆以调升降，适燥润以和脾胃，纠其偏而达其平。

此方白术、扁豆健脾助运；黄芩苦寒沉降，泄热除湿；柴胡疏泄肝胆，升清解郁；甘草、白芍缓急安中；苏梗、制香附理气畅膈，温而不燥；炒六曲消胀化滞；延胡索、八月札调营止痛，散而能润；香谷芽和胃进食。张镜人临床经验丰富，善治胃病，闻名海内外。所创方药，验之临床颇具良效，此方亦复如是。

升阳益胃汤

【组成】 党参10g，黄芪10g，苦参15g，升麻15g，黄连10g，桃仁15g，柴胡15g，薏苡仁25g，甘松15g，莪术10g，红豆蔻10g，茯苓20g，枳壳10g，白芥子15g，小茴香5g。

【功能】 升阳益胃，降浊化瘀。

【主治】 浅表性胃炎。

【用法】 每日1剂，水煎服，连服12剂为1个疗程。

【加减】 胃脘刺痛不止者：加生蒲黄10g、五灵脂10g、紫菀20g；呃逆者：加柿蒂15g、扁豆20g、陈皮15g；呕吐者：加藿香15g、紫苏15g、半夏15g；胃脘灼热，口吐苦水者：加枇杷叶20g、连翘20g、射干15g；咽梗呃逆，气闷膻中者：加桔梗20g、昆布20g；经久便秘者：加火麻仁10g、炒杏仁15g、郁李仁10g；泄泻者：加山药 30g、莲肉 20g、诃子 10g；两胁下痛者：加姜黄 15g、郁金 15g；烦躁不宁者：加焦山栀 10g、豆豉 15g、合欢 20g。

【解析】 此方是第一届国医大师、著名中医学家李玉奇的临床验方。浅表性胃炎属于中医胃痛、胃痞、嘈杂、呕吐等范畴，临床特征为：胃脘刺痛，胀满不显，嘈杂，胃部不适，呃逆上气，堵塞咽喉，大便多溏，或大便先硬后溏，食少纳呆较为明显。从胃内镜下所见：胃黏膜多光滑，皱襞多规整，胃黏膜红白相间以红为主，少有隆起或糜烂，唯急性反应居多，常见胆汁反流。但不容忽视的是浅表性胃炎经胃黏膜钳取活组织，病理发现胃黏膜不典型增生，或肠上皮化改变亦非偶见，此为胃癌癌前病变的征兆，应引起足够的重视。此病脾虚胃热居多，治宜升阳益胃，升清而降浊，浊化而瘀消，所谓炎症随浊去而化。

此方以升阳益胃，降浊化瘀为大法，组方严谨，用药纯正，攻补兼施，标本兼顾。

健运麦谷芽汤

【组成】 谷芽 30g，麦芽 30g，山药 15g，鸡内金 15g，党参 10g，甘草 5g。

【功能】 健脾和胃，复元益气。

【主治】 慢性胃炎。临床表现为内伤或外感而致脾胃健运不及，脏腑功能低下者，均可配伍对症用药。单用能增进食欲。此外，大病久病之后胃气受伤、食纳不香者也可灵活随症应用。

【用法】 加清水超过药面 1 寸（指一般药罐）浸泡 1 小时；然后置火上煎煮，沸后继煎 5 分钟即可，不宜久煎。

【加减】 伤风感冒者：加香苏饮合用；伤风咳嗽者：加三拗汤合用；脘腹胀满、大便溏薄者：加平胃散合用。

【解析】 此方是著名中医学家赵棻所创。此方山药性平味甘，补脾气而益胃阴，合党参又能补气；鸡内金甘平，运脾健胃，有以脏补脏之妙；甘草引药入脾，再加麦谷二芽，共奏复元益气之妙。二芽性味平和，禀天地生发之气，开发脾胃而无升腾伤阴之弊。麦芽补脾，谷芽入胃；麦芽主升，谷芽主降，能使脾胃和合，升降有序。而用量特大者，欲使气机更加活泼。现代研究发现，二芽含有多种有益人体的酶与微量元素，可促进人体新陈代谢。此亦类似元气在体内推动、激发功能的表现。

　　此方药虽平淡无奇，而功效特彰。《黄帝内经》云："正气存内，邪不可干""邪之所凑，其气必虚"。故病之生亡，不但在于邪之轻重，更重要的在于元气之盛衰。所以，治病总要护养元气；而李东垣谓"脾胃为元气之本"，因此，护养元气又重在护养胃气。唯脾健胃纳，才能生化元气。此方运中求益，绝无呆补，故为健运脾胃的一首良方。所以对胃炎有卓效，对其他疾病导致脾胃失健、胃纳不香者也有良效。

养阴益胃汤

【组成】　苦参 10g，黄芪 10g，生地榆 20g，石斛 20g，知母 20g，白蔹 20g，马齿苋 20g，桃仁 15g，鳖甲 20g，槟榔片 20g。

【功能】　益气养阴，活血化瘀。

【主治】　浅表性萎缩性胃炎。

【用法】　每日 1 剂，水煎，分 2~3 次温服。

【加减】　口干欲呕者：加芦根 25g、白茅根 15g、葛根 10g、天冬 20g；嗝逆于喉间至食道上端，有异物感者：加桔梗 20g、木通 10g、昆布 20g、海藻 20g、射干 15g；饥饿无度（消渴病除外），此乃胃中伏火或肾水匮亏，脾为自救而欲饱食而不盈者：加山药 40g、胡黄连 10g、莲肉 20g、枸杞子 15g、山萸肉 20g。

【解析】　此方是第一届国医大师、著名中医学家李玉奇的临床验方。浅表性萎缩性胃炎，乃由重度浅表性胃炎发展而来，临床表现特点：形体消瘦，面垢神疲，脉来多弦细或弦实有力，舌体瘦薄，有板状样舌形，或香蕉样舌形，或锥样舌形，舌枯萎、干燥少津液，苔白腻。症见中脘胀闷，疼痛不显，痛则多在饭后1~2小时发作，持续2~3小时渐止。时有呃逆，口吐清水或苦水，胃脘嘈杂、灼热，口干饮水，但不欲咽，因病在血分不在气分，为血燥之特征。食少纳呆，厌油腻，体重急剧下降。在治疗上，当以益气养阴为主，兼以活血化瘀。

此方黄芪、苦参、生地榆为君药。黄芪益气固卫，和敛脾阴，排脓而生肌，益三焦元阳，补五脏诸虚不足，其性不温不燥，不伤胃津；苦参其味大苦而寒，苦以燥脾胃之湿，兼泄气分之热，亦清血分之热，当胃家湿热盛，则口淡不欲食，唯苦参则能润之；地榆凉血止血，其性主收敛，既能清降，又能收涩。故谓："清则不虑其过泄，涩亦不虑其过滞。"三药合参为君，补之于气，降之于火，进而胃阳得以升发，脾阴得以和谐，使胃气来复；石斛、知母联味为臣药，意在滋养胃津以防燥，尚能补脾阴之不足；白蔹、马齿苋、桃仁活血以解毒、毒去瘀热自消；鳖甲、槟榔软坚化积而疏郁滞，化腐而生新。诸药配伍，共具益气养阴，活血化瘀之功。

纵观全方，理法精明，用药独到，诸药相须相补，补中有攻，攻而不伤胃气，滋阴软坚两相调和而凉血解毒，使脾阴得救。其匠心独具，堪称妙剂。

沙参养胃汤

【组成】　辽沙参20g，麦冬15g，石斛15g，白芍20g，山楂15g，知母12g，鸡内金10g，天花粉12g，丹皮10g，乌梅肉10g，陈皮10g，生甘草3g。

【功能】　养阴和胃，理气清热。

【主治】　慢性胃炎。证属脾胃阴虚，症见胃脘隐痛，脘腹胀满或牵及两胁，嗳气，纳呆食少，少食即饱，胃中灼热嘈杂，口干咽燥，便干，身倦乏力，面色萎黄，形体消瘦，舌体瘦小，舌质红而缺津，少苔或花剥，脉细弱或细数等。

【用法】　每日 1 剂，小火水煎，分 2 次服。

【加减】　气滞者：加枳壳 10g、川楝子 12g、郁金 10g；血瘀者：加丹参 15g、桃仁 10g、延胡索 10g；阴虚内热、胃逆嗳气者：加竹茹 10g、柿蒂 15g；心烦易怒、失眠多梦者：加焦栀子 10g、首乌藤 30g；大便干结者：加火麻仁 15g；脾胃气虚者：加党参 12g；大便出血者：加白及 10g、黑地榆 15g。

【解析】　此方是第一批国医大师、著名中医学家李振华创立。李振华认为，慢性胃炎脾胃阴虚证，病机变化侧重在胃。胃主受纳水谷，其性以通降下行为顺，喜润恶燥，燥则胃气热，失于通降，治宜甘凉清补，酸甘养阴，理气和胃。据此，特拟沙参养胃汤以治。

此方辽沙参、麦冬、石斛、天花粉甘凉濡润，滋胃养阴；白芍、生甘草、乌梅肉酸甘化阴；知母清胃中燥热；山楂、鸡内金、陈皮理气和胃，以防甘凉滋腻碍脾；丹皮清血热并行血中之气。诸药配伍，共具养阴和胃，理气清热之功。

综观全方，重在健运脾胃，特点是甘淡味薄，清虚灵达，滋而不腻，清而不泄，虽有大剂养阴之品，但伍以陈皮、山楂、鸡内金之属则可养阴而不腻胃，消导而不伤中。其立意高深，理法精明，配方严谨，用药精当，疗效卓著，妙方是也。

兰洱延馨饮

【组成】　素馨花 12g，延胡索 10g，佩兰 10g，炙甘草 5g，普洱茶 5g，厚朴 5g。

【功能】　芳香解郁，行气止痛。

【主治】　慢性胃炎，胃神经官能症，胃痛。临床表现为胃脘部灼热疼痛，胁胀嗳气，食欲缺乏，苔白厚腻，脉弦等，中医辨证属肝郁气滞、湿浊阻脾者。

【用法】　先将药物用冷水浸泡 20 分钟后煮煎；首煎沸后文火

煎 30 分钟，二煎沸后文火 20 分钟，合得药液 300ml 左右为宜；每天服 1 剂，分两次空腹温服。7～10 天为 1 个疗程。

【加减】 吐酸嗳气者：加淡鱼骨 15g、佛手花 10g；痛甚者：加白芍 15g、广木香 6g；纳食不馨者：加炒谷芽 15g、鸡内金 10g；胁肋胀痛者：加炒麦芽 15g、郁金 12g。

【解析】 此方是首批全国名老中医、著名中医学家梁剑波的家传秘方。此方素馨花味辛性平，疏肝解郁，芳香醒脾；厚朴、佩兰芳香化湿；延胡索行气止痛；普洱茶味甘，入肝、胃二经，消胀去滞，《纲目拾遗》谓之："清香独绝……消食化痰，清胃生津，功力尤大"；炙甘草益气和中，调和诸药。诸药合用，共奏疏肝化浊、行气止痛的功效。临床上应用于上腹部胀痛，嗳气频频，泛酸呕吐，痛连胸胁，甚者有时攻痛游走，按之则气走散，痛亦渐缓，或遇情绪变化时更甚，属肝胃不和型的慢性胃炎、胃神经官能症者，确有奇效。

竹茹清胃饮

【组成】 竹茹 12g，芦根 30g，蒲公英 15g，麦冬 15g，白芍 12g，枳壳 10g，石斛 10g，薄荷 6g，甘草 6g。

【功能】 轻清凉润，理气止痛。

【主治】 慢性浅表性胃炎、胃溃疡偏热者。临床表现为胃脘轻痛，咽干口苦，舌红，苔黄者。

【用法】 水煎 300ml，早晚分两次饭前温服。每周服 5 剂。

【加减】 口渴者：加生石膏 15g，渴止即去之；胃脘痛甚者：重用芍药 30～60g，加延胡索 15g；便干者：加全瓜蒌 20～30g；胃及十二指肠溃疡者：去石斛，加瓦楞子粉 15g、儿茶 10g；呕吐者：加生姜 10g。

【解析】 此方是首批全国名老中医姚子扬自创经验方。方中芦根、竹茹性味甘寒，善清胃热，止呕哕；蒲公英甘苦而寒，清热解毒，为清胃之要药；石斛、麦冬滋养胃阴；白芍、枳壳、薄荷疏肝，柔肝，和胃，行气止痛；诸药合用，清胃消炎，舒肝止痛，且对幽门螺杆菌有良好的杀灭作用，以利消化道炎症、溃疡之修复。其用药轻灵，清热而不伤胃，养阴而不恋邪，且无壅滞之弊，有病可治，无病可养，寓治于养之中，故为治疗胃炎、溃疡偏热者之良方。

萎缩性胃炎

化腐复胃汤

【组成】 黄芪 40g，重楼 10g，甘草 20g，苦参 20g，皂角刺 20g，刺猬皮 10g，白术 20g，山药 20g，莪术 15g，桃仁 15g，浙贝 20g，白花蛇舌草 40g，射干 15g，蚕沙 15g，香橼 15g，砂仁 20g，知母 20g，天冬 20g。

【功用】 益气养阴，祛腐生新。

【主治】 萎缩性胃炎。

【用法】 每日 1 剂，水煎服，3 个月为 1 个疗程。

【加减】 口吐苦水者：加黄连；口吐清水者：加干姜；多唾而不止：加益智仁、射干；口吐酸水者：加红豆蔻、乌贼骨；经久便秘者：加桃仁、杏仁、郁李仁、皂角子、黑芝麻；厌食者：加蓼实子、马蔺子；体重骤减者：加山药；伴有低热（结核除外）者：加鳖甲；反酸者：加马齿苋、乌梅；少寐多梦者：加合欢、莲子心；妇女更年期，身痛浮肿者：加柴胡、桑皮；呕吐（吐食）、多由幽门水肿，食物通过受阻逆返于上者：加薏苡仁、当归、茴香；服药过敏起皮疹者：加白鲜皮、蝉蜕；服药呕吐者：加半夏、干姜；服药立即泄下，胃虚肠亦虚者：加党参、升麻、白芍、大枣。

【解析】 此方是第一届国医大师、著名中医学家李玉奇创立。李玉奇认为，萎缩性胃炎，病理特点是胃腺体萎缩、胃黏膜变薄、黏膜肌层增厚伴有肠上皮化生、不典型增生等，西医治疗主要采用保护胃黏膜、抑制幽门螺杆菌、增强胃动力以及止痛等。此病属中医学"痞症""胃脘痛"等范畴，是本虚标实之证。病因病机主要有三：一为外感温邪，内传入里，化热化燥，以致在疾病的中、后期，邪热耗伤胃津，劫夺胃液；或过服辛热暖胃行气类药，或因暴吐大泻，导致胃阴枯竭；二为情志内伤，肝气郁而化火；或素来肝火偏旺，情志之火内燔，或肝气郁结，木旺侮土，胃气郁滞，进而气滞血瘀，郁久化火。此二者，均可因火灼伤阴，致胃体萎缩；三为饮食失节，肠胃乃伤，酿成食积、痰浊，郁久化火伤阴，使胃体萎缩；过食辛辣香燥，嗜酒无度；过食生冷，寒湿伤中，中阳不振，胃体失于温养而致萎缩。此病治宜益气养阴，祛腐生新，故专立此方以治。经大量临床验证，疗效甚佳。

养阴建中汤

【组成】 北沙参 30g，石斛 30g，焦山楂 30g，怀山药 30g，桑寄生 20g，玉竹 20g，青黛 10g，浙贝母 10g，白芍 10g。

【功能】 养阴建中。

【主治】 萎缩性胃炎。症见胃痛胃胀，嘈杂灼热，口干苦，舌质淡红，无苔或少苔，脉细软，属肺虚肝热、胃阴受伤、胃阴不足者。

【用法】 将上药置砂钵内加冷水浸过药面，浸泡 10 分钟即可煎煮；煮沸后改用微火再煎 15 分钟，滤取药液约 400ml 服用。

【解析】 此方是首批全国名老中医姚奇蔚治疗萎缩性胃炎的代表方剂。萎缩性胃炎的治疗，中医多从肝胃论治，有效有不效。姚氏则不仅着眼于肝胃——沙参、玉竹、山药、石斛甘淡养胃；白芍、青黛舒肝清肝，而且还着眼于肾——桑寄生补肾平肝。考"肾为胃之关"，肝胃相生相克，故胃病可从肾、肝论治。

此方虽脱胎于叶天士的益胃汤，但去麦冬之腻、冰糖之甘，更增白芍、桑寄生平肝；浙贝母、青黛舒肺达肝，解郁清热；怀山药、焦山楂一补一消，益阴健脾；全方甘淡味薄，清虚灵达，滋而不腻，清而不泄，清滋之中寓流动活跃之性。用其养胃，又能清肺；用其益气，又能达肝肾。其视野开阔，思路清晰，可师可法。

加味黄连温胆汤

【组成】 黄连 2g，茯苓 12g，姜夏 10g，陈皮 6g，枳实 6g，竹茹 6g，甘草 3g。

【功能】 苦降辛通，化滞和中。

【主治】 慢性萎缩性胃炎及浅表性胃炎、胃窦炎。证属痰热中困，胃失和降者。

【用法】 每日 1 剂，水煎，分两次服。

【加减】 胃酸多者：加乌贼骨、大贝；胃酸少者：加白芍、吴茱萸；脘胀痞满者：加全瓜蒌；肝胃不和、痛涉胁肋者：加白芍、柴胡；肝郁化火、嘈杂泛酸者：加吴茱萸；痛甚者：加川楝子、延胡索、白芍；伴失眠者：加首乌藤、秫米、合欢皮；久痛入络、夹瘀血证者：加紫丹参、赤芍；胃阴不足者：加麦冬、沙参、石斛；便秘者：加火麻仁、瓜蒌仁、郁李仁；脘痞烦热者：加栀子、黄芩；胃脘灼热重者：用黄连 3g，加蒲公英、青木香。

【解析】 此方是首批全国名老中医谢昌仁临床验方。谢昌仁认为，慢性萎缩性胃炎及浅表性胃炎、胃窦炎，临床主要表现为痛、胀、嘈、热，病机当责之痰热中困，胃失和降，故以加味黄连温胆汤而治。此方茯苓苦辛，苦能降而辛能通，和中焦且清痰热；黄连苦能健胃而降逆；二陈和胃化痰，其中姜夏与川连配伍，寓辛开苦降之意；竹茹清中除烦，降逆止呕；枳实下气行滞，更助黄连之苦降。方中黄连一味，至关重要，《珍珠囊》载："黄连其用有六：泻心脏火，一也；去中焦湿热，二也；诸疮必用，三也；去风湿，四也；治赤眼暴发，五也；止中部见血，六也。"可见其清热作用之强，使用范围之广。现代研究证实，黄连有广谱抗菌作用，而胃炎患者多数幽门螺杆菌检查阳性，则无论从辨证辨病角度此皆为良药。使用时可根据患者素质、痰热轻重，斟酌其量。如热重者用3g，热轻者用2g，或伍以他药协同之，以使胃中痰热得化，气机调畅而复其职。此方立意高深，用药独到，疗效卓著，堪称奇剂。

萎胃安冲剂

【组成】　太子参、柴胡、炒黄芩、丹参、制香附、徐长卿等。

【功能】　调气活血，疏肝和胃。

【主治】　慢性萎缩性胃炎。证属脾胃不和、气虚血瘀型。症见胃脘隐痛绵绵或刺痛，嘈杂，得食略减，多纳则胀满，精神疲乏，肠鸣便溏，脉细，舌苔薄，质淡红或暗红，微胖或边有齿痕，舌下静脉瘀紫或增粗者。

【用法】　每日1剂，水煎服。

【加减】　肝郁者：加八月札、玉蝴蝶；湿阻者：加佩兰梗、炒薏苡仁；里热者：加连翘、知母；阴亏者：加南沙参、川石斛；胃脘胀满者：加炒枳实、佛手片；胃脘疼痛者：加延胡索、九香虫；纳呆者：加焦谷芽；嗳气者：加旋覆花、代赭石；泛酸者：加煅瓦楞子、白螺蛳壳；胃酸分泌不足者：加乌梅、木瓜；伴肠化或不典型增生者：加白英、白花蛇舌草等。

【解析】　此方是第一届国医大师、著名中医学家张镜人创立。张镜人指出，慢性萎缩性胃炎是一种常见病，约占胃镜受检者的13.8%，在胃癌高发区可达28.1%，尤其是伴有肠上皮化生或不典型增生者，癌变可能性更大，至今尚缺乏特效药，一般认为腺体萎缩的病理改变很难逆转。为此，在多年探索慢性胃炎的基础上，张镜人致力于慢性萎缩性胃炎临床研究，遵循中医理论指导，借助现代科学诊断手段，创立了调气活血、疏肝和胃为主的"萎胃安冲剂"。经临床验证，疗效满意。

滋胃饮

【组成】　炒白芍 10g，金钗石斛 10g，北沙参 10g，生麦芽 10g，大麦冬 10g，丹参 10g，乌梅肉 6g，炙鸡内金 5g，炙甘草 3g，玫瑰花 3g。

【功能】　滋养胃阴，舒肝柔肝。

【主治】　慢性萎缩性胃炎或溃疡病并发慢性胃炎久而不愈、胃酸缺乏者。临床表现为胃脘隐隐作痛，烦渴思饮，口燥咽干，食少便秘，舌红少苔，脉细数。其病机为：胃痛日久不愈，或气郁化火，迫灼胃阴，下汲肾水，而致胃液枯槁。

【用法】　每日 1 剂，水煎分服。

【加减】　口渴甚、阴虚重者：加大生地 10g；舌苔厚腻而黄、呕恶频作、湿热留滞者：加黄连 3g、厚朴 3g、佛手 3g；伴郁火，脘中烧灼热辣疼痛，痛势急迫，心中懊憹，口苦而燥者：加黑山栀 6g、黄连 5g；津虚不能化气或气虚不能生津，津气两虚，兼见神疲气短、头昏、肢软、大便不畅或便溏者：加太子参 10g、山药 10g。

【解析】　此方是第一届国医大师、著名中医学家周仲瑛的经验效方。方中白芍、乌梅肉味酸敛津生津，养肝柔肝；石斛、北沙参、麦冬等益胃滋阴，一敛一滋，两济其阴，阴亏则失其濡润，胃气失于和降，故少佐理气而不伤阴的玫瑰花、生麦芽和胃调肝，助胃运药，且能防单纯阴柔呆滞之弊；炙鸡内金健脾消食。久病入络，营虚血滞，故配以养营和血之丹参；甘草调和诸药。诸药合用，共奏酸甘化阴、养胃生津之功。

其方虽为胃阴亏虚而设，但组方用药并不是只用甘寒养阴之品，而是酸甘配伍，冀酸得甘助而化阴，正如吴瑭所云："复胃阴者莫若甘寒，复酸味者酸甘化阴也"，此乃此方妙处之一也。其二，肝胃同治。肝为风木，胃阴燥土，胃阴亏虚，肝易乘虚而入，克伐胃土，胃阴愈伤。乌梅、白芍柔肝敛肝，玫瑰花、生麦芽疏肝理气，安抚风木，不敢犯土。其三，阴虚者络易滞，故于滋阴药中伍入玫瑰花、丹参和血畅血，有瘀能化，无瘀能防，寓"治未病"之意。

消化性溃疡

脘胃蠲痛汤

【组成】 蒲公英20g，白芍12g，延胡索9g，制香附9g，生甘草9g，川楝子9g，沉香曲9g，海螵蛸9g，乌药6g。

【功能】 清热解毒，理气活血，缓急止痛。

【主治】 消化性溃疡。

【用法】 水煎服，每日1剂。或将诸药研末为散，开水吞服。

【加减】 脘腹疼痛并有泛酸呕吐者：加姜半夏9g、吴茱萸3g；嗳气多者：加越鞠丸（包煎）15～30g。

【禁忌】 此方药多香燥，易伤阴耗气，服药应中病即止，不可久服。

【解析】 此方是第一届国医大师、著名中医学家何任独创。何任从医50余年来，临床长于内科、妇科疾病的治疗，理验俱丰。此方紧紧抓住肝胃（脾）气郁这一关键病机，除首选治"心痛欲死"的延胡索外，并辅以降气行气止痛的乌药、香附、沉香曲，制酸止痛的海螵蛸。从临床角度看，既有性偏寒凉的川楝子、蒲公英。又有属于温性的沉香曲、乌药，寒温并用而专理气血，因而适应面较为广泛。蒲公英为清热解毒佳品，除用于乳痈及疮疡之外，用以治胃，常能起养护之作用，凡脘痛偏于热者，每有良效；"肝苦急，急食甘以缓之"，芍药、甘草，酸甘化阴，缓急止痛，与理气之品相伍，既疏肝气，又缓肝急。一散一收，相辅相成，切中治肝要旨，故取效甚捷。

肝胃百合汤

【组成】 柴胡 10g，黄芩 10g，百合 15g，丹参 15g，乌药 10g，川楝子 10g，郁金 10g。

【功能】 疏肝理气，清胃活血。

【主治】 胃、十二指肠溃疡。证属肝胃不和、肝郁气滞血瘀、肝胃郁热型。

【用法】 每日 1 剂，水煎，分早晚两次服。

【加减】 上腹痛有定处而拒按，舌质滞暗或见瘀斑者：加桃仁 10g；腹痛而见黑便者：加生蒲黄 10～15g；便秘者：加火麻仁或瓜蒌仁 15～20g；口燥咽干，大便干结，舌红少津，脉弦数者：加沙参 15g、麦冬 15g，或加生地 12g、瓜蒌 15g；神疲气短者：加太子参 15g、白术 12g。

【解析】 此方是著名中医学家董建华创立。董建华指出，胃、十二指肠溃疡，中医称胃脘痛。临床表现主要在胃，但病理上又无不与肝脾密切相连。其病因大体可归纳为精神因素和进食因素两个方面。精神因素如忧思恼怒，久郁不解，伤及于肝，肝气不舒，横逆犯胃，胃气失其和降，以致胃脘胀痛。若迁延不愈，可出现肝郁化火犯胃，耗伤胃阴而口干苦，饥而不欲食；灼伤胃络而呕血，黑便；久痛伤及脉络，气滞瘀结，故痛有定处而拒按，甚则脉络破伤而出血；以上均涉及到肝，同时涉及到脾。本病主要由胃、肝、脾此病及彼，相互影响，使三者功能失常所致。治疗胃脘痛，若只治脾胃而不治肝的方法显然欠于周全。故近代医家夏应常指出："至于胃脘痛大都不离乎肝，故胃病治肝，本是成法"。

此方用性平之柴胡，微凉之郁金，性寒之川楝子，微温之乌药疏肝解郁，理气和胃，乌药虽温，但不刚不燥，能顺气降逆，疏畅胸膈之逆气，与苦寒性降之川楝子为伍，相互抑其弊而扬其长，于气阴无损也；久病入络，气滞血瘀，络损血伤，故用丹参、郁金以活血通络，祛瘀生新；气郁久之化火，血瘀久之生热，又取黄芩以清解肝胃之热；久病致虚，当以补之，但温补则滞胃，滋腻之药又碍脾，故重用百合、丹参清轻平补之品，以益气调中，生血，养胃阴。诸药配伍，共具疏肝理气，清胃活血之功。

纵观全方，立意高深，理法精明，药简量轻，不燥不腻，集寒热补泻气血于一炉，标本兼顾，疗效颇著，是一首不可多得的奇方妙剂。

理脾愈疡汤

【组成】 党参 15g，白术 10g，茯苓 15g，桂枝 6g，白芍 12g，砂仁 8g，厚朴 10g，甘松 10g，刘寄奴 15g，乌贼骨 10g，生姜 10g，延胡索 10g，炙甘草 6g，大枣 3 枚。

【功能】 温中健脾，理气活血。

【主治】 胃、十二指肠球部溃疡、糜烂性胃炎。证属脾胃虚寒、气滞血瘀。症见胃脘隐痛，喜暖喜按，饿时痛甚，得食痛减，腹胀嗳气，手足欠温，身倦乏力，大便溏薄，舌质淡暗，舌苔薄白或白腻，舌体胖大边见齿痕，脉沉细者。

【用法】 取冷水先将诸药浸泡 30 分钟，用武火煎沸，再改文火煎 30 分钟，取汁约 150ml，再将药渣加水二煎。每日 1 剂，分早晚两次温服，以饭后两小时左右服用为宜。

【加减】 溃疡出血，大便色黑如柏油样者：加白及 10g、三七粉（分 2 次冲服）3g、黑地榆 12g；语言无力，形寒畏冷，四肢欠温者：加黄芪 15～30g，甚者加附子 10～15g；嗳气频作者：加丁香 5g、柿蒂 15g；食少、胀满者：加焦山楂 12g、神曲 12g、麦芽 12g。

【禁忌】 此方多香燥，易伤阴津，故于阴虚者不宜使用。对于脾胃虚寒者也应中病即止，不宜久服。

【解析】 此方是第一批国医大师、著名中医学家李振华的临床验方，是以《伤寒论》小建中汤合《太平惠民和剂局方》四君子汤为基础，结合临床经验加减化裁而成。方中党参、白术、茯苓、炙甘草益气健脾；桂枝、白芍、生姜、大枣配炙甘草调和营卫，温中补虚，缓急止痛；砂仁、厚朴、甘松、刘寄奴、延胡索疏肝和胃，理气止痛活血；乌贼骨生肌敛疮，制酸止痛。诸药配伍，共奏健脾温中、活血止痛、生肌愈疡之功。其师古不泥，多有发挥，理法精明，用药独到，疗效卓著，堪为妙剂。

养胃益气汤

【组成】 黄芪 25g，山药 20g，白术 20g，白及 25g，乌贼骨 20g，煅瓦楞子 20g，茴香 5g，炮姜 5g，黄连 5g，甘草 15g。

【功能】 温胃益气，逐腐祛瘀。

【主治】 消化性溃疡。

【用法】 每日 1 剂，水煎服。

【加减】 十二指肠球部溃疡者：加橘核 15g、甘松 20g、川楝子 15g；呕吐剧痛者：加桃仁 15g、莪术 15g、当归 20g、柿蒂 15g；疼痛不止者：加五灵脂 15g、生蒲黄 10g、紫菀 15g；大便潜血者：加槐花 40g、莲子肉 20g；吐血者：加藕节 40g、青皮 10g、茅根 25g；胃脘灼热者：加连翘 20g、蒲公英 25g、败酱草 25g；大便秘结者：加火麻仁 15g、郁李仁 10g；术后吻合口发炎者：加川楝子 15g、白芥子 10g、桃仁 15g。

【解析】 此方是第一届国医大师、著名中医学家李玉奇创立。消化性溃疡，主要指发生在胃和十二指肠的慢性溃疡，属于中医"胃脘痛""嘈杂""吐酸""痞满"等范畴。此病多因不时感受寒凉，起居不节，就餐不规律，职业性就餐不及时，饥饱无度，空腹酗酒，喜食辣椒，食伤脾胃，积而为壅，化为热腐，逐渐演致溃疡。李玉奇认为，此病治宜温胃益气，逐腐祛瘀。由此，特立此方以治，其法理清晰，组方精炼，用药纯正，疗效卓著。

健胃散

【组成】 鸡子壳 80g，佛手 20g，浙贝母 20g，甘草 20g，枳实 10g。

【功能】 理气解郁，制酸健胃。

【主治】 消化性溃疡。临床表现为上腹隐隐作痛，进食缓解，饥则痛显，痛处固定，发作规律，或灼热嘈杂，脘闷腹胀，恶心呕吐，嗳气吞酸。

【用法】 鸡子壳拣去杂质，洗净烘干，枳实放麸上炒至微黄色。同其他药共研成细粉，放入玻璃瓶内贮存备用。每日饭后 1 小时，调服 4g。

【加减】 疼痛势急，心烦易怒，嘈杂口苦，舌红苔黄燥，为热郁者：加芦根 20g、石膏 20g、大黄 15g、川楝子 12g；痛处固定，拒按，舌紫脉涩，为血瘀者：加丹参 30g、郁金 15g、桃仁 15g、三七 15g；痛而喜暖，涎冷，肢凉乏力，舌淡苔白，为虚寒痛者：加黄芪 40g、白芍 20g、肉桂 10g；兼有黑便，或便血者：加地榆炭 20g、大黄 20g、延胡索 15g、三七 15g、花蕊石 15g。

【解析】 此方是首批全国名老中医郭谦亨所创。郭谦亨从事中医临床工作 60 余年，擅长内科，精于诊治脾胃病。他认为，消化性溃疡多由胆胃不和，气机阻滞，以致邪郁胃脘。治当理气解郁，和中健胃。

此方鸡子壳制酸消饥止胃痛，止血敛疮治反胃；甘草和中护胃，缓急止痛。据药理研究，甘草能使胃酸高者降、低者升而起调节作用，其浸膏对"消化性溃疡"有抑制作用。二者相偕，更增强制酸和保护黏膜作用而敛疮。再合浙贝母之辛散苦泄，开郁散结；佛手、枳实理气解郁，降浊升清，既可使木郁解而不克胃，又能防甘草之甘腻壅滞。诸药合力治脘痛，构思巧妙，药简功专。

慢 性 肠 炎

清理肠道汤

【组成】 生薏苡仁 30g，冬瓜子 30g（杵），马齿苋 30g，败酱草 30g，赤白芍各 15g，粉丹皮 12g，桃仁 12g，小条芩 12g。

【功能】 清肠燥湿，除积导滞，解毒消炎。

【主治】 慢性肠炎。症见大便频，中带黏垢，便后有不尽感，或见肛门下坠、疼痛等。

【用法】 先将诸药浸泡在清水中，水须没药渣一寸左右；约半小时后，以文火煎煮，沸后再煎 10 分钟，然后倒取药汁约 100ml，温服；第二次煎药时，用水可较头煎略少，因药渣已经湿透，其余煎煮同前；服药时间宜与吃饭隔一小时以上，饭前饭后均可。

【加减】 热象明显者：加川黄连 6g，以清热燥湿消炎；病延日久者：加肉桂 3g，以厚肠化湿；下腹胀满者：加炒莱菔子 15g，以下气消胀；后重甚者：加槟榔 6g，广木香 3g，以导滞行气。

【解析】 此方是首批全国名老中医、著名中医学家印会河的临床验方。其脱胎于"芍药汤""大黄牡丹皮汤"。主要是去除原方中因泻下而增添患者痛苦的大黄、芒硝等药；按照"肺与大肠相表里"的理论，增入既治肺又治大肠的黄芩、桃仁、薏苡仁、冬瓜子；增加消炎、解毒的败酱草、马齿苋，着眼于大肠的炎症；把民间治痢疾、消大肠炎症的马齿苋用进正方，为治疗本病增加了疗效。

扶正祛邪汤

【组成】 败酱草 20g，黄芪 20g，白花蛇舌草 20g，党参 20g，苍术 12g，骨碎补 12g，广木香 10g，肉豆蔻 10g，荜茇 10g，制附子 10g。

【功能】 益气健脾，温肾清肠。

【主治】 慢性结肠炎，久泻虚实夹杂者。

【用法】 每日 1 剂，水煎分服。

【加减】 纳谷不馨者：加炒谷芽 30g；肾阳不振者：加仙茅 12g；湿重者：去败酱草、白花蛇舌草，加川朴 10g、槟榔 10g；血便者：加仙鹤草 20g。

【解析】 此方是首批全国名老中医汤承祖治疗慢性结肠炎的代表方。慢性结肠炎系现代医学之病名，概括于中医"泄泻"一证之中。《素问·气交变大论》载有"飧泄""濡泄"和"注下"病名。汉代张仲景《金匮要略·呕吐哕下利病脉证第十七》将痢疾与泄泻统称为下利，分虚寒、实滞、气利三种类型。慢性泄泻，又称之为久泻，其因可由感受外邪泄泻失于调治转化而来，亦可由饮食所伤（不节），情志失调，起居不慎，发于痢下之后，又可因脾胃虚弱，运化失司所致。

此方骨碎补温肾阳；黄芪补气升阳，为扶正之佳品；党参补中益气，善理脾胃诸疾；木香行气止痛，为治疗肠胃气滞之要药，功专温里止泻；荜茇温中止痛，且能温肾；制附子功能温中止痛，性纯属阳，走而不守，内则温中焦暖下元；败酱草活血散瘀解毒，为消炎排脓之要药；苍术燥湿健脾，且有强壮之效；白花蛇舌草为清肠之品；肉豆蔻性涩，以温中涩肠为主效，用于久泻；诸药合奏益气、健脾、温肾、清肠之功，以达正扶邪祛之效。

汤承祖认为，脾主一身之运化，肾寓一身之真阳，在治则上虽有多种，唯脾运气无力非温其肾阳不可。此方以益气健脾、温肾清肠之品，攻补兼施，实为其 60 年临证治疗慢性久泻的经验结晶。

健脾固肠汤

【组成】 党参 10g，炒白术 10g，炙甘草 6g，乌梅 5g，木香 5g，炮干姜 5g，秦皮 10g，黄连 5g。

【功能】 补脾健胃，止泻固肠，促进脾胃运化功能。

【主治】　慢性腹泻（肠炎）、慢性痢疾。临床表现为脾胃虚弱，时溏时泻，脘闷腹胀腹痛，肢倦神疲等。

【用法】　水煎服，每日 1 剂，分 2 ~ 3 次口服，也可按用量比例制成丸剂服用。

【加减】　年老体衰，气虚久泻不止者：加诃子；兼见晨起则泻，泻而后安，或脐下时痛作泻，下肢不温，舌淡苔白，脾肾阳气不足者：加补骨脂补命门火，辅吴茱萸、肉豆蔻暖肾温脾，五味子涩肠止泻；因久作泻痢，气虚下陷，导致脱肛者：加黄芪、升麻；因气郁诱作痛泻，症见胸胁痞闷者：加白芍、枳壳、防风，以泄肝益脾。

【解析】　此方是名老中医彭澍的经验方。腹泻（肠炎）、痢疾，同为内科常见病症。近世医家根据病情、新久，将腹泻分暴泻、久泻两类。痢疾则以病性病势变化而有湿热、疫毒、噤口、虚寒、休息五痢之别。急性期自应根据两病（证）证型辨治，而进入慢性期则均有脾胃虚实兼见证候。究其所成，或起因外感时邪，或伤自饮食不节（洁），总以导致脾胃受伤而致泻痢。临床上多因忽于除邪务尽，未作彻底治疗，或迁延失于正确调治，泻痢日久，导致脾胃气虚，抵抗力不足，易感新邪，影响脾胃气机正常升降出入，是以大便不实而见脘闷腹胀作痛等虚实并见证候。

此方用党参大补元气，助运化而正升降，具增强和调理胃肠机能作用；炒白术燥湿健脾，助消化，止泻；炙甘草益气和中，有解痉止痛、抑制肠道平滑肌作用；炮干姜温中焦脾胃，使中州之虚得甘温而复，健胃止泻；木香辛甘微温行肠胃滞气，燥湿止痛而实肠；黄连燥湿解毒，乌梅、秦皮涩肠治泻痢，对多种肠道致病菌有抗菌作用。其中黄连具广谱抗菌性，尤对痢疾杆菌作用为强；木香行胃肠滞气，抗菌止痛；全方标本兼顾，虚实互调，融益气运脾、温中散寒、清热燥湿、固肠止泻于一体，扶正祛邪，以复脾胃正常运化机能。

此方系由理中汤合香连丸加乌梅、秦皮而成。理中丸温中健脾，旨在治本；香连丸加乌梅、秦皮清热利湿止泻，意在治标。合则攻补兼施，标本同治。故验之临床，疗效颇著。

止泻灵方

【组成】 山药40g，党参35g，白术60g，茯苓50g，甘草30g。

【功能】 健脾益胃止泻。

【主治】 慢性肠炎久泻。

【用法】 诸药同炒，共研极细末，过筛。另嘱病家备米粉1kg，分别贮于干燥瓶罐中，加盖密闭防潮。每次取药粉约30g，米粉约60g，再加白糖适量，加水调匀，边煮边搅拌，煮熟呈糊状服下，每日1~2次。

【解析】 此方是第一届国医大师、著名中医学家徐景藩创立。徐景藩认为，久泻者脾必虚。久泻的一般病理过程是先伤脾气，久延不愈可致脾阴亦虚，或由脾气虚而发展至脾阳虚，阳虚而及阴。所以，脾气虚是久泻的病理基础。治疗慢性肠炎久泻，必须补益脾气，这是基础治法。

此方党参健脾补气，白术健脾燥湿，茯苓健脾利湿，山药健脾化湿，甘草健脾和胃，另加米粉健脾养胃。共奏健脾益胃止泻之功。

痢　疾

仙桔汤

【组成】 仙鹤草30g，桔梗6g，炒槟榔10.2g，生白芍9g，白槿花9g，炒白术9g，广木香5g，甘草4g，乌梅炭4g。

【功能】 补脾敛阴，清化湿热。

【主治】 慢性痢疾、阿米巴痢疾和慢性结肠炎，经常泄泻，时轻时剧，时作时休，作则腹痛、腹胀，大便溏薄，夹有黏液，间见少许脓血，反复发作，久治不愈者。

【用法】 每日 1 剂，水煎两次，分两次服。

【加减】 患阿米巴痢疾者：加鸦胆子 14 粒，去壳分两次吞服；慢性痢疾、慢性结肠炎、肝郁脾滞征象较著者：去槟榔，加草薢 15g、秦艽 9g、柴胡 4.5g；腹痛甚者：加重白芍与甘草用量，白芍 15～30g、甘草 9～15g；泄泻日久，体虚气弱，而腹胀不显者：去木香、槟榔，加炙黄芪 15g、党参 12g、炙升麻 4.5g。

【禁忌】 凡久泻证属脾肾阳虚或为肾阳不振者，则非此方适应证，当以附子理中或四神丸治之。

【解析】 此方是第一届国医大师、著名中医学家朱良春创立。朱良春认为，凡慢性痢疾、阿米巴痢疾和慢性结肠炎，迭治不愈，缠绵难解者，往往既有脾虚气弱的一面，又有湿热稽留的存在，呈现虚实夹杂之象。因此，在治疗方法上，既要补脾敛阴，又需清化湿热，方能奏效。仙桔汤即据此而拟创。

此方白槿花味甘性平无毒，能清热利湿凉血，常用于肠风泻血、血痢、带下，用治痢疾，有一定疗效，其不仅能迅速控制症状，且长于退热；仙鹤草除善止血外，并有治痢、强壮之功，《滇南本草》载"仙鹤草治赤白痢下"，因此，本品不但可治痢下赤白，还能促进肠吸收功能的恢复，对慢性泄泻亦有效；白芍、乌梅炭、甘草酸甘敛阴，善疗泻痢而缓解腹痛；桔梗，《名医别录》载：能"利五脏肠胃，补血气……温中消谷"，《日华子本草》载：桔梗"养血排脓"，《本草备要》载：桔梗治"下痢腹痛"。因此，本方用桔梗不仅取其升提之功，也是取其排脓治痢之效，凡泻痢大便夹杂黏冻者，取桔梗甚效；白术、木香健脾而调气；槟榔本为散结破滞、下泄杀虫之物，若用小剂量则善于行气消胀，故对痢疾、泄泻而腹胀较甚者，颇有功效；诸药合之，共奏补脾敛阴、清化湿热之功。

此方用治慢性痢疾、阿米巴痢疾和慢性结肠炎等病，一般 5 至

7 帖即可见效。值得一提的是，"仙桔汤"的拟订与药物组成，突破了千余年来"久病而虚，当以塞因塞用"的治则。因为患者痢下缠绵，时休时作，迭治不愈，既有久病而虚的一面，又有湿热之邪留恋的客观存在，非"塞因塞用"所能顾及，必须在清除湿热的基础上，运用健脾敛阴之法，方能相得益彰，这是此方治慢性痢疾古训新知、融一炉冶的成功之处。

乌梅败酱方

【组成】 乌梅 12～15g，炒白芍 12～15g，茯苓 15g，败酱草12g，葛根 12g，太子参 12g，当归 10g，炒枳实 10g，炒白术 10g，木香（后下）9g，炙甘草 6g，黄连 4.5～6g。

【功能】 清热化湿，调气行血，健脾抑肝。

【主治】 慢性痢疾。症见长期腹泻，大便黏滞或带脓血，腹痛坠胀，或里急后重，脘腹痞闷，纳少乏力，面色黄白，舌质暗滞，苔腻，脉弦缓滑者。

【用法】 水煎服，每日 1 剂，分 2 次服；乌梅用 50% 醋浸 1宿，去核打烂，和余药按原方比例配匀，烘干研末装入胶囊；每服生药 15g，每日 2～3 次，空腹温开水送下。

【加减】 胃脘痞闷、舌苔白腻、湿阻气滞者：加薏苡仁、白豆蔻；大便脓血、口苦急躁、舌红苔黄腻、脉弦滑、热盛邪实者：减太子参、白术等健脾益气药，加秦皮、大黄炭、白头翁、炒榔片等清热导滞之品。

【解析】 此方是第一届国医大师、著名中医学家路志正创立。路志正认为，慢性痢疾缠绵难愈，易于复发。其病理，既有湿毒滞肠的一面，又有久病入络脾虚的一面，故治疗既应扶正，又当祛邪。

此方茯苓、白术、太子参、炙甘草四君健脾益气，使脾健而行其运化水湿之职，不止泻而泻止；当归养血和血；白芍、乌梅柔肝，缓急止痛，乌梅擅涩肠止泻；木香、黄连擅治泻痢；枳实抑肝理气；败酱草辛、苦、微寒，功擅解毒排脓；葛根升阳止泻。诸药合用，共奏健脾、抑肝、清热、利湿之功。

关氏治痢方

【组成】　白头翁 10g，川大黄炭 10g，秦皮 10g，黄芩 10g，生地炭 10g，白芍 15g，当归 10g，香附 10g，丹皮 10g，焦槟榔 10g，阿胶珠 10g，白茅根 30g，木香 6g。

【功能】　清热利湿，导滞通下。

【主治】　急慢性痢疾。

【用法】　每日 1 剂，水煎 2 次，取汁 300ml，分 2 次温服。

【加减】　热势较盛者：加蒲公英、马齿苋、赤芍以解毒和营；热毒深入营血，见高热神昏者：加紫雪散开窍醒神，清营凉血；湿重、身重、纳呆、苔白腻者：加藿香、薏苡仁以健脾利湿。

【解析】　此方是首批全国名老中医、著名中医学家关幼波创立。关氏治疗急性痢疾，首重清热利湿，解毒导滞，以通为用，适当佐以调和气血之品。对于慢性痢疾，不论"因虚而病"或"因病而虚"，多为湿热不净、中阳不足、食滞不化，只要不是正气虚疲太过，均应先行清解导滞通下。因为邪留肠胃，补之无益。特别是对于一些久痢尚带有黏滞不化、里急后重、肛门灼热，更属必要，切不可拘于"久病必虚"而进补剂，待其热清滞化，再议健脾和中，调理肠胃，以善其后。

此方用白头翁清热解毒凉血；秦皮清热涩肠止泻；大黄炭荡涤肠胃积滞且可止血；黄芩、白茅根清热利湿；生地炭、丹皮、阿胶珠、白芍、当归凉血活血，养血和血，兼以止血；木香、香附、焦槟榔行气醒脾，消食导滞。诸药配伍，共奏清热利湿，导滞通下之功。其组方独到，功专力宏，奇妙之剂也。

止痢宁方

【组成】　白芍 10g，黄连 3g，黄柏 10g，木香 5g，槟榔 10g，白头翁 15g，秦皮 10g，马齿苋 30g。

【功能】 清肠利湿，导滞消瘀。

【主治】 急性细菌性痢疾或慢性细菌性痢疾急性发作。证属肠腑湿热，症见腹痛、里急后重、痢下赤白黏液，伴有发热、头痛、口苦、溲黄、舌苔黄腻，脉濡数或滑数者。

【用法】 每日 1 剂，水煎 2 次，早晚分服。重者可日服 4 次。

【加减】 湿重热轻，泻下白冻较多，舌苔白腻者：加肉桂通阳化湿；湿热上攻，胃失和降，呕吐食少时者：加半夏、陈皮、竹茹和中降逆。

【解析】 此方是首批全国名老中医、著名中医学家汪履秋的临床验方。汪氏以此治疗急性菌痢湿热证多年，经验证明，疗效确切，一般 3 ~ 5 日可控制病情，热退痢止，多至 7 ~ 10 天，可治愈。汪氏指出，痢疾一般以湿热痢最为常见，病理总属湿热夹滞，蕴结肠腑，肠络受损，腑气通降不利所致。在治疗上应通调并举，结合清肠化湿，即所谓"无积不成痢，痢先当头下"，"调气则后重自除，和血则便脓自愈。"

此方黄连、黄柏、白头翁和秦皮四味药物苦寒清利，消除肠中湿热为主药；马齿苋清肠止痢为辨病用药；并配合白芍和血散瘀；木香、槟榔行气消滞。诸药配伍，既能清肠化湿、消导积滞，祛除病因，又可调畅气机，和血消瘀，解除症状。

慢 性 便 秘

疏肝通便汤

【组成】 当归 10g，白芍 10g，白术 10g，柴胡 10g，茯苓 10g，薄荷 3g，生姜 3 片，炙甘草 6g，党参 12g，苏梗 10g，香附 10g，大枣 4 枚，陈皮 6g，炒谷芽 15g，焦神曲 10g。

【功能】 疏肝理气，健脾和胃通滞。

【主治】 便秘。症见情志不遂，食欲不振，便前胁痛腹胀者。

【用法】 每日 1 剂，水煎服。

【解析】 此方是第一届国医大师、著名中医学家方和谦的临床验方。便秘是指大肠传导功能失常，导致大便秘结，排便周期延长；或周期不长但粪质干结，排出艰难；或粪质不硬，虽有便意，但便而不畅的病证。《黄帝内经》称便秘为"后不利"。在治疗上《证治汇补·秘结》云："如少阴不得大便以辛润之，太阴不得大便以苦泄之，阳结者清之，阴结者温之，气滞者疏导之，津少者滋润之，大抵以养血清热为先，急攻通下为次。"

方氏所治之证，乃为气机阻滞所致的便秘，病机为肝失疏泄，肝气郁滞，气机不畅，脾胃失运致使脾之阴津不能正常转输，胃失和降，腑气阻滞不通，则出现大便秘结不畅之临床症状。此方以疏肝理气，健脾和胃通滞为治，不用通而得通。

调脾通结汤

【组成】 白术 30g，苍术 30g，枳壳 10g，肉苁蓉 20g。

【功能】 调中润肠通便。

【主治】 慢性便秘。适用于习惯性便秘、全身虚弱致排便动力减弱引起的便秘等。

【用法】 用适量清水将药物浸泡 30 分钟后煎煮，每剂煎两次，每次慢火煎 1 小时左右，将两次煎出的药液混合。每日 1 剂，1 次温服。

【加减】 老年体盛者：加黄芪 20g；合并痔疮者：加生地 30g；小儿用量可按岁数递减。

【禁忌】 此方服药后宜多饮开水，一般 8 ~ 14 小时即可通便；对热病引起的大便不通（实证），不宜使用。

【解析】 此方是名老中医岑鹤龄的临床验方。方中用大剂量苍术、白术健脾补脾，敷布津液；肉苁蓉养血润肠；枳壳调畅气机，以助大肠推动之力，可用于各种虚秘。现代有人根据《伤寒论》174条"伤寒八九日，风湿相搏，身体疼烦，不能自转侧，不呕不渴，脉浮虚而涩者，桂枝附子汤主之。若其人大便硬，小便自利者，去桂加白术汤主之。"以大剂量白术（可用至60g）治疗各种便秘，均有良好的通便作用，能使干燥坚硬之大便变润变软，容易排出，并不引起腹泻。根据现代药理研究，白术有"促进肠胃分泌的作用"，"使胃肠分泌旺盛，蠕动增速。"这是白术通便作用的机理所在。

纵观全方，立意高深，治法独到，药简功专，主次分明，扶正固本，标本兼治，疗效卓越，堪称妙剂。

老人便秘方

【组成】 黄芪30g，厚朴3～10g，威灵仙20g，当归20g，白芍20g，麻仁20g，金银花20g，肉苁蓉20g，酒大黄（后下）3～10g。

【功能】 益气养液，润肠导滞。

【主治】 老人虚证便秘。

【用法】 水煎服，每日1剂。可连服，候大便调顺再停药。

【加减】 大便数日不下、燥热明显者：加玄明粉（冲服）3～5g，得便下即止，不可过量；大便连日得畅者：减免酒大黄；气虚重者：加党参20g；腹胀重者：加木香10g；腰腿酸软者：加杜仲10g、牛膝10～15g。

【解析】 此方是名老中医赵恩俭所创。赵恩俭认为，老人多有阴虚血燥、气虚不运等基本问题，同时亦难免燥热气滞等夹杂其中。所以老人便秘，单纯润肠药往往作用不大，而承气等泻法又易引起正气愈虚。由此，特立老人便秘方以治。

此方以黄芪之补气，归芍之养血，麻仁、肉苁蓉之润燥以治本，以其本虚也，且皆于通便有利；厚朴行气，酒大黄缓降，不后下免其致泻伤中等弊；威灵仙通气利脏腑以治标，佐以金银花清脏腑之热而不伤正。其中威灵仙"宣通五脏，去腹内冷滞，心腹痰水"，故胸腹不利、痰水气滞、脏腑不通之证皆有良效，并非只是散风去湿之品，此方用之亦具襄赞之功。诸药配伍，特点有三：一是重用黄芪以健运中气；二是大黄不后下免其致泻，并且可以连续服用以缓调其六腑功能；三是威灵仙可以自胸腹至下腹通闭解结，三焦俱畅达，虽有痰水气滞等亦均得以疏导而解。其标本兼治，用药独到，安全可靠，是为良方。

痔　疮

消痔饮

【组成】　草决明 20g，煅牡蛎 15g，马勃 15g，朱砂莲 15g，黄柏 15g，甘草 6g。

【功能】　清热解毒，活血止血，软坚收敛，消肿止痛。

【主治】　痔疮。

【用法】　布包马勃与他药同煎 30 分钟，去渣留汁内服，每日 3 次，每次约 160ml。

【加减】　红肿痛剧者：加黄柏 15g、黄芩 10g、黄连 10g；伴气虚痔核脱出者：加黄芪 30g、潞党参 15g、柴胡 15g、升麻 15g；便血严重者：加槐角 24g、地榆 30g；小便不利者：加茯苓 15g、车前草 15g、木通 6g；虚证便秘者：加火麻仁 30g、生地 15g、杏仁 10g、郁李仁 5g；实证便秘者：加熟大黄 15g、枳实 9g；血虚者：加熟地 15g、白芍 12g、当归 12g、阿胶 10g。

【解析】　此方是首批全国名老中医、著名中医肛肠病专家彭显光所创。彭显光认为，内痔的病因以脏腑本虚为主，在各种诱因的影响下，如七情过度、饮食不节、便秘、痢疾、久坐以及负重、竭力运行等均可使脏腑阴阳失调，气血不足，湿热内生，下趋大肠，血脉不行，筋脉横解而成痔。

此方草决明甘苦寒，善能降泄壅滞以通腑道，清利软坚而润肠燥；朱砂莲味苦辛性寒，清火消胀，散血止痛，既能收疮止痛，亦有抑菌杀菌作用；黄柏清热燥湿，清火解毒；马勃具收敛止血之作用；甘草清热解毒，缓急止痛，调和诸药；煅牡蛎有收敛固涩之功效；诸药合用，有清热解毒、活血止血、软坚收疮、消肿止痛之功，能消除痔静脉的扩张和瘀血，促使痔核萎缩而痊愈。

矾黄消痔液

【组成】 明矾 15g，黄连 20g，鞣酸 0.7g，普鲁卡因 5g，甘油 100ml，注射用水适量制成 1000ml。

【功能】 使痔核硬化而萎缩消失，并有止血作用。

【主治】 各期内痔，混合痔的内痔部分，以及 Ⅰ、Ⅱ度直肠黏膜脱垂。

【用法】 将黄连以蒸馏水蒸煮提取 2 次（每次沸后继续蒸煎 1 小时），合并两次滤液浓缩，使每毫升相当于 2g 生药，加 95% 乙醇沉淀 24 小时过滤，留液去醇，再加适量注射用水溶解，加热近沸并过滤水沉，然后将上述溶液过滤，加入明矾、鞣酸、普鲁卡因及甘油，溶解后再加注射用水，使制成量为 1000ml，加活性炭 0.3%，再加热近沸，稍冷过滤，精滤分装于瓶内，置 100℃ 下灭菌 30 分钟，经灯检、菌培养合格后备用。

【解析】 此方是首批全国名老中医丁泽民所创。其治法独到，制作讲究，疗效肯定，实为妙剂。

心脑血管病方

冠 心 病

冠通汤

【组成】 丹参9g, 炒赤芍9g, 桃仁4.5~9g, 降香3g, 生香附9~15g, 广郁金15g, 全瓜蒌15g, 延胡索9g, 远志3g, 清炙甘草3g。

【功能】 活血散瘀, 通滞化积。

【主治】 冠心病。

【用法】 每日1剂, 水煎服。

【加减】 气虚者: 加党参9g, 兼脉结代者, 再加川桂枝3g; 阴虚者: 加生地12g, 兼脉结代者, 再加党参9g、麦门冬9g、五味子3g; 痰湿者: 加制半夏6g、炒陈皮6g; 痰热者: 加川贝粉(冲)3g、炒竹茹6g; 胸膺窒闷较甚者: 加砂仁(后下)3g、佛手片6g、或檀香1.5g、薤白头9g; 心前区疼痛较甚者: 加川楝子9g, 炙乳香、没药各4.5g; 刺痛或绞痛者: 加红花1.5g、失笑散(包)4.5~9g; 胸膺窒闷及心前区疼痛者: 加服三七粉1.5g或冠心苏合香丸每日2~3次, 每次半粒至1粒, 含化或温开水化服; 心悸者: 加炒枣仁9g、茯苓12g、茶树根15g; 血脂高属湿热瘀滞者: 加茵陈15g、泽泻15g或生山楂9g、麦芽12g; 属肝肾阴虚者: 加桑寄生15g、制首乌9g、制黄精9g; 血压高者: 加罗布麻叶30g、决明子9g或莲子心3g。

【解析】 此方是第一届国医大师、著名中医学家张镜人创立。

冠状动脉粥样硬化性心脏病，是由冠状动脉壁的粥样斑块引起血管腔的狭窄或堵塞，血流障碍，心肌缺血缺氧所致。其粥样斑块的形成和扩大，是贯穿于冠心病发生、发展全过程的基本矛盾。痰湿和痰热是影响脂肪代谢的病变前提，而气滞血瘀则是脂质沉积的病变结果。因此，气滞血瘀便可以确定为冠心病病变中的矛盾的主要方面。基于气血在生理与病理上的辩证关系。张氏认为，对冠心病的治疗应综合采取宣痹理气，活血化瘀的方法，以促使气滞血瘀这一矛盾的迅速转化。由此，创立了"冠通汤"。经临床验证，取得较满意疗效。

活血养心汤

【组成】 丹参 30g，川芎 10～15g，红花 10～15g，郁金 10～15g，木香 10g，茯苓 10g，香附 15g，赤芍 15g，党参 15～30g，麦冬 15～30g，五味子 6～10g。

【功能】 活血化瘀，养心复脉。

【主治】 冠心病。

【用法】 诸药混合后加水煎成汤剂，过滤去渣，待用；每日 1 剂，分早、晚各 1 次口服；3 个月为 1 个疗程，休息 1 周，再进行第 2 个疗程。

【加减】 胸闷憋气者：加瓜蒌 15g、薤白 10g、枳壳 10g，或加三棱 10g、莪术 10g；失眠者：加酸枣仁 30g、珍珠母 30g，或加酸枣仁汤；心动过缓（心率每分钟 50 次以下）者：加人参 10g、附子 10g、炙甘草 10g、麻黄 6g；伴阵发轰热汗出等更年期反应者：加淫羊藿 10g、知母 10g、黄柏 10g、浮小麦 30g，或加知柏地黄丸，用仙茅 6g、淫羊藿 6g 煎水送服；心绞痛重者：加苏合香丸 1 粒，分 2 次化服，或加细辛 3g、荜茇 9g；有高血脂者：加何首乌 20g、山楂 15g、泽泻 15g、决明子 15g，或加首乌延寿片；后背痛者：加刘寄奴 15g、王不留行 15g、威灵仙 15g，或加活络丹；伴心律失常者：

加苦参 15g、炙甘草 10g、当归 15 ~ 30g；心悸心慌者：加龙眼肉 15g、远志 10g、生龙骨 15g、牡蛎 15g，或加天王补心丹；心动过速者：加黄连 10g、炙甘草 10g、炒酸枣仁 15g、苦参 20g。

【禁忌】 治疗期间保持心情舒畅，适当活动，劳逸适度，并做到少吃盐、少吃糖、少饮酒、少喝咖啡、戒烟。适当喝茶能降血脂。多吃蔬菜，不吃含胆固醇高的食品。

【解析】 此方是名老中医丛法滋所创。丛法滋认为，冠心病是一种老年病，属中医学"真心痛""胸痹"的范畴。本病多因平素体弱，或过食肥甘，或七情内伤所致。病理表现为心阳不振，气血不畅，瘀血内阻为其标，肝、脾、肾三脏失调为其本。治宜温助心阳，滋补肝肾，活血通络，益气养血。

此方诸药配合，共奏活血化瘀、养心复脉之效，为标本兼治、通补兼施之良剂。

养心定志汤

【组成】 太子参 15g，麦门冬 10g，茯神 10g，远志 10g，菖蒲 10g，川芎 10g，丹参 10g，桂枝 8g，炙甘草 5g。

【功能】 益心气，补心阳，养心阴，定心志。

【主治】 冠心病。

【用法】 水煎服，每日 1 剂。

【加减】 胸闷憋气，胸阳痹阻较甚者：加瓜蒌、薤白；心烦易怒，心慌汗出，心肝失调者：加小麦、大枣；高血压性心脏病者：加杜仲、决明子、川牛膝；心痛剧烈，痛引肩、背，气血瘀滞重者：加三七、川楝子；肺源性心脏病患者：加生地、银杏、天冬、杏仁，去川芎。

【解析】 此方是首批全国名老中医、著名中医学家高辉远创立。高辉远认为，冠心病属胸痹、心悸、真心痛范畴。多见于老年患者，临床常呈现心动悸、脉结代、心绞痛、疲倦乏力、胸闷气短或烦燥汗出等证候，乃本虚标实之为病。本虚则心气不足，心阳虚损，心脉失养，心志不宁；标实则气滞血瘀，痰饮阻滞，故治疗宜标本兼顾，以治本为要。

此方菖蒲、远志通心窍以定志；太子参益气；茯神佐参调心脾；桂枝、甘草辛甘化阳，补心之阳；麦冬滋阴养心；共奏治虚为本的功效。再加丹参、川芎以活血化瘀，收治标之用。

此方是定志丸、桂枝甘草汤、生脉饮加丹参、川芎而成，乃治疗冠心病的通用方剂，验之临床收效颇著。其妙在安神宁心。盖心病者多心急而神不守舍，梦多烦躁；而心急烦燥又加重心病，易形成恶性循环。养心安神，可使心情舒畅，眠实梦香，截断上述恶性循环，故不仅可以治本，又可以治标。对此，学者当留心揣摩，方能有所领悟。

温阳益气复脉汤

【组成】　黄芪 20g，丹参 18g，人参 15g，麦冬 12g，五味子 12g，制附片 10g，桂枝 10g，甘草 10g，北细辛 6～15g，炙麻黄 6g。

【功能】　温阳益气，和络复脉。

【主治】　冠心病，证属心肾阳虚，心阳不运者。

【用法】　每日 1 剂，水煎 2 次，早晚各服 1 煎。

【加减】　头晕者：加菖蒲、磁石开窍通阳；房颤者：去桂枝、附子、麻黄，减细辛用量，加珍珠母、百合、琥珀末安神敛气；胸憋者：加瓜蒌、薤白宣痹通阳，或加菖蒲、郁金解郁理气；心痛者：加延胡索、生蒲黄、檀香活血行气；气喘者：加重人参用量，补元固脱。

【解析】　此方是首批全国名老中医李介鸣的临床验方。李介鸣认为，此病多生于年老体弱、久病过劳者，其心肾阳气亏损，心阳不运，胸中阴霾不散，则脉络受阻，心血失养，出现心悸怔忡、脉迟结代诸症。治当温阳益气，和络复脉。

此方人参、黄芪、附子益气壮阳为君药；细辛、麻黄、桂枝通阳为臣药；麦冬、五味子滋阴敛气，是遵景岳"善补阳者，必于阴中求阳，则阳得阴助而生化无穷"之训，辅阳气之生，制阳药之燥；丹参活血通脉兼以养心；甘草益气兼和诸药。诸药配伍，共奏温阳益气、活血复脉之效。

此方细辛用量较大，最大量可达 30g。楛观察，一般服药 1 个半小时即可见心率增加，4 小时后逐渐下降。服用大剂量细辛，只要用法得当，除少数人有一过性面红潮热外，未见有不良反应。

加味四妙勇安汤

【组成】 当归 30g，玄参 30g，金银花 30g，丹参 30g，甘草 30g。

【功能】 活血化瘀，解痉止痛。

【主治】 冠心病、病毒性心肌炎、自主神经功能紊乱心律失常。症见胸痹气短、心痛、脉结代者。

【用法】 每日 1 剂，水煎服。

【加减】 冠心病：加毛冬青、太阳草，以扩张血管。兼气虚者：加黄芪、生脉散以补益心气；兼心血瘀阻甚者：加冠心二号以活血化瘀。

病毒性心肌炎：加郁金、板蓝根、草河车以清热解毒活血。

自主神经功能紊乱心律失常：配合甘麦大枣汤或百合知母汤，以养心安神，和中缓急。

【解析】 此方是首批全国名老中医郑惠伯的临床验方，系《验方新编》"四妙勇安汤"加丹参而成。方中当归养血和血；丹参养血散瘀；玄参养阴凉血化瘀；金银花、甘草解毒止痛。诸药合用，共奏活血化瘀解痉止痛之功，用于扩张血管，缓解血管痉挛具有确切的疗效。

肺 心 病

金水交泰汤

【组成】 南沙参 50g，黄精 30g，地龙 30g，苏子 30g，赤芍 30g，黄芩 30g，木蝴蝶 10g，制南星 15g，沉香（研末冲服）6g，葶苈子 15g，甘草 15g。

【功能】 益气宁心，化痰祛瘀。

【主治】 慢性肺原性心脏病，中医虚喘、支饮、肺胀、心悸等病范围。

【用法】 每日 1 剂，水煎 2 次，共取汁 300ml，分 3 次温服。

【加减】 心悸气短较甚者：南沙参加至 100g，葶苈子加至 30g，不但能润肺平喘，且能益气强心；痰涎胶固难咯者：制南星加至 30g；长期应用激素者：甘草加至 30g，可酌减或停服激素；痰瘀阻碍肺气，痰滞心脉而见心悸、唇甲紫绀、胁下痞块等症者：加桃仁、五加皮，一以"止咳逆上气"，一以活血强心；阳虚水泛而见面浮胫肿者：加茯苓，去甘草；肺气耗散，心阳欲脱者：加红参或生脉散；痰瘀阻遏，蒙蔽清灵，症见神志恍惚、时清时乱者：加石菖蒲、远志化痰通窍。

【解析】 此方是首批全国名老中医李孔定的临床验方。特点是祛邪与扶正兼顾，清热与温散同施，是李孔定在长期的医疗实践中，对慢性肺原性心脏病深入研探的经验总结，经治近百例患者，疗效显著。

此方南沙参养阴清肺，甘草益气祛痰，黄精一药，《本草从新》谓其"入心、脾、肺、肾四经"，具有气血阴阳并补之功。三药合用，补其既虚之脏，促其本固则足以抗邪。制南星、苏子性味辛温，化痰燥湿；葶苈子、地龙性味辛寒，泻肺通络。两组药一阴一阳，一缓一峻，使水饮得化，顽痰可蠲。痰浊水饮蕴肺，易于化热，阻闭气道，故用黄芩清肺泄热，防止化火刑金；木蝴蝶宽胸快膈，疏通气道壅闭。痰壅则气滞，气滞则血郁，故用赤芍活血解挛；母病及子，肺病则肾虚，肾虚则难纳气，故用沉香以纳气归肾。诸药配伍，共奏扶正以抗邪，祛邪以扶正之功效。

宁心止咳饮

【组成】 紫河车15g，红参10g（或党参30g代之），炙甘草9g，赤芍15g，丹参20g，桃仁15g，当归12g，田七末（冲服）6g，葶苈子20g，桑白皮20g，茯苓20g，制附子（先煎）10g，麦冬15g。

【功能】 温阳通脉，活血止咳。

【主治】 肺心病。发病特点为咳则胸闷刺痛，多咳咽中腥气，或见咳血，或吐痰泡沫挟腥，面唇青暗，甚或气短乏力，心悸怔忡，恶寒肢冷，舌下静脉瘀黑，脉涩或结代或疾而无力者，均可使用。

【用法】 每日1剂，水煎两次分服。

【解析】 此方是首批全国名老中医司徒树长所创。司徒树长指出，心为君主之官，五脏六腑之大主也。在生理上，心主血脉与肺朝百脉相互协调，共同维护血脉之正常运行。若心气不足，推动乏力，血脉瘀阻，使肺失治节，逆气上冲，发为咳喘，症见咳嗽，气短，心悸，甚或下肢水肿诸症，治疗当以振心阳，通血脉，宣肺降逆，所拟宁心止咳饮药症相符，每获良效。

此方紫河车、红参、炙甘草、附子补心阳，益心气；赤芍、丹参、桃仁、当归、田七活血化瘀，通脉止咳；麦冬止咳润肺；葶苈子、桑白皮、茯苓祛痰化饮而止咳喘。诸药合用，有温补心阳，活血通脉，止咳平喘之功，是治疗肺心病的有效良方。

高 血 压 病

平潜降压汤

【组成】 磁石（先煎）30g，珍珠母（先煎）30g，炒决明子

30g，天麻12g，钩藤（后下）12g，怀牛膝12g，夏枯草12g，白芍12g，干地龙9g，青木香9g。

【功能】 平肝，潜阳，降压。

【主治】 高血压病。症见眩晕头胀，如立舟车，旋转不定，烦躁易怒，肢体作麻。

【用法】 每日1剂，水煎2次，分3次服。

【解析】 此方是第一届国医大师、著名中医学家李济仁的临床验方。高血压病属于中医的"眩晕""头痛""中风"等范畴。由于情志失调，饮食不当，久病过劳，先天禀赋不足等导致阴阳失衡，脏腑气血失调，清窍失其濡养，产生头晕头痛，项背强急，手足麻木，面红升火，记忆力下降等。常见发病机制为肝阳上亢、痰湿中阻、肝肾阴虚、阴阳两虚、瘀血内停等。治疗有治标与治本两大法则。治本有补益肝肾、阴阳双补；治标有平肝潜阳、祛瘀化湿、宁心安神等。

此方功专平肝，潜阳，降压。经广泛临床验证，每获满意疗效。

八味降压汤

【组成】 钩藤30g，黄芪30g，炒杜仲18g，何首乌15g，白芍12g，当归9g，黄柏6g，川芎5g。

【功能】 益气养血，滋阴泻火。

【主治】 原发性高血压病、肾性高血压以及更年期综合征、心脏神经官能症等。症见阴血亏虚、头痛、眩晕、神疲乏力、耳鸣心悸者。

【用法】 先将药物用适量水浸泡1小时左右，煎两次，首煎10～15分钟，二煎30～50分钟文火；煎好后将两煎混合，总量约250～300ml；每日1剂，每剂分2～3次服用，饭后2小时左右温服。

【加减】 便稀苔腻、手足肿胀者：加泽泻30g、白术12g、半夏

9g；伴失眠、烦燥者：加首乌藤 30g、炒枣仁 30g、栀子 9g；上热下寒、舌红口干、面热、足冷者：加黄连 5g、肉桂 5g；大便干燥者：加生地 30g、淫羊藿 18g。

【解析】 此方是首批全国名老中医、著名中医学家周次清创立。周次清认为，高血压病的发生发展变化，不外肝的气血失和，脾的升降失司，肾的阴阳失调。就一般情况而言，高血压病初期大多始于肝，进而影响脾，最后归结于肾，形成肾阴不足、肝阳上亢的高血压病。本病之头痛、眩晕、心悸、脉弦等阳亢的实证为标象，而阴血亏虚为本质。血压增高的实质，是由器官供血不足而造成的，动脉血压的维持，原是为了"血主濡之，以奉生身"，保证体内各个器官正常血液的供求平衡，尤其心、脑、肾最为重要。治疗高血压病不能单纯求之降压药物，用时则降，停药则升，首先要供给重要器官所需的气血，才能达到降压的目的，即所谓"欲夺之，先予之"，使周身气血"升已而降，降已而升"，有规律地运行不息，达到"阴平阳秘"的动态平衡，血压才能稳定于正常范围。

此方首乌、白芍、杜仲养其阴血；芎、归行其血滞；阴血的滋润有赖于阳气的温煦，故用黄芪益气配阳以助阴；"阴虚而阳盛，先补其阴，而后泻其阳以和之"，黄柏、钩藤之用意就在于此。全方合伍，使肾有所滋，脑有所养，肝有所平，从而达到肝养风息、血压得降的目的。

二至首乌汤

【组成】 女贞子 12g，墨旱莲 12g，何首乌 12g，桑寄生 15g，枸杞子 9g，菟丝子 9g，牛膝 9g，钩藤 9g，炒白术 9g，炒麦芽 9g。

【功能】 补阴助阳，平肝柔阴。

【主治】 原发性高血压病。

【用法】 每日 1 剂，水煎服。

【解析】 此方是第一届国医大师、著名中医学家路志正创立。

路志正认为，原发性高血压，主因肝肾阴虚所致。宗《素问·阴阳应象大论》"精不足者，补之以味"之旨，特用墨旱莲、何首乌、枸杞子、牛膝、桑寄生滋补肝肾；又遵张景岳"善补阴者，必阳中求阴，则阴得阳升而泉源不竭"之法，配菟丝子既能补阴，又能助阳，助阳而不燥，补阴而不腻。然阴虚之体，肝肾本亏，水不涵木，肝阳略有偏颇，加钩藤以平肝阳。上述药物阴柔者居多，不无助湿碍脾之嫌，又以炒白术、炒麦芽防其滋腻，互相配合，组成二至首乌汤，治肝肾阴虚所致高血压性头痛。

此方妙在二至丸与何首乌的运用。二至丸功专补益肝肾，滋阴止血。用于肝肾阴虚，眩晕耳鸣，咽干鼻燥，腰膝酸痛，月经量多。何首乌功专补益肝肾、益精血、壮筋骨。著名的抗衰老方剂"首乌延寿丸""七宝美髯丸"就是以何首乌为主药制成。何首乌可改善老年人的衰老征象，如白发、齿落、老年斑等，能促进人体免疫力的提高，抑制能让人衰老的"脂褐素"在身体器官内的沉积。何首乌还能扩张心脏的冠状动脉血管，降血脂，促进红细胞的生成，所以对冠心病、高脂血症、老年贫血、大脑衰退、早老征象等，都有预防效果。《本草纲目》归纳何首乌能"养血益肝，固精益肾，健筋骨，乌须发，为滋补良药，不寒不燥，功在地黄、天门冬诸药之上"。今以二者相合，补阴助阳，平肝柔阴之力尤著。

调络饮

【组成】　夏枯草 30g，生石决明 30g，桑寄生 15g，生地 15g，牛膝 15g，桑枝 15g，丹皮 15g，白芍 15g，杜仲 15g，桂枝 15g，黄芩 15g，甘草 15g，菊花 15g。

【功能】　调和脉络，降压清眩。

【主治】　缓进型高血压病。临床表现为头晕目眩，甚则头痛且胀，每因烦劳恼怒而加剧，脉象弦数有力，严重时手足麻木。

【用法】　水煎服，每日早晚各 1 次。

【加减】 手足麻木者：加黄芪 30g，桂枝 15g。

【解析】 此方是首批全国名老中医王乐善创立。王乐善指出，缓进型高血压病亦称良性高血压，起病隐匿，病程进展缓慢，近半数患者可无症状，血压增高常在体格检查或因其他疾病就医时才得发现，少数患者则在突然发生脑血管意外时发现。由此可见，此病与血脉直接相关。故立调络饮以治。

此方夏枯草补肝血，除虚烦；寄生助筋骨，益血脉；桂枝调和营卫；生地平血逆；丹皮和血凉血而生血；桑枝通络散风；黄芩养阴清热；生石决明益精轻身；菊花治头目眩晕；白芍泻肝火，和血脉；杜仲益精气，坚筋骨；甘草通经脉，利血气，调和诸药；牛膝益肝肾，强筋骨，引诸药下行；诸药合用，具有调和脉络，降压清眩之功。其法理清晰，用药平和，疗效显著，堪称妙剂。

贫　血

益气补血汤

【组成】 龟甲 30g，党参 20g，山萸肉 20g，黄芪 20g，巴戟天 20g，黄精 20g，鸡血藤 20g，干地黄 15g，女贞子 15g，淫羊藿 15g，丹参 15g，鹿角胶（烊化）9g，大枣 10 枚。

【功能】 培补脾肾，益气养血。

【主治】 再生障碍性贫血，表现为阴阳气血两虚者。也可用以治疗化疗后骨髓抑制所出现的贫血、白细胞减少、血小板减少等。

【用法】 每日 1 剂，水煎，分 3 次温服。另外，人参研粉每服 1.5g，早、晚 2 次吞服。

【加减】 偏于阴虚而有口干舌燥、五心烦热的阴虚内热之候者：可减淫羊藿，干地黄易生地黄 20g，加玄参 20g、知母 15g、地骨皮 15g；再障出血，以气虚血虚，气不摄血为多见，仍应抓住病之本质，培补脾肾，益气摄血。在此基础上，再根据病情，加入相应的止血药,如阿胶、煅龙牡、侧柏炭、生地炭、地榆炭、赤石脂、白及、仙鹤草等;感染外邪引起高烧者:酌加金银花、连翘、板蓝根、蒲公英、山豆根等清解祛邪之品,以标本兼治,补清兼施;各种严重出血,均可用大小蓟各60g、生地榆60g、藕节60g、仙鹤草60g,水煎服。

【解析】 此方是第三届国医大师、著名中医学家周信有治疗再生障碍性贫血的经验之方。周信有认为,肾主藏精,脾为气血生化之源,再生障碍性贫血,主要是由于脾肾虚损,气血生化无源,因致气血虚损不足。此病以贫血为本,发热与出血为标。因此在治疗上,要抓住贫血这一疾病本质,审证用药,辨证施治。一旦出现严重的出血或感染引起高烧就会危及生命。这时在治疗上就要标本兼顾,或急则治标,同时亦要配合西医输血抢救等治疗措施,对提高治疗效果和降低病死率有利。

此方把健脾益气之党参、黄芪、黄精与补肾助阳之巴戟天、山萸肉、女贞子、淫羊藿、鹿角胶等作为基本药用于疾病之全过程。据临床观察,这类药似对红细胞系统的造血功能有促进作用,这与中医观点是一致的。同时,根据"血以和为补"的原理,亦加入兼补血与和血作用的丹参、鸡血藤,这类药似有改善微循环及清除病损处代谢障碍的作用;加入干地黄、龟甲,是考虑滋阴养血,阴阳两补,取得阴阳平衡;再用大枣健脾益气。其标本兼治,攻补兼施,中西结合,堪称奇方。

生血增白汤

【组成】 赤芍30g,首乌20g,枸杞子20g,女贞子20g,淫羊藿20g,菟丝子20g,白术15g,人参10~20g,当归10g,肉桂3~6g。

【功能】 补脾益肾,养血活血。

【主治】 贫血、慢性再生障碍性贫血、白细胞减少诸病。症见面色苍白，身倦懒言，动则气短，食少便溏，腰脊酸冷，两足痿弱者。

【用法】　人参另煎兑服；余药以水 900ml 浸泡两小时，用中小火煎 40 分钟倒出；二煎以水 700ml 煎 30 分钟倒出；早晚空腹温服。

【解析】　此方是首批全国名老中医、著名中医学家梁贻俊创立。此方根据《黄帝内经》"中焦受气取汁，变化而赤，是谓血"，"肾为封藏之本，精之处也"，"肾生骨髓"，"肾藏骨髓之气"及后世谓"骨髓之液谓之精""肾主藏精而化血""血为精之本"等理论而制定。肾藏精生髓，既藏生殖之精，又藏五脏六腑之精与骨髓之精。骨髓之精可以化血，有赖于骨髓之气，骨髓之气源于肾阳，故欲生血，首当补肾之阴阳。

此方淫羊藿、菟丝子、肉桂为君，温补肾阳，促其功能旺盛使精可化血；首乌、枸杞子、女贞子为臣，滋补肝肾之阴，补充化精血之物质；人参、白术为佐，补脾肺之气，以利后天营卫化生和精血之间转化；当归、赤芍为使，养血活血，将化生之血迅速运达诸脏；全方据营出中焦、卫出下焦、精血之间可以互相转化的理论而制定；三药补肾阳，另三药补肾阴，使肾中之精气充盈、髓气旺盛而化血，用人参、白术补后天之本，脾肺之气增强精血化生有源。纵观全方，理验俱丰，用药独到，奇方妙剂也。

理血养肝健脾汤

【组成】　当归 12g，白芍 15g，生地 20g，丹皮 12g，阿胶 9g，墨旱莲 12g，白术 12g，茯苓 12g，炙甘草 6g。

【功能】　补血滋肾，养肝健脾，益气补中。

【主治】　原发性血小板减少性紫癜。

【用法】　每日 1 剂，水煎，分 2 次服。

【加减】　儿童稍受时邪则易内热蕴藏，迫血妄行，发生本病，治宜清热凉血养阴，可去白术、茯苓、加犀角（水牛角代）、金银花、连翘；男性中青年多肾阴不足，虚火上炎，发生本病，每伴鼻衄、齿龈出血，治宜滋阴降火，导热下行，可去白术，加川牛膝、白茅根、小蓟等；中青年女性多肝郁化热，失其藏血和调节血量的能力，而易发生本病，多伴性情急躁，脉象弦数，若血上溢则鼻衄、齿龈出血，血下溢则使月经过多，治宜疏泄肝火，可加炒栀子、柴胡等；因思虑过度，劳伤心脾，失其主血和统血能力而发生本病，不论男女老幼，病程日久，都可出现气血两虚，心悸健忘，倦怠纳减，失眠等症，治宜重补气血，可去丹皮、墨旱莲、生地，加熟地、黄芪、党参、远志、炒枣仁、桂圆肉、龙骨、牡蛎等。

【解析】 此方是首批全国名老中医邵经明所创。邵经明认为，原发性血小板减少性紫癜，发病虽有多种因素，但其病机不外肝肾阴虚，肝脏失其藏血功能和脾气虚弱失其统血能力，而使血液不循常道，溢于脉络之外发为本病。其中脾气虚弱不可小视。脾统血，主肌肉、四肢，本病出血多在四肢，故本病与脾虚密切相关。鉴此，此病治疗，滋肝补肾，健脾益气，凉血止血必须同时兼顾。

此方当归、白芍补血活血，养血敛阴；生地、丹皮滋阴凉血化瘀；墨旱莲、阿胶滋阴补血；白术、茯苓、炙甘草健脾益气补中。全方九味药物配伍，具有滋阴补血以养肝，使血得其藏；健脾益气而补中，使血得其统，使血液循常道运行而不致妄行；兼以活血化瘀治其标。其法理清晰，标本兼治，用药精炼，疗效甚佳。

补肾填精薯蓣丸

【组成】 山药 30g，党参 30g，白术 20g，大枣 50g，茯苓 15g，干姜 10g，炙甘草 10g，神曲 15g，桂枝 5g，柴胡 10g，当归 15g，川芎 15g，白芍 15g，地黄 15g，麦冬 20g，阿胶（烊化）15g，黄芪 30g，制何首乌 30g，鸡血藤 30g，枸杞子 15g，鹿角胶（烊化）15g，补骨脂 15g。

【功能】 补肾填精，健脾生血。

【主治】 再生障碍性贫血。症见头晕、乏力、耳鸣、眼花、心悸、气短、少食、失眠、记忆减退、唇甲淡白，舌质淡苔白润，脉沉细无力。

【用法】 每日1剂，水煎服；或诸药研末，炼蜜为丸，每日2次，每次10g。

【解析】 此方是第一届国医大师、著名中医学家郭子光创立。郭子光认为，肾藏精、主骨、生髓，"而血即精之属也"（《景岳全书·血证》），故"精血同源"。病久不治，穷必及肾，引起肾精亏损，使精以化血的功能低下，而形成精亏血虚证。精亏血虚证通常是血虚的深层次发展，大多表现为全血指标皆低。此外，脾胃为后天之本，气血营卫生化之源。故治疗当以补肾填精，健脾生血为大法。由此，特立此方。

此方之妙，在于补肾填精药中加入薯蓣丸。薯蓣丸，出自《金匮要略·血痹虚劳病脉证并治第六》，乃张仲景设立治疗"虚劳风气百疾"的方剂。方中以薯蓣健脾，使脾胃得以健运，则气血阴阳化生有源；用四君子汤益气，补气之虚；用干姜、大枣甘温得以健运，则气血阴阳化生有源，且干姜、甘草相合又有"辛甘化阳"之意，共奏助阳以补阳虚之效；用四物汤养血和血，与大枣相合共治血虚；用阿胶、麦冬滋阴；芍药合甘草又可"酸甘化阴"，如此则可补阴之虚。全方共奏补肾填精，健脾生血之功。

血管性头痛

关氏头痛验方

【组成】 旋覆花（包）10g，生赭石（捣）10g，生石膏30g，当归10g，川芎10g，杭芍15g，生地10g，木瓜10g，香附10g，甘草10g。

【功能】 养血平肝，祛风止痛。

【主治】 血管神经性头痛及各种顽固性头痛。

【用法】 每日1剂，水煎2次，早晚分服。

【加减】 气逆盛者：加珍珠母以平降冲气；血瘀刺痛者：加藕节、红花以通脉消瘀。

【解析】 此方是首批全国名老中医、著名中医学家关幼波的临床验方。关幼波指出，此病的病因病机多为血虚肝旺，兼受风邪。据此立"养、清、镇、通"基本治则。一为养：久病必虚，虚则补之乃治本之正法。此方用四物为主，养其阴血，使阴血得养，肝气得和。加木瓜，调和肝胃缓急而止痛，和肝而不伤正，调胃而不伤脾，与芍药、甘草合用，可酸甘化阴以止痛。二为清：除虚寒者外都可配合清热药使用，如白苔或黄苔则是使用生石膏的一个重要依据。三为镇：旋覆花、生赭石可平降冲气。四为通："不通则痛"，脉络的阻塞、气血的壅滞是引起疼痛症的主要原因之一。当归、川芎辛温走窜，养中有通；旋覆花宣散外邪，清中有散，又能化经络中的顽痰。方中还用香附，配四物汤取其芳香走窜以调气和血。

此方不温不燥，药性平和，有调和气血，补虚降浊的功效，可治疗各种顽固性头痛（除证属虚寒型以外）。

羌活桃红四物汤

【组成】 羌活9g，川芎9g，生地15g，赤芍9g，桃仁9g，当归9g，红花9g。

【功能】 祛风通络，活血化瘀。

【主治】 血管神经性头痛。证属肝火、痰浊、瘀血等引起的顽固性头痛。

【用法】 每日1剂，水煎服。

【加减】 痰湿头痛且重者：加苍术、半夏、升麻；肝火头痛且胀者：加黄芩、夏枯草、石楠叶；阴虚头痛且晕者：佐生地、枸杞子、白芍；头痛不已者：辅以全蝎、蜈蚣、露蜂房等虫蚁搜剔之品。

【解析】 此方是第一届国医大师、著名中医学家颜德馨创立。此方是桃红四物汤加羌活而成，特点是羌活与川芎的配伍。羌活辛苦性温，气味雄烈，上升发散，能直上巅顶，长于搜风通络。配以川芎性温香窜，活血行气，尤能上行头目，乃取"治风先治血，血行风自灭"之义。两者相使，药效直上脑络，而奏祛风活血，通络止痛之效，既治表证头痛，亦疗内伤头风，故《本经逢原》谓羌活"与芎同用，治太阴、厥阳头痛"。此方为治内伤头痛的专用基本方。其立法精明，用药巧妙，功专力宏。

脑炎后遗症

通络健脑汤

【组成】 生石决明 18g，忍冬藤 15g，茯神 12g，生地 10g，丹皮 10g，石斛 10g，木瓜 10g，赤芍 10g，白芍 10g，炒知母 10g，炒黄柏 10g，丝瓜络 10g，钩藤 4.5g，佩兰 4.5g，全蝎 3g，蜈蚣 1 条，僵蚕 3g。

【功能】 育阴清热，活血化瘀，通络解痉。

【主治】 中毒性脑炎后遗症。症见左上下肢痿软，右上肢屈曲僵硬，手指拘急，握拳不能伸张，时有痉挛，神疲无力，目光呆滞，反应迟钝，舌根强直，语言謇涩，说话不清，苔薄白，脉沉滑稍数。

【用法】 水煎服，每日 1 剂，日服 2~3 次。一般服药 3 剂见效，20 剂即获痊愈。

【解析】 此方是首批全国名老中医、著名中医学家关幼波根据《素问·生气通天论》："湿热不攘，大筋软短，小筋弛长，软短为拘，弛长为痿"理论所创。由于湿热炽盛，津液大伤，水精不能四布，筋脉失于濡润，则为拘、为痿、舌根强直、语言謇涩。所以治以育阴清热、活血化痰、通络解痉为法。

此方生地、白芍、木瓜、知母、石斛育阴缓急舒筋；黄柏、忍冬藤清热燥湿，解毒通络；赤芍、丹皮、丝瓜络凉血活血通络；钩藤、全蝎、蜈蚣、僵蚕息风化痰通络；茯神、生石决明宁心安神，平肝潜镇；佩兰芳香醒脾，化湿助运，以防痰湿再生。诸药合用，以育阴清热，生津增液，以化结痰，濡润筋脉，气血流畅，水精四布，使拘挛者急缓舒展，废痿者强力复用。其法理精深，用药独特，堪称奇妙。

清气凉营汤

【组成】 蓼大青叶 30g，金银花 30g，青蒿 30g，野菊花 30g，鸭跖草 30g，知母 15g，石膏 60g，赤芍 15g，大黄 10g，白茅根 30g。

【功能】 清气凉营。

【主治】 乙型脑炎。

【用法】 每日 1 剂，水煎 2 次，分 3 次服。

【加减】 温热偏盛，内蕴中焦，脘痞呕恶，便溏，脉濡而数，苔腻色黄者：去大黄、知母，加法半夏 10g，藿香 10g，厚朴 6g，黄连 5g。

【解析】 此方是第一届国医大师、著名中医学家周仲瑛创立。周仲英认为，流行性乙型脑炎多由热邪所致，而卫气营血传变过程极为迅速，在气分甚至卫分阶段，邪热多已波及营分，往往重叠兼夹，两证兼见，而气营两燔基本贯穿于发热、低血压休克，少尿三期，表现为"病理中心在气营"。为此，治疗应针对这一病机特点，就可气营两清，只要见到身热面红目赤、肌肤黏膜隐有出血疹点、舌红等热传营分的先兆，即当在清气的同时加入凉营之品，以防止热毒进一步内陷营血。而另一方面必须注意，即使邪热内传入营，亦应在清营药中参以透泄，分消其邪，使营分之热转出气分而解，此即叶天士"入营犹可透热转气"的论点。

此方广泛适用于发热、低血压休克，少尿三期，以发热期为主，均可收到独特效果。如用于发热早期，往往可以阻断病势的发展，使其越期而过。临证所见的发热高低、热程长短，均能直接影响病情的进展与转归，应用此方及时控制高热，中止病情传变，是缩短病程、减少变证、提高疗效、降低病死率具有重要意义。

中风后遗症

制豨莶至阴汤

【组成】 制豨莶30g，干地黄9g，盐知母12g，当归9g，枸杞子9g，炒赤芍12g，龟甲6g，牛膝9g，甘菊花9g，郁金9g，丹参9g，黄柏3g。

【功能】 滋肾平肝，通经活络。

【主治】 中风。证属阴虚，症见头晕耳鸣、目眩少寐，突然发生舌强言謇、口眼歪斜、半身不遂者。

【用法】 每日1剂，水煎2次分服。

【禁忌】 阳虚肢凉或痰热腑实证不可运用。

【解析】 此方是名老中医、著名中医学家任应秋创立。方中制豨莶强壮筋骨，通经除痹是为主药；干地黄、枸杞子、龟甲养阴滋肾，柔肝息风；当归、牛膝、赤芍、丹参，活血通络；知母、黄柏、菊花，制阴虚阳亢，引火下行。全方合用，具有滋肾平肝，通经活络之功效。

通脉舒络汤

【组成】 黄芪30g，山楂30g，丹参30g，红花10g，地龙15g，川牛膝15g，川芎10g，桂枝6g。

【功能】 益气活血，通脉舒络，排滞荡邪，祛瘀生新。

【主治】 中风、痹证等偏于气虚血瘀者。

【用法】 常规煎服。

【加减】 纳呆胸闷、舌苔白腻、湿浊明显者：加薏苡仁 20g、白术 10g、茯苓 10g，或藿香 10g、佩兰 10g；语言障碍、吞服困难者：去桂枝，加胆南星 10g、郁金 10g；头痛甚者：去桂枝、红花，加菊花 15g、僵蚕 10g；眩晕明显，若系肝阳上亢者：去黄芪、桂枝、川芎，加珍珠母 30g（先煎）、茺蔚子 10g；意识、语言障碍明显，属气郁或痰湿内阻者：加茯苓 15g、郁金 12g、菖蒲 10g、法半夏 10g；呕吐者：加竹茹 10g、姜半夏 10g；便秘、口臭者：加大黄（后下）12g；抽搐者：去桂枝，加僵蚕 10g、钩藤 10g。

【解析】 此方是第一届国医大师、著名中医学家张学文创立。此方黄芪为补气要药，健脾益肺，益气通络，配合诸活血之品，其行气、补气、活血之功能更甚，乃方中君药；川芎为血中之气药，其性辛香走窜，可温通脉络，活血行气，祛瘀止痛，走而不守，既能上行头目，又可外彻皮毛，旁达四肢，更可通行诸脉；红花活血散瘀行滞之力甚强，二者相得益彰，各司臣职；地龙咸寒走窜，活络剔邪，畅通气血，息风止痉；川牛膝味苦重于甘，攻破之力甚强，非但可活血通络，祛瘀止痛，更可引血下行，走而能补；丹参功似"四物"，善活血凉血；桂枝则可温经行瘀，通阳化气，以上四者相伍，可佐君臣，增其活血祛瘀止痛之效；山楂入血分，不但消食化积之功甚强，且活血散瘀消肿之力亦佳，故而独领使命。此处山楂运用颇有新意，值得玩味。盖中风患者多肠厚脂高，本品既可薄肠又可化脂，且能活血，尚能防黄芪壅补之弊。一药四功，确为善用药者。

此方能补能攻，能上能下，且寒温之品并施，以防辛温走窜之品伤及阴血，共奏益气活血、通脉舒络、排滞荡邪之功，是治疗中风后遗症的奇方妙剂。

三化复遂汤

【组成】 生大黄 3~10g，枳实 10g，厚朴 10g，羌活 10g，全瓜蒌 30g，半夏 10g，防风 10g，桃仁泥 10g，钩藤 20～30g，玄明粉（分冲）6～9g。

【功能】 通腑化痰，活血通络。

【主治】 中风病中经证。表现为神志清楚，半身不遂，病侧肢体不能活动，肌力 0 度和 1 度。大便秘结，数日甚至 10 余日不能自行排便，口中有热腐气味，舌苔厚腻而黄，脉象沉滑，重按有力等症。或渐渐出现神识恍惚，有欲向中腑证转化趋势。

【用法】 每日 1 剂，水煎服，玄明粉需每次以半量冲服，日服 2 次。

【加减】 上肢不遂者：加桑枝 30g、片姜黄 10g、红花 10g；下肢不遂者：加桑寄生 30g、怀牛膝 12～15g、川续断 15g；大便通畅后，减去玄明粉，去玄明粉后，大便仍 1 日 2～3 次者：减少大黄用量；去玄明粉后，大便虽能 1 日 1 次，但感到排便不太通畅，腹部略感胀满者：加焦槟榔 10～12g，消滞行痰，通降腑气；时日稍久，病入血分，瘀血症明显者：加红花 10g、鸡血腾 15g、川芎 6g；患肢感到有胀痛者：加红花 10g、地龙 9g、土鳖虫 6g、络石藤 20～30g、伸筋草 20～30g；舌苔厚腻、食纳不香者：加苍术 9g、藿香 10g、佩兰 10g、陈皮 3～6g、茯苓 10g；兼有言语不利者：加全蝎 6～9g（或蝎尾 10～20 条）、菖蒲 10g、远志 10g；有欲向中腑证转化者：加菖蒲 12g、远志 12g、天竺黄 10g，或再加服牛黄清心丸。

【解析】 此方是首批全国名老中医、著名中医学家焦树德创立。焦氏指出，仲圣有"邪在于经，即重不胜（指肢体沉重不能自由活动）"之说，后世医家又有邪中于经，必归于腑之论。证之临床，中风病，邪中于经者，除半身肢体不遂，不能自己活动外，又多出现大便秘结，阳明经痰热结滞，腑气不通之证。常须同时通其阳明腑气，使大便通畅，半身不遂之情也常随大便的通利而随之明显好转。活动度一日比一日增强，而渐恢复正常，如大便不通，腑气闭阻，全身气血运行也因之不畅，故半身不遂之症也多不见好转，所以前人制订了三化汤（大黄、枳实、厚朴、羌活）以专主此证。然而此证不仅腑气不通，而且还有痰浊瘀血阻滞，经络血脉不通之证。故此方以大黄荡涤胃肠，下燥结除瘀热，推陈致新，枳实行气降痰，除痞消积，二药一走血，一走气，共为主药；以厚朴行气除满，消痰化食，半夏除湿化痰，下逆止呕，羌活搜肝风，理游风，共为辅药；以全瓜蒌降气化痰，润肺滑肠，桃仁泥活血润燥，通大便血秘，防风搜肝散风行滞气，钩藤舒筋活络，平肝息风，共为佐药；玄明粉咸能软坚，通腑泻热，为使药。此方使用辨证要点是腑气不通，大便秘结。在中风之初，及早运用，疗效更佳。

通观全方，视野宽广，立意高深，治法独到。

乌附星香汤

【组成】 制川乌10g，制白附子10g，制南星10g，木香10g。

【功能】 祛风散寒，通经活络。

【主治】 中风偏瘫。

【用法】 水煎服，1日3次，饭后服。制川乌、制白附子、制南星先煎1小时，待药液不麻口后再加其他药物煎10分钟即可。

【加减】 血虚者：加当归、川芎、生地、白芍四物汤养血祛风；有瘀血阻滞者：加桃仁、红花、赤芍、丹皮活血祛瘀；筋脉痉挛抽搐者：加僵蚕、全蝎、蝉蜕、蜈蚣息风止痉；有热者：加金银花、连翘、黄芩、黄连等清热；有气虚者：黄芪、潞党参、白术等益气；头昏眩晕者：加钩藤、桑叶、菊花、草决明清利头目；大便秘结者：加酒军、火麻仁、郁李仁、蜂蜜等润汤通便。

【禁忌】 此方多燥烈，对寒痰瘀血痹阻经络者有卓效。然燥烈之剂多伤正气，故对体质虚弱者不宜之。

【解析】 此方是首批全国名老中医李仲愚在长期临床实践中总结出来的独特验方。方中制川乌、制白附子、制南星均为辛温之品，有祛风通络、散寒、止痛、燥湿化痰作用；木香以助理气通经。四药配伍，共具祛风散寒，通经活络之功。其理法精明，构思巧妙，药简功专，相得益彰。

桑钩温胆汤

【组成】　半夏9g，陈皮9g，茯苓15g，甘草6g，枳实9g，竹茹9g，桑寄生15g，钩藤15g。

【功能】　清热息风，化痰通络。

【主治】　中风先兆、中风发作、复中风、中风后遗症。

【用法】　每日1剂，清水浸泡药物30分钟，煎煮沸后20分钟。二煎共取汁300ml，分2次温服。

【加减】　痰浊甚者：加竹沥水，以增化痰利浊之力；痰迷心窍，阻于廉泉，神昏、舌强语謇者：加石菖蒲以化痰开窍；痰浊化热，痰热交阻，舌苔薄腻者：以全瓜蒌或胆星易半夏，或少加黄芩以助清热；眩晕者：加菊花、白蒺藜以清头目；心烦不寐者：加莲子心、生龙牡；风痰内阻，气机不行，府气不通者：合以《活法机要》的三化汤，釜底抽薪，待大便通后，可减去方中大黄。羌活在中风初起少量短时运用，有助于息风，之后在去大黄的同时可一并除去。大便通后，大黄可换用火麻仁以辅助大肠之传导职能。若大便秘结而血压高者，则加决明子，或将决明子研为末，与适量的蜂蜜调匀为膏，每次1匙，日服2次，一般中风先兆、中风发作、复中风均用煎剂，中风后遗症用膏剂。俾府气通，则风痰可去矣；肢体麻木、舌质暗红，甚则夹瘀斑者：加地龙、丹参、丝瓜络以活血化瘀通络；肝肾不足明显者：则加女贞子、墨旱莲平和之品，滋而不腻。

【解析】　此方是名老中医赵金铎的自拟验方。赵金铎临证数十年，功专内科，尤擅于中风的治疗。他认为，中风乃内科大证。随着人民生活改善，过食肥甘、恣饮醇酒，已为常事。饮食自倍，肠胃乃伤，脾运不健，气不布津，聚湿生痰，痰湿内蕴，郁久化热，热极生风，此其一。中风年龄均在 40 岁以上，人至此时，阴气自半，肝肾亏损，水不涵木，木少滋荣，内风旋动，此其二。长期的饮食不节与阴气的自然亏损，两者相加，日积月累，是致病的主要因素。于是，痰借风势，风夹痰行，阴阳为之而失衡，气血为之而逆乱，营卫为之而不周，构成该病本虚标实、虚实互见、正邪交争的病机特点。

此方半夏、陈皮、茯苓燥湿化痰以通络；枳实、竹茹清热降逆以化痰；钩藤平息肝风而不燥；桑寄生滋补肝肾而不腻，扶助正气而不碍邪，对风痰内阻、肝肾不足者最宜；甘草和中。诸药配伍，共具清热息风，化痰通络之功。

纵观全方，立法精明，组方严谨，用药纯正，不偏不倚，轻重缓急，标本兼顾，谨守病机，理验俱丰，堪称奇妙。

柴牡三角汤

【组成】 北柴胡 9 ~ 12g，生牡蛎 30 ~ 40g，山羊角 15 ~ 24g，水牛角 15 ~ 24g，生鹿角 6 ~ 9g。

【功能】 宜畅气血，化瘀醒脑。

【主治】 中风及其后遗症。

【用法】 每日 1 剂，水煎 2 次，分 2 次服，方中药物质重味潜，需久煎才能取得药效，每煎沸后再煮 60 ~ 90 分钟，滤渣取汁。

【加减】 结合辨证，方中常伴用香附、乌药以调气活血；苍术、川朴以健胃宽肠；郁金散瘀；菖蒲开窍；首乌藤通络安神；合欢皮和血缓痛，以为常法。其加减法：

当脑溢血尚未完全停止前，除遵守医嘱保持安静外，如见头面潮红，意识模糊者：可加用代赭石 15g、干生地 15g、苎麻根 9g，病重者可酌用广犀角（水牛角代）6g 磨汁冲服，口噤不能服药者可用鼻饲。至宝丹亦可用（不排除现代医学抢救措施）。

当脑溢血已经停止，仍须防其络创复裂者：加用女贞子 9g、墨旱莲 9g、仙鹤草 15g（云南白药亦可用）。

中风后，血压仍偏高，头痛头晕，泛恶，拘急者：可加石决明 30g、代赭石 15g、干地龙 9g、生牛膝 9g。

中风后，口眼歪斜，语言謇涩，半身不遂者：可加明天麻 9g、僵蚕 9g、决明子 9g、茺蔚子 9g、郁金 9g、菖蒲 9g、钩藤 12g、全蝎 4.5g。

中风后，痰涎壅滞，咳利不爽者：可加陈胆星 6g、天竺黄 9g、郁李仁 9g、瓜蒌 9g、淡竹沥一支冲；大便闭结不下者：可加生大黄 9g 后下，以得下为度。

中风后，余热不退，或有感染，汗出热不解，口干舌绛者：可加土茯苓 30g、忍冬藤 24g、连翘 9g、白薇 9g、丹皮 9g、山栀 9g、合欢皮 24～30g。

【解析】　本方是首批全国名老中医陈苏生创立。方中北柴胡，宣畅气血、推陈致新，生牡蛎潜阳软坚、消痰行水，北柴胡、生牡蛎同用，无升阳僭逆之患，有降泄疏导之功，不仅通血道，亦走水道，故以为君。山羊角代羚羊角，能平肝息风，善解脑血管神经之痉挛，为臣药；水牛角代犀角，能清心止血，治神志昏沉，起醒脑解毒之用，为佐药；生鹿角不同于鹿茸和鹿角胶，能消血肿，古人用一味生鹿角研末，醋调敷乳痈立消，故可移治脑部凝血留瘀，起潜移默消之效，为使药。五味药合而为方，对脑部气血郁滞，水液潴留患者，疗效堪著。

通脉汤

【组成】　黄芪 30g，生地 15g，当归 15g，丹皮 10g，桃仁 10g，桂枝 10g，川芎 10g，茯苓 10g，白芍 10g。

【功能】　益气活血，逐瘀通络。

【主治】　中风后遗症。症见半身不遂，口眼歪斜，语言謇涩，口角流涎，脉迟缓或浮弱，舌苔薄白者。

【用法】 水煎，每日1剂，分3次温服。

【加减】 头昏者：加菊花、蔓荆子；神志不清者：加石菖蒲、远志；语言不利较甚者：加胆南星、石菖蒲；口眼歪斜较甚者：加全蝎、蜈蚣；失眠者：加女贞子、酸枣仁、墨旱莲；气血亏虚者：加党参、丹参；血压偏高者：可倍用黄芪，再加入牡蛎、磁石、龙骨、珍珠母之属以重镇息风。

【禁忌】 此方功擅益气活血，对中风后遗症属气虚者有良效，中风初期实证者不宜之。

【解析】 此方是首批全国名老中医、著名中医学家杨百弗创立。"中风"，古今皆称重证，对其发病原因及其机理的认识，历代争论颇大。唐宋以前侧重于外风，多从外风立论；从金、元起侧重于内风，多从内风立论。如刘河间主"心火暴甚"；李东垣主"正气自虚"；朱丹溪主"湿痰生热"；张景岳主"内伤积损"；尤在泾则进一步主张："无论贼风邪气，从外来者，必先有肝风为之内应"，从内外二因立论，这与《黄帝内经》所说的"邪之所凑，其气必虚"的理论是一致的；王清任则认为中风"实因气亏"。当然，中风并非只因气亏，治疗时还必须活血化瘀。

此方是从仲景之桂枝茯苓丸和清任之补阳还五汤二方化裁而成；根据气为血帅，血随气行的理论，以黄芪为君，重在补气；配桂枝、川芎、桃仁、丹皮为臣，以活血通脉；用当归、白芍、生地、茯苓为佐使，以养血安正，使瘀去而不伤正，活血而无耗血之虑，共奏益气活血之效。

水蛭散

【组成】 水蛭炭1g，安宫牛黄丸2丸，真牛黄1g，真麝香1g，珍珠5g。

【功能】 加速吸收出血。

【主治】 中风。适用于蛛网膜下腔出血。

【用法】 诸药共研细末，每日2次，每次3～5g，冲服。

【解析】 此方是第一届国医大师、著名中医学家李玉奇创立。李玉奇指出，脑中风在临床上分为出血性脑中风及缺血性脑中风两大类。出血性脑中风包括脑出血和蛛网膜下腔出血；缺血性脑中风包括脑血栓形成和脑栓塞。

蛛网膜下腔出血型中风，单用清火降逆豁痰之法未必奏效，若加用水蛭炭，尽快使溢血吸收，可收奇效。由此，特立水蛭散一方以治。经临床验证，往往收到起死回生的满意效果。

神经精神病方

偏 头 痛

加味散偏汤

【组成】 川芎 30g，白芍 15g，香附 9g，白芷 9g，蔓荆子 9g，柴胡 9g，白芥子 6g，郁李仁 6g，细辛 3g。

【功能】 祛风散寒，通络祛瘀，蠲痰利窍。

【主治】 偏正头风痛。症见头痛时作时止，或左或右，或前或后，或全头痛，或痛在一点。多因感寒冒风，或气郁不畅而诱发。发则疼痛剧烈，或掣及眉梢，如有牵引；甚或目不能开，头不能举，且头皮麻木，甚或肿胀，畏风寒，有的虽在盛夏，亦以棉帛裹头；痛剧则如刀割锥刺而难忍，甚至以头冲墙，痛不欲生。

【用法】 诸药加入清水 500ml，浸泡 30 分钟后，文火煎煮两次，每次半小时；滤汁混匀，每日早晚饭后服；痛剧者可日服一剂半，分 3 次服下。

【加减】 血管扩张性头痛者：加贯众；因感受风寒而发者：加荆芥、防风；兼有高血压者：加怀牛膝、桑寄生；阴血亏虚者：加生地、当归；拘挛掣痛者：加胆南星、僵蚕、全蝎；疼痛剧烈者：加羌活、延胡索；兼有内热者：加知母、丹皮。

【禁忌】 此方中虽有白芍等养阴之品，然总属辛燥，故于阴虚者不宜。

【解析】 此方是首批全国名老中医、著名中医学家杜雨茂所创立。此方系根据清·陈士铎《辨证录》中散偏汤，经加味更量而成。方中川芎味辛性温，祛风散寒止痛，且又辛香走窜，可上通于巅顶，下达于气海，祛瘀通络，用为主药；白芷、细辛、蔓荆子辛散上行，祛风散寒，加强川芎疏散之力，兼有调气之妙，用为辅药；白芥子引药深入，直达病所，兼有通窍蠲痰之功；柴胡引药入于少阳，且可载药升浮，直达头面，用为佐药；白芍敛阴而防辛散太过，又有缓急止痛之长，皆用于佐药。各药相合，疏散风寒之中兼有通络祛瘀之长，疏达气血之内又寓祛痰通窍之力。且发中有收，通中有敛，相互为用，各展其长；方中柴胡、白芍、香附兼可疏肝解郁；白芍又善缓急止痛，不但对感寒冒风而发者能疗，对气郁不畅而致者亦效，即使是久治不愈、邪入窍之顽疾，同样有痛止病愈之奇功。

通络头风汤

【组成】 川芎 10~30g，当归 10~20g，细辛 5g，蜈蚣 2 条。

【功能】 活血化瘀，通络祛风止痛。

【主治】 神经血管性头痛、三叉神经痛、良性颅内压增高症等。症见剧烈的偏正头痛，甚则泛恶呕吐，用止痛药或麻醉剂难以止痛，舌偏淡紫，舌下络脉多呈淡紫而长，脉弦或涩，妇女常在经期前发作。中医辨证属于风痰血瘀阻滞清窍络脉所致之偏正头痛顽症。

【用法】 先将诸药用冷水浸泡 15 分钟，浸透后煎煮，首煎沸后文火煎 30 分钟，二煎沸后文火煎 20 分钟，两煎混匀，量以 200ml 为宜，每日服 1~2 剂，早晚分服或 6 小时 1 次；头痛发作时服药，效果更好；患感冒时不宜服此药；服用此方，一般不需服用其他止痛剂。

【加减】 头部冷痛者：加白芷；头部热痛者：加甘菊、苍耳子；头痛如锥、如刺、如灼者：加僵蚕、生石膏、蜈蚣研末冲服；三叉神经痛者：加生白芍、白芥子、白芷；妇女经期头痛者：当归量大于川芎；后头痛者：加羌活；前头痛者：加白芷；偏头痛者：加柴胡；巅顶痛者：加藁本。

【禁忌】 此方中药物多辛香燥烈，阴虚而亏者不宜用之。

【解析】 此方是首批全国名老中医李寿山的独特验方，系《卫生宝鉴》芎归汤加细辛、蜈蚣而成。特点有二：一是药少而精，针对性强。方中主药川芎，辛温味薄气雄，功擅疏通，上行头目，下行血海，擅理气活血，搜风止痛；当归养血活血，功专通经止痛，辅川芎增强止痛之效，抑川芎辛窜太过之弊；细辛祛寒止痛，蜈蚣通络搜风，二味虽为佐使之药，然不可缺，乃此方行军破敌之先行，止痛获效之上品。二是量大而专，有的放矢。前人以为川芎辛温香窜不可过用，其实不然。顽症痼疾，不用足量，难以获效。李寿山用川芎，最小量起于 15g，以后递增其量，对头痛剧烈者，常用之 30g 以上，实践证明并无伤阴香窜之弊，当然这与配伍性柔而润的当归有关，此乃君臣佐使配伍之妙也。

纵观全方，师古不泥，颇有创新，理法精妙，匠心独具，药简功专。

养血祛风汤

【组成】 明天麻 15g，大熟地 15g，炒白芍 15g，甘菊花 15g，荆芥穗 15g，青防风 15g，川羌活 15g，香白芷 12g，川藁本 12g，北细辛 5g。

【功效】 养血祛风，散寒止痛。

【主治】 头痛，证属血虚、风寒。症见头痛而晕，神疲乏力；或头痛时作。遇风加剧者。

【用法】 每日 1 剂，水煎 2 次分服。

【解析】 此方是名老中医高光鉴创立。方中明天麻，甘、微温，入肝经，平肝息风，通络止痛，主要用于治风。大熟地，甘、微温，入心、肝、胃经，补血滋阴而养肝益肾。炒白芍，酸、微寒，入肝经，养血敛阴，柔肝止痛、平肝阳光。《本草正义》："补血，益肝脾真阴，而收摄脾气之散乱，肝气之恣横，则白芍也……故益阴养血，滋润肝脾，皆用白芍"。甘菊花，甘、苦、微寒，入肺、肝经。疏风散热，明目，清热解毒，平肝阳。用于肝阳上亢引起的头晕、目眩、头胀、头痛等症。《随息居饮食谱》："清利头目、养血息风、消疔肿"。荆芥穗，辛、温，入肺、肝经。祛风力胜，偏入血分。青防风，辛、甘、微温，入膀胱经、肝经、脾经，是祛风止痛药物，既能祛风寒而解表，又能祛风湿而止痛，微温而不燥，药性较为缓和。川羌活，辛、苦、温，入膀胱经、肾经，有发散风寒、祛风止痛等作用。香白芷，辛、温，入肺经、胃经，辛散祛风，温燥除湿，芳香通窍，苦能止痛，又可消肿排脓。川藁本，辛、温，入膀胱经，祛风寒止痛，善达头之巅顶，止痛，用于治巅顶头痛、偏正头痛常与白芷、防风配合应用，效果极佳。细辛，辛、温，入心、肺、肝、肾经，外散风寒，内祛阴寒，用于头痛、齿痛、风湿痹痛等症。诸药配伍，共具辛温散寒，祛风止痛，养血活血之功。

清肝偏头痛方

【组成】　珍珠母（先煎）30g，龙胆草 2~3g，滁菊花 9~12g，防风 3~5g，当归 6~9g，白芍 9g，生地 12~18g，川芎 5g，全蝎 2~4 只，土鳖虫 5~9g，地龙 9g，牛膝 9g。

【功能】　清肝潜阳，活血通络。

【主治】　神经血管性头痛。

【用法】　将诸药（除珍珠母外）用水浸泡 30 分钟，先将珍珠母煎 20 分钟，再与余药同煎 30 分钟，每剂煎 2 次。将所得药液混合。每日 1 剂，分 2 次温服。

【加减】　苔薄口甜者：加佩兰 5~9g；食欲不振者：加焦六曲或谷麦芽 12g；舌胖嫩，神疲乏力者：加太子参 18g；两目干涩者：

加枸杞子12g；恶心者：加法半夏9g、陈皮5g、胆星9g；舌边有瘀斑、瘀点者：易白芍为赤芍。

【禁忌】 服用此方时，忌食辛辣之品。

【解析】 此方是首批全国名老中医、著名中医学家陆芷青创立。陆芷青指出，神经血管性头痛多由肝火亢盛，上扰清窍所致，治当清肝潜阳，活血通络为主。此方龙胆草降肝胆火热；珍珠母平肝潜阳；菊花疏风清热，平降肝阳；白芍、生地滋阴柔肝，平肝清热；防风散风止痛；当归、川芎、地龙养血活血，通络止痛；牛膝补肝肾筋骨，活血通脉，配以土鳖虫则具有活血祛瘀之功能。全方配伍精妙，用药独特，共奏清肝潜阳，活血通络之佳效。

三叉神经痛方

【组成】 荆芥炭9g，生石决明（先煎）30g，延胡索（炒）15g，白蒺藜9g，嫩钩藤（后下）12g，白僵蚕9g，香白芷4.5g，炒蔓荆子9g，陈皮4.5g，全蝎粉（吞）3g。

【功能】 祛风活血，通经止痛。

【主治】 三叉神经痛及各种神经性疼痛。

【用法】 每日1剂，水煎服，两次分服。全蝎研粉可装入胶囊内吞服（以减轻对胃的刺激）。

【解析】 此方是中医马瑞寅的临床验方。方中荆芥炭治血中之风，用于三叉神经痛有佳效；白蒺藜、嫩钩藤、生石决明、白僵蚕、全蝎粉，皆平肝息风要药；炒蔓荆子、香白芷祛风止痛；延胡索镇静止痛；陈皮保护胃气，以减少全蝎、白芷对胃的刺激。诸药配伍，共奏祛风活血，通经止痛之功。

面　　瘫

面神经炎方

【组成】 全蝎（水洗去盐，与药同煎）10g，地龙15g，僵蚕

15g，防风 20g，金银花 20g，连翘 20g，钩藤 20g，蒺藜 20g，菊花 30g，板蓝根 30g，甘草 6g。

【功能】 疏风清热，息风豁痰，平肝通络。

【主治】 面神经炎。症见面部偏斜，肌肉酸软作痛，烦躁，口渴，大便燥结，小便短黄。眼裂扩大，闭目不全，鼻唇沟平坦，口角下垂，时有唾液外流。

【用法】 每日 1 剂，水煎 2 次，分 3 次服。

【解析】 此方是第一届国医大师、著名中医学家郭子光创立。郭子光认为，面神经炎是指茎突孔内面神经管内段的面神经急性非化脓性炎症。多因感受风寒使局部神经血管痉挛以致神经缺血、水肿，或因该处骨膜炎使神经受压而发病，引起周围性面神经麻痹。中医学称此病为"面瘫""㖞僻"等，主要由于一侧面部脉络空虚，卫外不固，风寒或风热之邪乘虚而入，侵犯三阳之经隧，邪气郁久成瘀，或炼津为痰，痰瘀阻滞，络道不利，则病更深一层。治疗此病，既要注意息祛内在之风痰，也要注意疏解外来之风邪，否则日久络道干闭，可留下永久的麻痹、抽动。

此方防风、金银花、菊花、板蓝根大剂量疏风清热，三虫药及钩藤、蒺藜等平肝息风、豁痰通络。诸药配伍，共具疏风清热，息风豁痰，平肝通络之功。其立意高深，匠心独运，用药巧妙，尤其是针对主要病机，将风痰热三气并治，一举中的。

面神经痉挛方

【组成】 金银花 30g，菊花 30g，板蓝根 30 在，钩藤 30g，石决明 30g，白芍 20g，蒺藜 15g，僵蚕 15g，地龙 15g，制天南星（先煎 20 分钟）15g，全蝎（水洗去盐，同煎）10g，甘草 10g。

【功能】 祛风平肝，豁痰通络。

【主治】 面神经痉挛。症见面部连及眼睑不停地抽动。

【用法】 每日 1 剂，水煎 2 次，分 3 次温服。

【解析】 此方是第一届国医大师、著名中医学家郭子光创立。郭子光认为，面神经痉挛是以一侧面部肌肉阵发性、不自主、不规则抽动为主要临床表现的病证，多与面神经炎不完全恢复相关，属中医"痉证"范围。凡有抽动等症者，都当认为风邪所致，"风胜则动"故也。风有内风、外风之别：外风为六淫之首，必夹他邪共同致病，如风寒、风热、风湿等；内风则指肝风内动，常引起猝倒痉挛、偏废不仁等，多夹痰为患。故此病之治当着眼于外风引动内风之病机。外风中人多由上焦头面项背或表卫而入，而肝主筋，只有引动肝风才能引起筋肉抽动。内风多夹痰为患，其脉弦滑可证。由此，郭子光特立此方以治。经临床验证，均获良效。

纵观全方，以祛风平肝，豁痰通络立法，法理清晰，组方严谨，用药独到，实乃妙剂。

神 经 衰 弱

除痰安寐汤

【组成】 珍珠母（先下）60g，葛根 30g，青礞石（先下）30g，合欢皮 15g，北柴胡 10g，枳实 10g，制南星 6g，首乌藤 3g。

【功能】 去痰（无形）镇静，解郁舒肝，安神除烦。

【主治】 神经衰弱及神经官能症。

【用法】 珍珠母、青礞石二药，先放入水中煎沸半小时，然后纳入其余诸药。因此二味为介类及矿物药，非久煎不能奏效；余可按常法煎取浓汁约 150ml，煎两次，分两次服用，距离吃饭约 1 小时，前后均可。

【加减】 抽搐动风者：加羚羊角（以水牛角代替）面（分冲）1g，以清肝息风；头痛甚，中医称为痰厥头痛者：加赤芍 30g、钩藤 30g、白蒺藜 15g、菊花 10g，以舒挛镇痛；大便干结者：加瓜蒌仁 12g、生大黄 6g，以润肠通便；狂言乱语、躁动不宁、幻视幻听者：则其病已由量变到质变，属于癫狂之症，所谓"精神分裂症"之类，加菖蒲 10g、远志 6g，以豁痰开窍。外加"礞石滚痰丸"6～9g，上午 1 次服下，下午可能泻下 2～3 次不等。不可睡前服用此丸，因为此药起作用时，可见腹痛泻下，影响睡眠，反滋病变。

【解析】 此方是首批全国名老中医、著名中医学家印会河创立。印会河认为，神经衰弱主要责之心（藏神）、肝（藏魂）火盛，蒸湿生痰，痰火交郁，故而发生心烦不寐，或寐则乱梦纷纭，大脑基本上得不到休息，经常处于疲劳状态。人非铁石，大脑更是精密度最高的器官，久之则变症百出。因此，将神经衰弱称为"神志病"，意即由"五神"（神、魂、魄、意、志）、"五志"（喜、怒、思、忧、恐）等相互交杂、相互影响而产生的疾病。这种病，痰浊为之标实，少睡多梦为主症，愈此则诸症减轻。故特以去痰镇静，解郁舒肝，安神除烦立法，创立除烦安寐汤。其立意高深，用药独到，疗效卓著，堪称妙剂。

潜阳宁神汤

【组成】 首乌藤 30g，生赭石（研）30g，生牡蛎 25g，熟枣仁 20g，生龙骨 20g，生地黄 20g，玄参 20g，柏子仁 20g，茯苓 15g，远志 15g，川黄连 10g。

【功能】 滋阴潜阳，清热宁心，益智安神。

【主治】 神经衰弱。症见心烦为寐，惊悸怔忡，口舌干燥，头晕耳鸣，手足烦热，舌红苔薄，脉象滑或弦数。

【用法】 水煎服。每日 1 剂。

【加减】 情怀抑郁、烦躁易怒者：加合欢花 15g、柴胡 15g，以解郁安神；阴亏甚，舌红少苔或无苔者：加百合 20g、麦冬 15g、五味子 10g；大便秘者：多为胃家郁热，所谓"胃不和则卧不安"，可加小量大黄，以泻热和胃。

【解析】　此方是第一届国医大师、著名中医学家张琪创立。《黄帝内经》谓："卫气不得入于阴。常留于阳则阳气满，阳气满则阳跷盛，不得入于阴则阴气虚，故目不瞑。"临证观察不寐多由五志过极，心阴暗耗，心阳亢奋所致。不寐一病临床颇为多见，病机亦错综复杂有心脾两虚者，有胆郁痰扰者，亦有胃气不和者等等。临床上尤以阴虚阳亢、心肾不交者居多，往往缠绵难愈，难以骤效。久不得寐，热必耗伤心阴，使心阳更亢，复不得入于阴，又不成寐。张氏即是基于此而立潜阳宁神汤。

此方黄连以清心火；生地黄、玄参滋阴潜阳；龙骨、牡蛎、赭石潜镇阳气；茯苓、柏子仁、酸枣仁、远志、首乌藤养心安神。其中黄连直折心火，从而达到泻南补北、心肾相交、阴平阳秘之目的。其立意深远，法理清晰，用药精当，奇妙方也。

柴胡枣仁汤

【组成】　柴胡 10g，黄芩 10g，白芍 10g，百合 20g，酸枣仁 20g，五味子 15g，知母 10g，川芎 10g，茯苓 15g，党参 10g，大枣 5 枚，甘草 3g。

【功能】　养血柔肝，清热安神。

【主治】　神经衰弱。症见失眠多梦、神疲乏力、头晕头痛、记忆力差、心情烦躁。兼症可见两胁胀痛、心情郁闷、胆小易惊、阳痿早泄、月经不调等。

【用法】　每日 1 剂，水煎两次混匀，分中午和晚上临睡前两次口服。1 周为 1 个疗程。

【加减】　心情急躁者：加黄连、栀子；失眠较甚者：加生龙骨、生牡蛎、合欢皮、菖蒲、远志、琥珀粉；神疲乏力者：加白术、仙鹤草、五加皮；大便干结者：加大黄；纳呆乏味者：加乌梅、焦三仙、焦山楂；两胁胀满者：加香附、枳壳；月经不调者：加当归、益母草等。

【解析】 此方是首批全国名老中医、著名中医学家谢海洲所创立。谢海洲指出，神经衰弱是由于长期或严重的精神刺激，用脑过度，心情不畅，病后体虚等引起大脑兴奋和抑制功能失调的一种常见疾病。谢海洲在总结前贤治疗本病的基础上，结合多年的临床经验，创制此方。

方中白芍、知母、百合为甘寒之品，崇阴以制火，滋阴以清热，使肝木得养，肝体柔润，热清神安，阴阳平衡；酸枣仁、五味子酸以收之，敛其太过，以酸补肝；肝急欲缓，以甘草、党参、大枣之甘，以缓其急；肝胆有热，以柴胡疏肝清热，条达肝气。诸药合用，具有养血柔肝，清热安神之功。

挹神汤

【组成】 生石决明（先煎）20～45g，生牡蛎（先煎）15～30g，生龙骨（先煎）15～30g，生地12～18g，生白芍10～15g，炒黄芩10g，茯神（苓）15g，香附10g，远志9～12g，炒枣仁12～20g，白蒺藜9～12g，合欢花6g，首乌藤15g。

【功能】 养阴柔肝，潜阳安神。

【主治】 神经衰弱。证属肝肾阴虚，肝阳亢旺所致的头痛、头晕，急躁易怒，失眠健忘，心悸不宁，阵阵轰热，心烦出汗，情绪不振，悒悒不乐，遗精滑精，腰酸腿软，不耐作劳，舌苔薄白，脉象细弦等症。

【用法】 将指定先煎的药物先煎煮20分钟，然后加凉水，放入其他药物同煮，二煎共取汁300ml，每日1剂，早晚分服。

【加减】 肝血虚者：加当归6～9g、阿胶（烊化）6～9g；急躁易怒者：加生赭石（先煎）20～30g、灵磁石（先煎）20～30g、白蒺藜10g；头晕明显者：加泽泻30g、钩藤20～30g；悒悒不乐，精神不振者：加厚朴花10g、玫瑰花5g、佛手片6g，加重合欢花之量；肝火旺，口苦口渴，舌红，目赤，多怒，大便干结者：加龙胆草

6g、芦荟1~2g、青黛（布包）6g、木通5g，并加重生地、黄芩的用量；肝肾阴虚，梦遗失精者：加山萸肉6~9g、天门冬10g、玄参15g、泽泻12g、金樱子10g；心火旺而失眠多梦者：加川连6g、竹叶3g、莲心3g、甘草10g；心血不足而心悸不宁者：加麦冬10g、丹参12~15g、柏子仁10g；心脾不足，消化不良，四肢倦怠，大便溏软者：加炒白术10g、芡实米12g、龙眼肉10g，茯苓改为30g；大便溏泄者：去生地，加肉豆蔻10g、车前子（布包）12~15g；心肾不交者：加灵磁石（先煎）20~30g、磁朱丸（布包煎）6g、交泰丸（川黄连、肉桂）6g同煎；心肝血虚，神魂不宁而失眠严重者：加生赭石（先煎）15~25g，改炒枣仁（先煎）30g、白芍为15g，加重生牡蛎用量。

【解析】 此方是首批全国名老中医、著名中医学家焦树德创立。方中生石决明、生牡蛎咸凉清热，益肝阴，潜肝阳，收浮越之正气，为主药；生地、白芍补益真阴，滋水涵木，凉血生血，柔肝安脾，为辅药；首乌藤滋益肝肾，交合阴阳，合欢花解郁安神，酸枣仁养肝助阴，宁心敛汗而安神，远志交通心肾，白蒺藜散肝郁，祛肝风，共为佐药；香附为阴中气药，引血至气分，增强诸药活力，兼能理气解郁，黄芩泻肝胆火，益阴退阳，共为使药。诸药合和，共达养阴柔肝、潜阳安神、交通心肾之功。

根据"异病同证同治"的原则，凡西医诊断的神经衰弱以及癔病、更年期综合征、狂躁症等，具有肝肾阴虚、肝阳上亢证者，均可使用此方加减治疗，可收满意疗效。

补血养心安神汤

【组成】 丹参30g，炒酸枣仁30g，炒柏子仁15g，炙远志10g，茯苓30g，五味子10g，黄连3g，肉桂15g，麦门冬10g，合欢皮15g，首乌藤30g，珍珠母30g，郁金12g，石菖蒲10g，生龙骨（先下）30g，生牡蛎（先下）30g，百合30g。

【功能】 补血养心安神。

【主治】 神经衰弱。症见失眠，心悸，心烦，胸闷，舌红苔黄腻，脉沉细弦无力，心血不足者。

【用法】 每日 1 剂，水煎服。

【解析】 此方是第一届国医大师、著名中医学家颜正华的临床验方。颜正华认为，此方所治之证为心血不足，治疗当补血养心安神。故方中以丹参补血养心；炒酸枣仁、炒柏子仁、炙远志、茯苓、合欢皮、首乌藤养心安神；五味子收敛心气；黄连清热；肉桂温运阳气，鼓舞气血生长；麦门冬生津；郁金清心安神，又行气使补而不滞；石菖蒲开窍醒神；珍珠母、生龙骨、生牡蛎重镇安神。由此，心血得养，心神得安。

百麦安神饮

【组成】 淮小麦 30g，百合 30g，首乌藤 15g，莲肉 15g，大枣 10g，甘草 6g。

【功能】 益气养阴，清热安神。

【主治】 神经衰弱，神经官能症。以神志不宁，心烦急躁，悲伤欲哭，失眠多梦，善惊易恐，心悸气短，多汗，时欲太息，舌淡红或嫩红，脉细弱或细数无力为主症，中医辨证属心阴不足，虚热内扰，或气阴两虚，心神失养者。

【用法】 诸药以冷水浸泡 30 分钟，加水至 500ml，煮沸 20 分钟，滤汁，存入暖瓶内，不计次数，作饮料服用。

【加减】 兼气郁者：加合欢花 30g；兼痰浊者：加竹茹 9g、生姜 6g。

【解析】 此方是第一届国医大师、著名中医学家路志正创立。路志正认为，神经衰弱及神经官能症的发生，主要因思虑过度，心阴暗耗；或久病不愈，阴血耗伤；或劳心伤脾，气血两亏，致使心失所养，心神不安，其病变部位主要在心，不时可涉及肺、脾、肝三脏。此症不是脏腑形体的实质病变，而属其功能失常，临床以虚多邪少者多见，且一般病程较长，故治疗上不能孟浪从事，急于求成。如因其虚而用重剂滋补，不但药过病所，且可引起诸如胸闷脘痞、腹胀纳呆等不良反应；如因其有邪而攻之，亦会进一步损伤正气，加重病情。所以必须从虚多邪少，功能失常这一点着眼，缓缓为之，以清淡、轻灵、活泼、流动之品，斡旋其枢机，调整其功能，补虚而不助邪，祛邪而不伤正。

此方甘草、淮小麦、大枣益心脾之气；百合、莲肉、大枣养血和营。其中百合微寒之性清内蕴之虚热，莲肉、首乌藤、百合、大枣、淮小麦诸药均有安神定志的作用。诸药合用，共奏养心阴、益心气、清虚热、缓诸急、安神定志之功。

抑　郁　症

安神达郁汤

【组成】　炒枣仁 30g，龙骨 20g，牡蛎 20g，合欢花 15g，炒栀子 15g，郁金 12g，炒白芍 12g，夏枯草 10g，川芎 10g，柴胡 10g，佛手 10g，甘草 6g。

【功能】　疏肝理气，镇静安神。

【主治】　抑郁证（胃肠神经官能症，自主神经功能紊乱，精神抑郁症）久治不愈者。

【用法】　水煎 300ml，早晚分服，每日 1 剂；服药 1~2 剂有效时，停药 2~3 日；再服 2 剂，再停，再服。不要连服，1 个月为一疗程。

【加减】　舌尖红、心烦重者：加黄连 10g；胃气上逆有痰者：加半夏 10g。

【解析】　此方是首批全国名老中医姚子扬治疗抑郁症的经验之方。姚子扬认为，情志不遂，肝气郁结，血气不和，心神不安则郁证生。

此方系柴胡疏肝散加减而成；方中郁金、佛手、白芍、川芎、柴胡疏肝理气，调和气血为主药；栀子、夏枯草清心平肝，清泄郁火；炒枣仁、龙骨、牡蛎、合欢花等宁心安神；再结合以思想开导，心理治疗，可获事半功倍之效。

此方法理清明，用药精当，对于大苦大寒或大辛大热易伤胃气之品多不采用，然对栀子情有独钟，尤其在治疗郁证时恒用之。姚子扬还认为《伤寒论》中栀子豉汤证"心中懊憹"不是指单纯的心烦，而是指患者的一种自觉症状至心中烦乱，说不出的一种难受感觉。而郁证常有此症，故治疗中必用此品。验之临床，收效颇著。

甘麦龙胆解郁汤

【组成】 龙胆草 10g，柴胡 10g，黄芩 10g，生地 10g，清夏片 6g，茯苓 12g，川厚朴 6g，苏梗 10g，小麦 15g，生甘草 6g，炒枣仁 10g，木香 6g。

【功能】 清肝解郁，和血安神。

【主治】 抑郁症。

【用法】 每日 1 剂，水煎 2 次，早晚分服。

【解析】 此方是名老中医祝伯权创立。祝伯权指出，抑郁症，多因气郁伤肝，肝气失调，肝木乘脾所致。脾为生化气血之本，脾伤则气血不足，心失所养，情志失常。治宜清肝解郁，和血安神为法。故方中用柴胡、木香疏肝理气；龙胆草、黄芩清足厥阴肝经之热；生地滋肾阴、养心清热；半夏、厚朴降逆散结，开郁除满；茯苓去饮消痰而能安神；苏梗散气开郁；小麦和肝阴、养心血；生甘草泻火补虚、生津缓急；炒枣仁养心安神。诸药合用，肝气调，肝热清，脾得补得缓，心血得养，则脏气和而诸证自除。

精神分裂症

狂证安神祛痰汤

【组成】 珍珠母（先煎）60g，生铁落（先煎）60g，生龙骨（先煎）20g，柏子仁 12g，酸枣仁 12g，茯苓 15g，炒枳壳 5g，朴硝（后下）9g，广郁金 12g，石菖蒲 12g，远志 15g。

【功能】 祛痰开窍，镇静安神。

【主治】 精神分裂症。证属痰火上扰型。

【用法】 每日 1 剂，水煎 2 次，分 3 次服。

【解析】 此方是第一届国医大师、著名中医学家李济仁创立。精神分裂症是一种精神科疾病，是一种持续、慢性的重大精神疾病，是精神病里最严重的一种，以基本个性改变，思维、情感、行为的分裂，精神活动与环境的不协调为主要特征的一类最常见的精神病。

精神分裂症属于中医癫狂病的范畴。古代医家早在春秋战国时期就对包括精神分裂症在内的精神疾病有了一定认识。《黄帝内经》中的"癫狂篇"是我国、也是世界医学史上第一篇论述精神病的专篇。此后晋代葛洪、隋代巢元方等都对精神分裂症行为离奇、思维荒谬、情感变化莫测等症状特点做了生动描述。

精神分裂症，与"痰"关系密切。《医学正传》认为狂为痰火实盛，癫为心血不足，狂宜下，癫宜安神养血，兼降痰火。《证治要诀》指出癫狂当治痰宁志。张景岳等医家主张治癫宜解郁化痰，宁心安神为主；治狂则先夺其食，或降其火，或下其痰，药用重剂。

此方以祛痰开窍，镇静安神为法，立意高深，理法精明，组方严密，用药精妙，功专力著。

镇心安神汤

【组成】 远志 10g，柏子仁 10g，茯苓 12g，菖蒲 60g，郁金

10g，钩藤 12g，益智仁 10g，莲子心 6g，厚朴 6g，枣仁 10g，香附 10g，朱砂 3g，琥珀 1.5g。

【功能】 镇心安神，疏肝解郁，涤痰清热。

【主治】 精神分裂症，抑郁症及癫痫。

【用法】 每日 1 剂，水煎 2 次，早晚分服，方中朱砂、琥珀不入煎剂。另研末冲服。

【加减】 狂躁者：加天竺黄、胆星以增强清热化痰、清心利窍的作用，还可以酌加川连清心热；病情严重者：加羚羊角粉，以清心肝之邪热；肝阳上亢烦躁不安者：加生龙牡、生石决明等，以滋阴潜阳，镇肝安神；胸中郁闷不舒、喜悲伤欲哭者：加合欢花、玫瑰花、首乌藤等和肝解郁，散结安神；心悸自汗者：加生黄芪、龙眼肉、浮小麦等以养心止汗；食少纳呆，呕呃者：加鸡内金、焦三仙、生谷麦芽、生姜、竹茹健胃止呕，消食导滞；妇女月经不调、经闭等，治疗中多以养血调经；痫症的治疗，常加全蝎、僵蚕、天麻、钩藤（重用），并多配合羚羊角粉以镇惊定痫，化痰解痉。

【解析】 此方是名老中医张立生临床验方。方中远志、柏子仁、茯苓、枣仁、朱砂、琥珀益心气，安心神；菖蒲、郁金、益智仁、钩藤、莲子心清心辟秽，开窍涤痰；香附、川厚朴疏肝理气解郁。诸药配伍，共具镇心安神，疏肝解郁，涤痰清热之功。

瓜蒌泻心汤

【组成】 瓜蒌 30～60g，白芍 15g，栀子 15g，枳实 15g，郁金 12g，竹沥（兑入）10ml，大黄 10g，橘红 10g，柴胡 10g，菖蒲 10g，制南星 10g，姜半夏 10g，黄连 6～10g，甘草 3g。

【功能】 舒肝解郁，清心化痰。

【主治】 精神分裂症。症见烦躁不安，多语善疑，或哭笑无常，夜不安寐，或尿黄便秘，舌红苔黄，脉弦数或滑数。

【用法】 每日 1 剂，水煎，分 2 次温服。

【加减】 口渴喜饮者：加知母 15g；失眠重者：加朱砂研细冲服 1g；狂躁不安便秘者：加礞石 10～15g。

【解析】 此方是首批全国名老中医姚子扬的临床验方。姚子扬认为，肝主疏泄而喜条达，心主神明而恶热。若所愿不遂忧郁恚怒，肝气郁滞，郁久化火，灼津生痰。痰、气、火相结，母病及子，扰乱心神，则精神失常，遂成是症。治当疏肝理气，清心泻火，涤痰开窍，安神定志。

此方柴胡、枳实疏肝解郁，二药升降相合，更加郁金、白芍，共理气机；大黄苦寒降泻导痰火下行；竹沥豁痰利窍，更以栀子、黄连直清心肝之火；瓜蒌、南星、半夏、橘红宽胸利气，化痰散结；诸药合用，疏肝解郁，清心化痰，痰火一清，则心神自安。

此方对恚怒郁结，或因高考落榜，或恋爱失意等情志不遂的青年患者奏效甚捷，辅以心理启示，劝说开导，效果更妙。

癫　痫

癫痫丸

【组成】 天竺黄 15g，沉香 9g，天冬 60g，白芍 90g，茯神 120g，远志（蒸熟）60g，麦冬（去心）60g，炙甘草 18g，旋覆花 45g，紫苏子 60g，制香附 90g，姜半夏 30g，皂荚（去黑皮、去子炙酥）60g，山药适量，朱砂适量。

【功能】 理气降逆，健脾化痰，安神定痫。

【主治】 癫痫。证属痰气郁结型。辨证要点是，每因七情内伤而诱发，平素自觉胸胁胀满，情绪不宁，舌苔白腻或舌体胖大，脉弦滑。

【用法】 将诸药（除山药、朱砂外）研极细末，再将山药研细，以适量山药调药末，为糊丸，朱砂为衣。此方除不作煎剂外，还可作为散剂吞服或装胶囊或糯米纸包吞服。每服9g，日服1~2次，温开水送服。

【解析】 此方是第一届国医大师、著名中医学家何任创立。癫痫属痰症。脑为至清至粹至纯之腑，为真气所聚，维系经络，协调内外，以主元神。脑清则神志清明，主持有度；脑为髓海，水谷精微及肾精所藏。清灵之脏腑喜静谧而恶动扰，易虚易实，是故神伤窍闭为其病理基础。清窍被扰，元神失控，神机散乱，则昏仆抽搐；髓海不充，元神失养，脑神乏机，致恍惚不安，目光呆滞等。

心藏神，肾藏精主髓，脾运中焦，肝主疏泄而调畅气机，可见脑与心、肝、肾、脾诸脏功能相关。先天因素，命门伏邪，或由于父母禀赋或孕产调养不当，胎气受损，或者脏气不平，或者气机逆乱，脏腑功能失调。脾肾虚而生痰，肝气旺而生风。痰浊内生，饮食不节，过食醇酒肥甘，损伤脾胃，脾失健运，聚湿生痰；或气郁化火，火邪炼津成痰，积痰内伏，一遇诱因，痰浊或随气逆，或因火炎，或随风动，蒙蔽心神心窍，发为痫证，故有"无痰不作痫"说。不洁饮食，虫阻脑窍，因虫而致风动，也是引发痫证之因。七情失调，主要责之于惊恐。突受大惊大恐，造成气机逆乱，进而损伤脏腑，肝肾受损，则致阴不敛阳而生痰生风。

此方以皂荚祛痰开窍；天竺黄除热养心，豁痰利窍；苏子、姜半夏下气豁痰；香附、沉香、旋覆花理气降逆；山药、天冬、白芍、麦冬、茯神、朱砂、远志、炙甘草健脾滋阴安神。诸药合用，理气降逆，健脾化痰，安神定痫。

治癫宝丹

【组成】 白花蛇头3具，玳瑁（以其他药代替）20g，郁金25g，天麻15g，天竺黄30g，真沉香10g，胆南星15g，白芍5g，清半夏10g，全蝎10g，蜈蚣5条，僵蚕15g，牛黄1.5g，麝香0.3g，琥珀5g，西红花5g，动物脑（猪或羊）一具。

【功能】 调整阴阳，镇静安神，协调脏腑，开窍定痫。

【主治】 癫痫。症见头晕，发则四肢抽搐，口吐涎沫，甚则神呆，舌红苔薄白，脉沉弦。

【用法】 诸药共研细末，每服5g，每日2次温水送服。

【禁忌】 此方虫药走窜，易伤正气，故不宜久用。

【解析】 此方是第一届国医大师、著名中医学家任继学创立。任继学指出，疑难病证，常药难以胜任，非虫药毒剂不可取效。此方重用虫类药，配伍他药，共具调整阴阳，镇静安神，协调脏腑，开窍定痫之功，验之临床颇收良效。

止痉除痫散

【组成】 生龙骨60g，生赭石60g，降香60g，钩藤60g，生牡蛎60g，寒水石45g，紫石英45g，生石膏45g，赤石脂45g，滑石粉45g，白石脂45g，桂枝15g，大黄15g，甘草15g，干姜15g。

【功能】 镇痉止搐。

【主治】 癫痫。

【用法】 诸药研为极细末，成人每次服5g，1日2~3次；小儿3岁以内可服0.5~1g，5岁~10岁可酌加至2g；须连服1~3个月，不可间断。

【禁忌】 此方多金石之品，镇痉止搐力胜，对癫痫发作有抑制作用。然小儿患者应中病即止，不可久用。

【解析】 此方是首批全国名老中医彭静山所创。癫痫，俗名羊痫风，发作时大多尖叫一声，突然不省人事，或吐白沫，四肢及躯干强直或扭曲。病因多系五脏为病，肝风内动，痰浊中阻，而旁及阴阳维、跷，督诸经。《黄帝内经》云："二阴急为痫厥"。其症常猝然昏仆，仅一二分钟或稍长即苏醒，医生多不及见，而无法区分属何种痫症，内属何脏。成人每因惊恐或气恼而得，儿童患此症则得自先天。虽无生命危险，但终身不能摆脱。发作间隔长短不定，尚无根治方法。根据肝肺、心、脾、肾五脏为病，旁及阴阳维、跷，督诸经，牵涉甚广，治须兼顾。

此方龙骨涩肠益肾，安魂定惊；寒水石泻热降火；紫石英重镇润心补肝；石膏清泻胃热；牡蛎涩肠补肾；滑石利窍解肌；赤、白石脂重镇收涩；赭石生用养血气，入肝与心包二经，治血分之病；降香芳香健胃，可防止矿物药伤及胃气；桂枝解肌调营卫；钩藤息风定痉；干姜通脉回阳；大黄走而不守，荡涤肠腑，使药排出体外；甘草调和诸药而解百毒。

纵观全方，药多质重镇逆，可入脏腑、经络，能镇痉止搐，是治疗癫痫的有效良方。

抗痫灵方

【组成】 天竺黄9g，胆南星9g，僵蚕9g，白附子4.7g，全蝎3g，钩藤9g，白矾1.6g，郁金4.7g，青礞石9g，煅磁石31g，朱砂1.6g，半夏9g，菊花9g，盔沉香1.6g，龙胆草3g，竹沥15.6g，神曲15.6g，紫石英18.8g，牛黄0.6g，羚羊角粉0.6g。

【功能】 清热化痰，平肝息风。

【主治】 癫痫。

【用法】 诸药研成极细末，制成蜜丸，每丸重1.6g。1日总量：周岁以内，1~2丸；1~2岁，2~4丸；3~6岁，4~6丸；7~10岁，6~9丸；11~14岁，9~12丸。分2~3次温水吞服。

【解析】 此方是名老中医何世英的临床验方。方中白矾、青礞石、郁金逐顽痰，去恶血；煅磁石、紫石英、朱砂曲镇惊安神；菊花、龙胆草、钩藤平肝；天竺黄、半夏、竹沥、胆星、牛黄清热化痰；配神曲、沉香消痰下气；白附子、羚羊角粉、僵蚕、全蝎息风止痉。诸药协同，共奏攻逐顽痰、清化热痰、息风止痉之效。其法理清晰，组方严谨，用法独到，用量严格，疗效肯定，堪称妙剂。

帕 金 森 病

息风定颤方

【组成】 地黄 12～15g，石斛 15g，白芍 15～30g，肉苁蓉 10～15g，续断 15g，白蒺藜 15g，海藻 12g，僵蚕 10g，炙鳖甲（先煎）15g，煅龙骨（先煎）20g，煅牡蛎（先煎）20g，石决明（先煎）30g，炮山甲（以其他药代替）（先煎）10g。

【功能】 滋肾柔肝，平肝息风，化痰通络。

【主治】 帕金森病。

【用法】 每日 1 剂，将标明先煎的药物先煮沸半小时，再纳入其余药物共煎沸 20 分钟，滤出药汁；再煎时诸药共同煎沸 40 分钟，滤出药汁，与头煎药汁混合，共取汁 200～300ml，分 2 次服。

【加减】 震颤显著者：可加珍珠母、天麻，亦可酌加重方中鳖甲、龙骨、牡蛎、石决明之量，此类药品又能镇心、宁神、止汗，对兼有心悸、失眠、多汗之症者尤为合拍；筋僵、拘挛、肌张力较高者：可选加木瓜及大剂白芍、甘草柔肝解痉，也可重用地龙、全蝎息风通络解痉；舌质紫暗、脉来细涩、面色晦滞：宜重用祛瘀药；中风手足麻木、半身不利者：则选水蛭、当归、鸡血藤、路路通化瘀通络；胸痹心痛者：可用丹参、檀香、桂枝；颈僵肩臂疼痛者：宜入葛根、姜黄；糖尿病患者：宜加鬼箭羽；痰浊内盛、舌苔厚腻或血脂较高者：重用僵蚕、胆星、海藻，并增荷叶、苍术；内热偏盛、面赤舌红：可酌予白薇、功劳叶、女贞子、墨旱莲、槐花、夏枯草、黄柏、漏芦等滋阴泻火两顾；阴精亏损、体虚显著者：可重用枸杞、何首乌、黄精、杜仲、牛膝、桑寄生、楮实子、麦冬；阴损及阳或阳气本虚者：可配加巴戟天、淫羊藿、黄芪、锁阳之温润，忌用刚燥之属；失眠、心悸、紧张者：可加五味子、茯神、玉竹、熟枣仁养心宁神或参用桂枝加龙骨牡蛎汤通阳宁神两顾之法；反应迟钝、记忆不敏者：可重用何首乌、续断、石菖蒲、远志、五味子以补肾荣脑、化痰开窍。

【解析】 此方是第一届国医大师、著名中医学家周仲瑛创立。周仲瑛认为，帕金森病的主要病机特点是肝肾亏虚，痰瘀内生，阻滞脑络，以致肝风内动。治疗以培补肝肾，化痰通络为基本大法。临床常见患者有怕热，多汗，烦燥，便秘，舌红，脉弦等阴虚见证。故仿地黄饮子立方，滋肾柔肝，平肝息风。方用地黄、石斛、白芍、肉苁蓉滋肾柔肝；续断补肾壮骨；白蒺藜、海藻、僵蚕柔肝祛风兼能化痰通络；炙鳖甲滋阴潜阳；煅龙牡、石决明重镇潜阳，平肝息风；炮山甲活血化瘀。同时还指出，帕金森病的治疗需标本兼顾，风、痰、瘀的兼夹和主次均可以此方为基本方，随症灵活加减。此病又多属内伤积损而来，常有多病重叠，治疗颇费时日，既要有方有守，不能频更方法，但又宜根据症情的发展适当调整，相机变通。

阿尔茨海默病

三黑荣脑汤

【组成】 黑桑椹子 30g，黑大豆 30g，黑芝麻 30g，黄芪 15g，党参 10g，熟地 15g，菟丝子 15g，枸杞子 10g，全蝎 10g，地龙 10g，水蛭 6g，土鳖虫 6g，柴胡 6g，羌活 6g，陈皮 6g，谷芽 30g，麦芽 30g。

【功能】 补肾健脾，益精荣脑，化瘀通络。

【主治】 阿尔茨海默病，脑萎缩。

【用法】 每日 1 剂，共 2 煎，分 2 次饭后温服。也可改为蜜丸，每次 9g，每日 3 次，温水送服。

【加减】 神志散乱，睡眠不安，梦呓苦笑者：加琥珀、远志、莲子心、淡竹叶以清心醒脑；语言障碍，迟缓不利者：加石菖蒲、广郁金以通窍解语；神情淡漠，行为呆滞，记忆障碍者：加苏合香以芳香开窍，提神醒脑；痰瘀浊邪动风，肢体颤抖，行动困难者：加天麻、生牡蛎、白蒺藜息风解痉；有中风病史，颜面晦暗，肌肤甲错，神乱纷纭，舌暗瘀紫者：加茺蔚子、丹参、桃仁、红花、鸡血藤以增强化瘀通脉之功。补肾还可合用五子衍宗丸或左归丸以平衡阴阳，益精填髓，健肾荣脑。祛风药还可选用防风、藁本、白芷、升麻、苍耳子、辛夷花等以助气升阳，共奏健运脾胃、生发清阳之气，从而使脑得充分荣养和修复。

【解析】 此方是首批全国名老中医、著名中医学家谢海洲所创。谢氏指出，脑主元神，为"精明之府"、髓之海，是人体生命活动的中枢、精神意识的主宰。《灵枢·本神》云："两精相搏谓之神"，阴精与阳精的转化输注是脑发挥正常生理功能的根本保证。精气旺则脑纯灵，精气衰则脑杂钝。故方中用桑椹子、黑大豆、黑芝麻、熟地、菟丝子、枸杞益肾补脑，填精补髓；黄芪、党参补中益气，健脾升阳。最妙之处用辛香气浓、味薄升散之祛风药柴胡、羌活，味少量轻，寓意深刻。一则升阳达巅行经入脑。脑为诸阳之会居于巅高，惟风药辛宣，方可疏通经脉，使清阳之气贯注于脑，以壮髓海。二则醒脾助肾，以促化源。《脾胃论·脾胃胜衰论》云："三元真气衰惫皆由脾胃先虚而气不上行所致也"。脾为后天之本，气血生化之源，气机升降之枢，脾气升发，有助于五脏之气旺盛，气血津精化生有源，充分保证了脑府功能活动所需的精微物质。三则阳升气旺，可化痰瘀。气帅血行，气能行津，脑气充盛则气化畅利，既可防止津血凝滞成为痰瘀之害，又能消散少量痰瘀之浊；全蝎、地龙、水蛭、土鳖虫又名四虫饮，有化瘀浊、散结聚、通窍隧、畅络脉以修复病变脑组织，开窍醒脑的作用，实为治疗本病的关键。陈皮、麦芽、谷芽可健脾理气，顾护胃气，促进药食运化，而勿使之壅塞。此方立法精明，配伍独到，堪称妙剂。

活血通窍汤

【组成】 生地 15g，赤芍 15g，川芎 9g，红花 9g，水蛭粉（吞）3g，石菖蒲 15g，远志 9g，茯苓 9g，黄连 3g，通天草 9g。

【功能】 活血化瘀，通窍醒脑。

【主治】 阿尔茨海默病。

【用法】 每日 1 剂，水煎服。

【解析】 此方是第一届国医大师、著名中医学家颜德馨创立。颜德馨指出，人至老年，血行艰涩，若血滞成瘀，随经脉流行入脑，与脑髓错杂，致使清窍受蒙，灵机呆钝，则出现表情痴呆，神识不清，日夜颠倒，癫狂时作等症。由此，特立此方以治。

此方的用药特点是水蛭配通天草，水蛭味咸性寒，入血分而长于逐瘀，性迟缓则不伤正气，以祛沉痼瘀积，有利而无弊。通天草乃荸荠之苗，其性轻清上逸，与水蛭合投，则能引其药性入脑，剔除脑络新久瘀血，俾瘀化络通，脑窍复开。加生地、赤芍、川芎、红花活血化瘀；石菖蒲、远志化痰开窍，醒脑安神；茯苓、黄连清心安神。诸药合用，共奏活血化瘀，通窍醒脑之功。

泌尿系统病方

肾 炎

益气化瘀补肾汤

【组成】 生黄芪 30g，淫羊藿 20g，石韦 15g，熟附子 10g，川续断 10g，怀牛膝 10g，川芎 10g，红花 10g，全当归 10g。

【功能】 益气化瘀，温阳利水，补肾培本。

【主治】 慢性肾炎。证属肾气亏虚，络脉瘀滞，气化不行，水湿潴留，肾功能损害，缠绵不愈者。

【用法】 益母草 90～120g 煎汤代水煎药，每日 1 剂，早晚分服。

【加减】 血胆固醇高者：加生山楂 20g、泽泻 15g；慢性肾炎急性发作或各型慢性肾炎合并上呼吸道感染，出现严重蛋白尿者：去黄芪、红花，加鱼腥草 30g、白花蛇舌草 30g、连翘 18g、漏芦 18g、菝葜 18g、土鳖虫 9g、蝉蜕 4.5g；临床辨证为阳虚者：加鹿角霜 10g、巴戟天 10g、肉桂 4g；尿少且短涩者：加蟋蟀 18g、沉香 4.5g（共研末入胶囊，每服 6 粒，1 日 3 次），有较好的利尿之功；肾阴虚者：加生地黄 15g、龟甲 15g、墨旱莲 12g、枸杞子 12g、女贞子 12g；脾虚者：加薏苡仁 30g、怀山药 20g、党参 15g、白术 15g；非蛋白氮及肌酐明显升高者：加六月雪 30g、扦扦活 30g、生大黄 10～20g、丹皮 12g，并配合中药煎液灌肠；浮肿明显并伴高血压者：加水蛭 1.5g（研末装入胶囊早晚分吞）以化瘀利水；血压高者：去川芎，加桑寄生 30g、广地龙 15g；各型慢性肾炎以肾功能低下为主者：加炮山甲片（以其他药代替）7.5g；血尿者：加茅根30g、琥珀3g（研末分早晚吞服）；尿蛋白增高者：加芡实15g、金樱子12g、益智仁12g；浊阴上泛而出现呕吐、眩晕，病情危笃，服药困难者：改用白花蛇舌草30g、六月雪30g、生牡蛎30g、生大黄10～30g、丹参18g等，煎成200ml作保留灌肠，每日2次，并配以"醒脑静"治之。

　　【解析】　此方是第一届国医大师、著名中医学家朱良春创立。朱良春认为，慢性肾炎的病因较为复杂，脾肾两虚为发病的内在因素，风、寒、湿、热为发病之诱因，而脏腑、气血、三焦气化功能失调是构成本病发生的病理基础。人体津液排泄，主要依赖脾肾两脏。脾虚则水液难以蒸化，停滞而为肿，肾虚则开阖不利，膀胱气化失司，水湿停滞，形成水肿。水为阴邪，得阳始化。因此，古往今来医家治疗慢性肾炎均注重温振脾之阳，即所谓"益火之源，以消阴翳"之法。然而，在用此法治疗慢性肾炎（水肿）日久者，多奏效不著。治疗上当标本两顾，补泻并举，益气化瘀，通腑泄浊庶可奏功。朱良春总结50余年治疗经验，在治则上提出了"标本两顾，补泄并举，益气化瘀，通腑泄浊"的十六字方针，拟制了"益气化瘀补肾汤"为慢性肾炎的临床治疗和研究，另辟蹊径，开拓了临床医学的思路。

　　此方石韦甘苦性平，功专利水通淋，且能消除肾小球之病变，有抑制过亢卫气之功；黄芪甘温，专司益气培本，促进血液循环，且能利水；淫羊藿辛甘性温，功补肾阳，祛风湿；附子辛热，补阳益火，温中焦，暖下元。在慢性肾炎全过程中，脾肾阳虚是主要证型，而黄芪、淫羊藿、附子是关键药物，除舌质红绛、湿热炽盛者外，均应选作主药，附子、淫羊藿除温肾外，还具有肾上腺皮质激素样作用；当归甘辛温，补血活血，且有利尿之效；川芎辛温，为活血理气之要药；红花辛温，活血破瘀生新，且有降压之功；川续断苦温、利水、消肿；益母草用大剂量时，有明显的活血利水作用，且能消除尿中之蛋白。

此方组方配伍十分严谨，既承袭了古代名家温补脾肾的传统用药，又独具匠心地运用益气、化瘀之品为伍。温阳、补肾、利水、益气、化瘀，相得益彰，古训新知，融一炉冶。值得指出的是方中诸多温热之品，加入了苦寒之益母草为使，既可防热药太过，又增强了活血利水之功，可谓药物配伍组方中的"巧夺天工"也。

复元固本汤

【组成】 白茯苓 20～50g，黄芪 15～50g，干地黄 15～20g，炒山药 15～25g，人参 10～15g，牡丹皮 15g，菟丝子 15g，山萸肉 15g，枸杞子 15g，五味子 10g，嫩桂枝 10g，制附子 5g。

【功能】 补肾固本，健脾益气。

【主治】 肾病型肾炎，证属肾气虚者。临床表现为面色萎黄或暗滞，少气乏力，腰膝酸软，眩晕耳鸣，食少腹胀或便溏，或下肢浮肿，小便不利，舌质淡或紫，苔白或腻，脉弱或沉滑无力，尺部尤甚。

【用法】 每日 1 剂，水煎分服。

【加减】 泄泻、脾虚甚者：加白术、薏苡仁健脾止泻；腰部酸痛者：加寄生、川续断壮腰健肾；腰部胀痛或刺痛者：加丹参、桃仁、延胡素、川牛膝，以化瘀止痛；小便短少者：加泽泻、车前子、地肤子，以通利小便。

【解析】 此方是名老中医马骥的临床验方。马骥指出，肾病型肾炎所致水肿一证的治法，唐以前多以汗、利为主，明以后医家则多倾向于温补。如张景岳认为："水肿证以精血皆化为水，多属虚证，治宜温补脾肾，此正法也"。精微下注（如蛋白尿）主要因肾虚不能固摄，气血亏虚（如血浆蛋白低、贫血等）乃肾惫脾弱所致。故对水肿减轻或消退而肾虚脾弱者，则治以健脾益肾之法，常能改变患者的虚惫状态，健脾益肾既固先天之本，又助后天生化之源，则水邪不治而可自消。

此方山药、茯苓健脾淡渗；人参、黄芪益气固元；地黄、丹皮、菟丝子、山萸肉、枸杞子、五味子补肾填精；附子、桂枝温阳补肾，蒸精化气。诸药配伍，共奏补肾固本，健脾益气之功。

养阴急肾汤

【组成】 百合 12g，北沙参 12g，玄参 10g，麦冬 12g，生黄芪 12g，怀山药 12g，一枝黄花 12g，石韦 12g，牛膝 15g，土茯苓 15g，六月雪 15g，猫爪草 12g，薏苡仁 12g，白茅根 30g。

【功能】 养阴益气，清热解毒。

【主治】 急性肾炎。

【用法】 每日 1 剂，水煎 2 次，分 3 次服。

【解析】 此方是第一届国医大师、著名中医学家周仲瑛的临床验方。周仲瑛认为，急性肾炎的治疗，宜以养阴益气固其本，以清热解毒治其标。清热解毒是治疗急性肾炎之关键，不仅为风热之邪犯表或疮毒浸淫肺脾所必须外，即使是风寒之侵袭而引发水肿者，也因水郁化热，则寒从热变而出现湿热或湿毒内盛之病机。清热解毒亦所当必用。

此方百合、北沙参、玄参、麦冬、怀山药、生黄芪养阴益气；一枝黄花、石韦、牛膝、土茯苓、六月雪、猫爪草、薏苡仁、白茅根清热解毒。诸药共奏养阴益气，清热解毒之功。

利湿解毒饮

【组成】 土茯苓 50g，萆薢 20g，白花蛇舌草 30g，萹蓄 20g，竹叶 15g，山药 20g，薏苡仁 20g，滑石 20g，通草 10g，茅根 25g，益母草 30g，金樱子 15g。

【功能】 清热，利湿，解毒。

【主治】 肾小球肾炎。适用于肾小球肾炎日久，水肿消退或无水肿，或轻度水肿，蛋白仍持续不消失，症见腰酸腰痛，周身困重，尿混浊或尿黄赤，咽痛口苦口干，舌质红，苔白腻，脉滑数，辨证为湿热毒邪蕴结下焦，精微外泄所致蛋白尿。

【用法】 每日1剂，水煎服。

【加减】 病久气虚者：加黄芪30g、党参20g，扶正与祛邪同时并举；咽痛者：加山豆根20g、重楼30g、玄参15g、麦门冬15g。

【解析】 此方是第一届国医大师、著名中医学家张琪创立。张琪认为，诊治肾小球肾炎不仅要注意全身证候的观察，还必须着眼于小便的变化，肾炎小便变化的特点，是尿液中出现了超出正常范围的蛋白、细胞或管型，小便趋于混浊。《素问·至真要大论》谓："水液混浊，皆属于热。"可见肾炎所引起的尿液的异常变化，主要由于湿热所致。肾为水脏，主一身水液代谢，司膀胱气化，开窍于二阴，尿液的形成与排泄过程，和肾脏的关系最为密切。故小便的变化，首先反映了肾的病变。

急性肾炎是由风热、风寒之邪入侵，肺卫失和，肺气失宣，不能通调水道，以输膀胱，导致水湿泛滥，湿性黏滞，难以速去，郁久化热，湿从热化，形成湿热，或由疮毒内侵，或由湿热内生致使脾失健运，水湿不得运化而泛滥于肌肤，导致急性发病，临床常见脘腹痞闷、腹胀纳呆、大便溏垢、黏滞不爽、苔腻脉濡等；或因咽痛、乳牙肿大、上感等诱发病情加重。

慢性肾炎是因急性肾炎迁延不愈，湿热等余邪未清，或湿热毒邪内生而致。湿热壅阻于肺，蕴结于脾，伤及于肾，导致三焦气化不利，水湿潴留。湿热之邪留于三焦，气机不畅，升降失常，水湿横溢肌肤而水肿；湿热伤肾而腰痛，清浊不分，尿黄赤、泡沫多，肾失封藏精气下泄，而成蛋白尿。湿热是加重和诱发肾病的主要因素，湿性重浊而黏腻，湿热蕴阻，耗气伤阴，肾病日久，瘀血产生；由于湿热与瘀血胶结，临床症状更加错综复杂，由开始发病的由实至虚，而进一步发展为由虚至实，而导致肾的实质性损害，病理检查可见肾小球间质的变化，轻者肾小球毛细血管壁轻微病变，或系膜细胞轻微渗出，或以增殖为特征者，系膜细胞广泛增殖，炎症细胞渗出，毛细血管壁明显损伤，而产生一系列免疫复合物沉积，尿素氮、肌肝、尿酸、血脂这些中医认为湿毒物质到处弥漫，无处不在，作为病理产物而加重肾小球肾炎的发展。总之，清热祛湿是治疗肾病的主要法则，由于湿热是肾小球肾炎的主要病机，故治疗时，要始终把清热利湿放在第一位。

此方皆淡渗利湿之品，务使清热不碍脾，利湿不伤阴，以轻灵淡渗取效。金樱子为固涩之品，在清热利湿药中加入一味固涩之品有通中寓塞之义。其法理精深，用药巧妙。

芩桂浮萍汤

【组成】 麻黄 10g，浮萍 9g，防风 12g，紫苏叶 10g，生姜皮 12g，苦杏仁 15g，桔梗 9g，葱白 6g。

【功能】 疏风宣肺。

【主治】 急性肾炎，风水相搏证。

【用法】 每日 1 剂，水煎 2 次，分 3 次服。

【加减】 风寒偏重，恶寒较甚，无汗，骨节疼痛，舌苔白滑，脉浮紧者：加桂枝配麻黄，以增强宣通肺阳、发汗解表的作用；风热偏重，身热较显，烦渴，气粗，舌苔黄，脉浮数者：加生石膏、桑白皮、芦根，石膏配麻黄一清一宣；邪夹湿，肢体酸重，舌苔腻，脉浮濡者：酌加羌活、秦艽、防己、苍术，以宣表祛湿；卫气虚，汗出恶风，肿势消退不快，脉濡者：不用或慎用麻黄、浮萍，加生黄芪、白术、防己以益气行水。

【解析】 此方是第一届国医大师、著名中医学家周仲瑛的临床验方。此方适应于急性肾炎"风水相搏"证。症状特点为发病急，病程短，头面身半以上肿甚，目胞浮，皮肤鲜泽光亮而薄，手按肿处凹陷较易恢复，小便短少，伴有肺卫表证，如寒热、汗少、肢体酸痛、咳嗽、气急等。其病因为风邪袭表，皮毛闭塞，郁遏卫阳。皮毛为肺之合，故肺气失于通调，风遏水阻于肌肤之间，发为水肿。由此，治疗当以疏风宣肺为大法。

此方麻黄、浮萍、防风、紫苏叶疏风解表；生姜皮、苦杏仁、桔梗、葱白宣肺利水。其理法精明，配伍精当，功专力宏，疗效卓著。

慢 性 肾 炎

安肾汤

【组成】 怀山药 20g，莲子肉 20g，茯苓 20g，芡实 20g，党参20g，黄芪 20g，冬虫夏草 10g，杜仲 10g，猪脬 1~2 个共炖服（视患者胃口，可适当加猪瘦肉或猪排骨共炖服）。

【功能】 滋养脾肾，补益气血，消蛋白尿。

【主治】 慢性肾炎。症见食欲不振，疲乏无力，腰酸腿软，头晕眼花，尿中蛋白、管型、红细胞未能改善，作为治疗的善后，预防复发。

【用法】 每日 1 剂，水煎分服。

【加减】 肾虚腰痛脚肿、小便不利者：金匮肾气丸 10g，安肾汤送服，每日 2 次；阳虚气虚、呕恶腹胀、心悸不宁者：右归丸10g，安肾汤送服，每日 2 次；食少便溏、脘腹胀满者：香砂六君丸 10g，安肾汤送服，每日 2 次；阳微阴脱、呼吸急促、脉细者：加高丽参 10g（另炖），蛤蚧尾一对，肉桂 2g（合研末，安肾汤冲服）。

【解析】 此方是首批全国名老中医林沛湘的临床经验方。方中怀山药健脾、补肺、固肾，《本草正》云："山药，温补而不骤，微香而不燥"，《本草求真》云："然山药之阴，本有过于芡实，而芡实之涩，更有甚于山药；且山药兼补肺阴，而芡实则止于脾肾而不及于肺"。芡实固肾补脾，《本草经百种录》云："芡实淡渗甘香，则不伤湿；质黏味涩，而不滑泽肥润，则不伤于燥，凡脾胃之药，往往相反，而此相成，故尤足贵也"。茯苓渗湿利水，益脾和胃，《本草正》谓："茯苓，能利窍去湿，利窍则开心益智，守浊生津；去湿则逐水燥脾，补中健胃"。莲子养心，益肾，补脾，《本草纲目》谓："莲之味甘，气温而性涩，禀清香之气，得稼穑之味，乃脾胃之果也，土为元气之母，母气既和，津液相成，神乃自生"。四味配合，能补肺肾健脾胃，在闽南，民众常将其用于病后滋补，味淡而甘，配合猪脬以化膀胱之气，气化而小便自利。如气虚则加参、芪，如虚损气虚可加冬虫夏草，《重庆堂随笔》谓冬虫夏草，"具温和平补之性"。《本草从新》云其："甘平，保肺，益肾补精髓"。

此方以养为主：养心、养脾、养肾，冀心气旺，脾气健，肾气充，正复邪气自除，乃治本之法，可以久用，值得师法。

滋阴益肾汤

【组成】 生地15g，山萸肉10g，墨旱莲12g，粉丹皮9g，泽泻10g，茯苓12g，猪苓15g，怀牛膝12g，桑寄生15g，白茅根30g，生益母草30g，黄芪30g，小叶石韦12g。

【功能】 滋阴益肾，利湿清热，益气化瘀。

【主治】 慢性肾炎、肾盂肾炎，以及由这些疾病引起的慢性肾功能衰退（尿毒症之较轻者）。证属肾阴亏虚，水热互结，瘀血内阻。临床表现具有眩晕耳鸣、腰膝酸软、五心烦热、颜面或四肢浮肿、舌淡红少苔或无苔、脉细数。六项中具有三项以上者，即可确诊应用。

【用法】 先将诸药加入清水，以能浸没上药为度，浸泡半小时左右，用文火煎煮半小时至40分钟，滤汁。共煎两次，药液混匀，均分两份，早晚各服1次。病重者日服1剂半，分3次服。

【加减】 头胀痛、面烘热、心烦少寐、血压偏高者：加钩藤、天麻、石决明，并重用桑寄生20g以上；血尿顽固者：加炒蒲黄、仙鹤草、大小蓟。

【解析】 此方是首批全国名老中医、著名中医学家杜雨茂创立。杜雨茂认为，慢性肾炎、肾盂肾炎、肾衰等病，病程较长，久病伤正，故以正虚为主要矛盾。慢性肾炎随着病程迁延和病情加重，多有一个由阳虚向阴虚的转变过程，因此肾阴虚是慢性肾炎病变中一个重要的病机；而慢性肾盂肾炎，由于热邪久羁耗阴，故临床肾阴虚而水停者居多。此类疾病，在治疗时，滋补肾阴、清利湿热之大法特别重要。此外，水肿迁延日久，壅塞气机，气行不畅；或久而气伤，无力推血，血行缓慢；久而瘀滞，而致络阻血瘀。血瘀既成，"血不利则为水"，水瘀交阻，复伤肾阴，形成恶性循环，导致病情日益危重。由此，血瘀亦为本病发病过程的一个不容忽视的重要因素，确立大法，益气和血，必不可少。

此方生地补肾滋阴，活血散瘀；墨旱莲、山萸肉、桑寄生、怀牛膝滋补肝肾之阴，滋阴而不助湿，且墨旱莲又可凉血止血，山萸肉涩精利尿，桑寄生、怀牛膝利小便、利腰膝，养血滋阴，平补肾精；茯苓、泽泻、猪苓渗、利水湿，开通水道，使水邪外排；丹皮、益母草活血凉血，既可散瘀，又可清热，益母草还具有利尿除湿之功；小叶石韦、白茅根，清热解毒，利湿通淋，凉而不寒，自无凝滞结聚之忧；妙在黄芪一味，既可补脾益气，健中促运，又可助生地等生血补虚。配泽泻、茯苓等开通水路，利尿排浊；合益母草、丹皮等补气活血，推血循行，周流不息。佐寄生、怀牛膝，外调肝气，以降眩晕。诚可谓一举而多得。全方合用，共奏滋补肾阴，利湿清热，益气化瘀之功。

资肾益气汤

【组成】 茯苓皮30g，黄芪30g，杜仲20g，车前子20g，地骨皮 15g，泽泻 15g，生晒参（药汤炖）10g。

【功能】 扶正祛邪，益气养阴，健脾利尿。

【主治】 慢性肾炎。临床表现神疲倦怠，腰酸腿软，四肢轻度水肿，小便短赤，大便时溏时秘，口干而喜饮，舌质淡有齿痕，脉沉细等。

【用法】 每日 1 剂，文火久煎，分温服。

【加减】 肾衰水泛、头目眩晕、恶心呕吐者：加代赭石 20g、半夏 8g、吴茱萸 8g、陈皮 8g；肾虚水泛、面浮身肿、按之没指者：加漂川附子 10g、补骨脂 8g、桑螵蛸 8g、肉桂 3g；邪毒内闭者：用安宫牛黄丸，每次服 1 粒，日服 2 次，羚羊角尖磨温开水，每次服 2g，日服 2～3 次。瘀血阻络、水肿久留、面色暗滞、舌质紫暗者：加益母草 10g、生蒲黄 10g、五灵脂 10g、红花 5g；脾虚气滞、全身水肿明显者：加川花椒 10g、生姜皮 3 片，另以玉米须 60g，水三大碗先煎，去渣将汤分 2 次煎上药；出现尿毒症者：可配合宁元散；血压升高、头晕脑涨、手指蠕动、面色潮红、舌干咽燥、烦躁不眠，属于阴虚阳亢者：加炒枣仁 30g、龟甲 20g、地龙干 20g、夏枯草 15g、天麻 10g；脾虚失运、食欲不振、脘腹胀满、舌淡苔白腻者：加白术 15g、砂仁 10g、陈皮 10g。

【解析】 此方是首批全国名老中医、著名中医学家盛国荣创立。盛国荣认为，慢性肾炎，多由急性肾炎演变而来，尿常规检查以蛋白尿、管型、红细胞为主要表现。《素问·水热穴论》谓："其本在肾，其末在肺……皆积水也"。《素问·至真要大论》有："诸湿肿满，皆属于脾"。故治疗当以扶正祛邪，益气养阴，健脾利尿为要。

此方生晒参调中益气，《月池人参传》说："人参味甘补阳，微苦补阴，如土虚火旺之病，则宜生参凉薄之气，以泻火而补土"，清代邹澍《本经疏证》认为："人参首先入脾而仓廪崇矣，次入肺而治节行矣，次入肾而作强遂矣"；黄芪，《本草正义》云："补益中土，温养脾胃"，《本草求真》云："黄芪入肺补气"，李东垣谓黄芪"以益元气，而补三焦"，参芪配合，益气培土，补肺利尿，疗效更佳；茯苓皮利尿渗湿，《本草纲目》谓："主水肿腹胀，开水道"，《中国医学大词典》谓："茯苓皮行水不耗气，胜似大腹皮"；车前子利水清热，《医学启源》谓："主小便不通，导小肠中热"，茯苓皮配伍车前子增强渗湿利尿作用；泽泻利水渗湿而补阴，《名医别录》谓："补虚损五劳，起阳气，逐膀胱，三焦停水"；地骨皮清热凉血，《本草新编》谓："入肾不凉肾，反而益肾能生髓"，《本草述钩元》谓："能裕真阴之化源，而不伤元阳，故与苦寒者特殊，须知此味不兼养血，却专以益阴为其功"；杜仲补肝肾，《本草汇言》："凡下焦之虚，非杜仲不补，下焦之湿，非杜仲不利，足胫之酸，非杜仲不去，腰脊之痛，非杜仲不除。气温而补，补肝益肾，诚为要剂"，佐以地骨皮，益阴而祛肾中虚热。诸药配伍，补而不腻，利而不伐，虚中带实，实中带虚，皆能适应。

芪萸仲柏汤

【组成】 牡蛎 20g、黄芪 15g、茯苓 15g、杜仲 12g、白茅根 12g、金樱子 12g、山茱萸 9g、黄柏 6g。

【功能】 益气养阴，补肾化浊。

【主治】 慢性肾炎、肾病综合征。临床表现腰酸体瘦，舌质淡红胖嫩，苔腻，脉沉细弦，蛋白尿者。

【用法】 每日 1 剂，清水煎，上下午各服 1 次。

【加减】 体虚易于感冒者：加党参 12g、炒白术 9g；水肿未消、小溲短少者：茯苓改为用皮，加薏苡仁 20g、车前草 10g、大腹皮 9g；口干烘热者：加生地 15g、菟丝子 12g、麦冬 9g、炒知母 9g；尿赤而见红细胞者：加大小蓟各 12g、阿胶珠 9g。

【解析】 此方是首批全国名老中医蒋文照创立。蒋文照认为，慢性肾炎在中医学中属于"阴水""虚劳""腰痛"等范畴，其病因病机错综复杂，然不外乎虚实夹杂。其中肾虚为本，气虚阴虚最为常见；浊滞为标，湿停热郁兼而有之。慢性肾炎虚证居多，尤其是水肿基本消退后，更为显著。即使为实，也属虚中夹实。肾藏精，为封藏之本。肾虚则封藏失职，固摄无权，是以蛋白、红细胞等精微物质随尿流失；浊滞则污秽不去，困遏伤正，而见肌酐、尿素氮等代谢废物难以祛除。气阴不足，则神疲乏力；上不荣色，则面白少华；肾元亏虚，故见腰俞酸楚或疼痛，诚如《素问·脉要精微论》所说：“腰者，肾之府，转摇不能，肾将惫矣。”而脉之有力无力、尺部沉取如何及舌之有苔无苔，更为证之虚实之重要依据。肾虚则脉多沉细无力，舌胖嫩边有齿痕；浊滞则脉多见弦，舌呈腻苔。

此方是蒋氏治疗慢性肾炎的代表方，对蛋白尿顽固不消者，疗效堪佳。方中黄芪充其气，山萸肉养其阴，合以杜仲而补肾益元；山萸肉酸温不热，平补阴阳；杜仲甘温不燥，侧重温补；更佐黄柏之苦寒清热燥湿于温补之中，既清热燥湿而去浊，又阳中求阴而益肾；牡蛎、金樱子敛阴液，缩水泉，助芪、萸之补肾摄精。补肾摄精者，增其血中之白蛋白，清其尿中之蛋白、红细胞也；茯苓、白茅根渗水湿，清郁热，助黄柏之祛其污浊。祛其污浊者，祛其尿中白细胞，清其血中之肌酐、尿素氮也；其方重于补虚，然补而不嫌滋腻；兼以泻浊，然泻而不虞伤正。故临证选用，效如应桴。

益气解毒饮

【组成】 黄芪 30g，党参 20g，柴胡 15g，白花蛇舌草 30g，麦冬 15g，地骨皮 15g，黄芩 10g，蒲公英 10g，车前子 15g，生地 15g，甘草 15g。

【功能】 补气滋阴，清热解毒。

【主治】 慢性肾盂肾炎。

【用法】 每日 1 剂，水煎服。

【加减】 小便不利者：加瞿麦 20g、竹叶 15g；腰痛甚者：加山萸肉 15g、枸杞子 15g；血尿者：加茅根 30g、小蓟 20g；小腹凉者：加茴香 10g、肉桂 7g。

【解析】 此方是第一届国医大师、著名中医学家张琪创立。张琪认为，慢性肾盂肾炎，临床表现多为气阴两虚，湿热羁留，前者为本，后者为标，单一治本或治标效皆不佳。此方能标本兼顾，屡用屡效。方中黄芪、党参益气，生地、地骨皮、麦冬滋阴，共奏补气养阴固本之效；柴胡、黄芩、蒲公英、白花蛇舌草、甘草清热解毒，以除湿热之毒邪；车前子利水通淋。诸药合用，清热利湿解毒而无伤正之弊，益气滋阴固本而不恋邪，恰中此病正虚邪恋之病机。

化浊饮

【组成】 醋炙大黄 10g，黄芩 10g，黄连 10g，砂仁 10g，草果仁 15g，藿香 15g，苍术 10g，紫苏 10g，陈皮 10g，半夏 15g，生姜 15g，茵陈 15g，大黄 10g，甘草 10g。

【功能】 苦寒泄热，驱除湿邪。

【主治】 慢性肾小球肾炎。证属湿邪蕴结日久化热，或体内脾胃素热，与湿相互蕴结则脾胃运化受阻，形成湿热痰浊中阻，此时须化湿浊与苦寒泄热合用，临床多见呕恶，脘腹胀满不欲饮食，口气秽味，大便秘结或不爽，或兼肢体虚肿，舌苔厚腻稍黄少津，脉弦滑等。

【用法】 每日 1 剂，水煎服。

【解析】 此方是第一届国医大师、著名中医学家张琪创立。方中醋炙大黄、黄连、黄芩苦寒泄热，砂仁、藿香、草果仁、苍术等辛香开散，驱除湿邪，两类药熔于一炉，相互调济，既不致苦寒伤胃，又无辛燥耗阴之弊，使湿浊毒热之邪得以蠲除。辨证应注意湿热之邪孰轻孰重，如便秘、口臭、舌苔厚腻应重用茵陈、黄连、黄芩、大黄。芩连合用除心下痞满，有利于脾胃之运化。但如湿邪偏重，则重用化湿浊之草果仁、半夏、苍术、霍香等。

关于大黄，现代药理研究认为：①其攻下泄毒导滞作用，能使一部分氮质从肠道清除体外；②有活血化瘀作用，能改善肾衰患者的高凝、高黏状态；③能通过利尿发挥作用；④含有许多人体必需氨基酸；⑤能抑制系膜细胞及肾小管上皮细胞增生；⑥能减轻肾脏受损后的代偿性肥大，抑制残余肾的高代谢状态；⑦能纠正肾衰时的脂质紊乱。值得注意的是，大黄虽为治疗慢性肾功能不全之有效药物，但必须结合辨证，属湿热毒邪蕴结成痰热瘀血者，方为适宜，在临床上用之才能有良效，使大便保持每日 1～2 次，不可使之过度，以期既能排出肠内毒素，清洁肠道，又可清解血分热毒，使邪有出路，而且通过泻下能减轻肾间质水肿，并常与活血祛瘀、芳化湿浊之品共用，收效较好。但脾胃寒湿者，大便溏，虽有湿浊内阻，亦不可用大黄，以免加重脾阳虚衰，化源匮乏，使病情恶化。草果仁亦为此方要药，在辛开湿浊药中当属首选药物。该药辛温、燥烈，善除脾胃之寒湿。慢性肾衰氮质潴留湿毒内蕴，非此辛温燥烈之品不能除，然湿瘀化热又必须伍以大黄、黄连以泄热开痞。

综观全方，配伍严谨，用药独到，特别是对大黄的使用，神妙之极，奇方是也。

防己黄芪参术散

【组成】　生黄芪 12～15g，木防己 9g，白术 9g，茯苓皮 15g，炒山药 9g，枸杞子 9g，制狗脊 15g，炒川续断 15g，厚杜仲 9g，香扁豆 9g，泽泻 15g，薏苡根 30g，石韦 15g，大蓟根 30g。

【功能】　健脾益肾，化湿清热。

【主治】　慢性肾小球肾炎。证属脾失健运，肾气不固，湿邪挟热型，症见面无华色，目睑及下肢浮肿时减时甚，腰酸疲乏，胃纳呆钝，小便少利，色深。质偏红，舌苔薄腻或薄黄腻，脉濡细带数。

【用法】 诸药共研细末，每日3次，每次10～15g，开水冲服；或每日1剂，水煎服。

【解析】 此方是第一届国医大师、著名中医学家张镜人的临床验方。张镜人认为，慢性肾小球肾炎属中医"肾劳"范畴。外邪的反复感染，与肾劳的发病，常是积渐的影响。推究其病因病机不外乎两端：一是外邪侵袭，二是脏腑虚损。脾肾之气既虚，湿热之邪不去，于是水肿持续存在，并且每每兼见面白，食欲减退，腰酸乏力，溺少色深等脾运失健，肾气不固，湿热相搏的证候。这与《诸病源候论》"水病无不由于脾肾虚所为，脾肾虚则水妄行，盈溢皮肤而令全身肿满"的论述相符。临床治疗宜健脾益肾，化湿清热为主，故宗《金匮要略》防己黄芪汤及《和剂局方》参苓白术散，加减成方，临床每获佳效。

此方生黄芪、白术、扁豆、山药益气健脾；枸杞子、川续断、狗脊、杜仲补肾固腰；木防己、茯苓皮、泽泻行水消肿；薏苡根、大蓟根、石韦清热利湿。《景岳全书》曾云："水不能化因气之虚。"气虚得复，水湿乃除，精微可摄，精气能固。

纵观此方，理清法正，功专力宏，用药纯正，攻补兼施，疗效确切，实可效法。

慢性肾衰竭

温阳降浊汤

【组成】 茯苓15g，白术12g，附片9g，白芍12g，西洋参6g，黄连4.5g，苏叶9g，猪苓15g，泽泻15g，生姜12g。

【功能】 温肾健脾，降浊和中，宣通水道。

【主治】 慢性肾功能衰竭。证属肾脾阳虚，水气泛滥，浊邪内盛上逆所致之关格证。

【用法】 附片加清水煎半小时，再入余药同煎 2 次，每次文火煮半小时，滤汁混匀分两次服。病重者可日服 1 剂半，分 3 次服之。

【解析】 此方是首批全国名老中医、著名中医学家杜雨茂创立。杜雨茂指出，慢性肾功能衰竭，属中医"关格证"范畴。《证治汇补》云："关格者，既关且格，必小便不通，旦夕之间陡增呕吐。因浊邪壅塞，三焦正气不得升降，所以关应下而小便闭，格应上而生呕吐。阴阳闭绝，一日即死，最为危候。"此证多为他病久羁不愈发展而来。肾为先天之本，诸脏久羔，久必及肾。况肾为水脏，主二便而开窍二阴，为胃之关。关门不利，则聚水而生病，水盛侮土，脾必受累。肾气从阳则开，从阴则阖。肾阳衰微，气化无权，肾关开阖不利，不能藏精泄浊；或火不暖土，脾阳亏虚，不能运化精微，反聚而变生浊邪。浊邪内蕴，壅滞三焦之道，气机升降失调，则尿少、尿闭、恶心呕吐焉。津精不运，营气不养，则面萎体倦，头晕耳鸣。浊邪日久不降，郁久生热，浊盛化毒，上干清府，则神昏、抽搐、吐衄等证遂作。杜氏又指出，慢性肾功能衰竭患者，肾气已衰，胃气亦败，故临床见不思饮食、恶心呕吐、呕逆等症。故若只重视温补肾阳，往往更伤胃气，加重病情。治疗应以顾护胃气为主，"有胃气则生，无胃气则亡"，此之谓也。

此方附片温肾扶阳，振元气；白术、茯苓、西洋参健脾制水，巩固土堤；猪苓、泽泻淡渗利水，去邪之著；苏叶、生姜、黄连辛苦合用，开降共施，一以开阴之闭而宣肺通水道，一以降邪之浊而和中止呕吐，因阳虚日久，必损及阴；浊邪郁热，阴屡受戕；且诸利水淡渗及温燥之剂，也每损阴液，故用白芍配西洋参酸甘化阴，生津补正。诸药合用，俾正复邪祛，浊降关开，关格之证自解。

强肾泄浊汤

【组成】 桑寄生 12g，川续断 12g，全狗脊 12g，鹿衔草 12g，土茯苓 30～60g，忍冬藤 24～40g，连翘 9～12g，白薇 9～12g。

【功能】 补肾葆真，解毒泄浊。

【主治】 慢性肾病，肾功能不全者。

【用法】 水煎服。每日 1 剂，文火煎 2 次，共取汁 300ml；分两次服。可连服数月，每周停药 1 天，毋使胃困。如有小效，更须持之以恒，勿见异思迁。

【加减】 浮肿甚，小溲不利者：加泽泻、泽兰、车前子、路路通；小便利而尿蛋白偏多者：加蚕茧壳、菟丝子、怀山药；小便利而有红细胞者：加槐米、荠菜花、蒲黄（地榆亦可用）；血压高者：加杜仲、牛膝、旋覆花、代赭石；偏阴虚而舌绛口干者：加山药、生地、知母、麦冬；阳虚而舌淡口和者：加制川附子（先煎）、仙茅、淫羊藿、蚕蛹（制附子炮制不合规格，多有毒副作用，加知母以解之）；气虚者：加党参、黄芪，同时可加用大腹皮以疏其壅；血虚者：加何首乌、枸杞子，同时加赤芍、当归以和其营。

【解析】 此方是首批全国名老中医陈苏生所创。陈苏生认为，慢性肾病是虚实夹杂之证，故主张四分维护正气，以强肾为本，六分清热解毒，以抑制损害之源；提倡以"强肾泄浊"为宗旨，因寒热虚实不同而随机加减，务使不偏不倚，保持相对平衡；强调治疗持之以恒，方能取得满意疗效。

此方桑寄生、川续断、全狗脊、鹿衔草，是强壮肾功能的有效良药，四味合用，能守能通，有寓通于补之意，临床收效甚捷，故以为君；土茯苓、忍冬藤、连翘、白薇能清热解毒，而无寒中碍胃之弊。土茯苓不但解病毒之有机之邪，对滥用久用化学药物者，又有解毒辟秽之功。土茯苓、忍冬藤善解金石之毒，且有抑制变态反应之能对久服激素化学药品的患者，辄加此类药。诸药合用，共具补肾葆真，解毒泄浊之功。

脾肾双补汤

【组成】 黄芪 30g，党参 20g，白术 20g，当归 20g，远志 15g，

何首乌 20g，五味子 15g，熟地 20g，菟丝子 20g，女贞子 20g，山茱萸 20g，淫羊藿叶 15g，仙茅 15g，枸杞子 20g，丹参 15g，山楂 15g，益母草 30g，山药 20g。

【功能】 补脾益肾，利湿消肿，活血化瘀。

【主治】 慢性肾衰。证属湿浊毒邪留滞者。

【用法】 每日 1 剂，水煎 2 次，药液混合，分 2～3 次温服。

【解析】 此方是第一届国医大师、著名中医学家张琪创立。张琪认为，慢性肾衰其病本在于脾肾两虚。脾与肾关系甚为密切，是先天与后天相互滋生，相互促进的关系，脾肾必须保持协调。"肾如薪火，脾如鼎釜"，脾的运化功能，必得肾阳的温煦蒸化才能化生气血精微，而肾精必须依赖脾的运化精微滋养，才能不致匮绝，如此各自维持着正常生理功能，保证机体充满生机和活力。治当补脾益肾为主。

此方党参、黄芪、白术、山药健脾益气；何首乌、淫羊藿、仙茅、菟丝子温补肾阳而不燥；枸杞子、山茱萸、熟地、五味子滋助肾阴，与参术合用既不妨碍脾之运化功能，且与温补肾阳药相伍，使阴阳调济以助肾气，而恢复肾之功能，助化源益气补血。

此方为固本之药，妙在又加入丹参、当归、益母草、山楂活血之品，使其改善肾之血流量，补消合用，其效颇佳。动物实验结果也表明，此方药可以改善腺嘌呤所致慢性肾衰大鼠氮质血症，降低血浆内皮素、血管紧张素 I 及提高一氧化氮的含量。证明了该方为延缓早、中期慢性肾衰进展的有效良方。

化浊降氮汤

【组成】 炒草果仁 15g，醋制大黄 10g，半夏 15g，藿香 15g，槟榔 20g，茵陈 20g，黄芩 15g，陈皮 15g，甘草 10g。

【功能】 芳香化浊，苦寒泄热。

【主治】 慢性肾功能不全。证属秽浊中阻，湿浊化热上逆，症见胃脘胀满，恶心呕吐，大便秘结，口干口臭，口中有氨味，小便清白，舌胖色淡，质灰少津，苔厚腻，脉虚弦者。

【用法】 水煎服，每日 1 剂，2 次分服。

【加减】 若尿毒症出现精神症状，意识呈昏迷或半昏迷状态，牙龈破溃，舌淡者：加清热解毒之品。

【解析】 此方是第一届国医大师、著名中医学家张琪的临床验方，主治慢性肾功能不全秽浊中阻，湿浊化热上逆之证。张琪指出，此证主因水湿停留，三焦不畅，久则脾肾阳衰，肝肾不足，水寒搏结，寒凝气滞，经脉不畅，瘀血内结而成。标急于本，首应治标，待标证缓解后，再图其本。

此方以草果仁温驱湿浊，醋制大黄苦寒泄热，配以藿香、槟榔逐秽除湿，茵陈、黄芩配大黄泄热解毒，更加陈皮、半夏、甘草和胃降逆。诸药配伍，共奏芳香化浊、苦寒泄热之功。

化瘀降氮汤

【组成】 葛根 25g，桃仁 15 ~ 20g，红花 15g，连翘 20g，赤芍 20g，生地 25g，甘草 10g，丹皮 15g，醋制大黄 10g，川连 10g。

【功能】 清热解毒，活血化瘀。

【主治】 慢性肾炎氮质血症。证属邪热入于血分，血瘀络阻，症见恶心呕吐，头痛心烦，搅闹不安，头昏，身热，疲乏，皮肤瘙痒，口干，舌质紫有瘀斑，唇紫，脉弦滑者。

【用法】 水煎服，每日 1 剂，2 次分服。

【解析】 此方是第一届国医大师、著名中医学家张琪的临床验方。张琪认为，慢性肾炎氮质血症主因脾肾虚弱，水湿潴留，郁而成毒，或湿浊化热，入侵血分，湿浊血瘀交阻为病。标急于本，首应治标，待标证缓解后，再图其本，或健脾益气，或温补肾气。

此方生地、丹皮、赤芍凉血活血；大黄、黄连、连翘清热解毒；葛根、桃仁、红花活血化瘀；甘草调和诸药。诸药合用共奏清热解毒、活血化瘀之功。

尿 路 感 染

朱氏地榆汤

【组成】 生地榆 30g，生槐角 30g，半枝莲 30g，白花蛇舌草 30g，大青叶 30g，白槿花 15g，飞滑石 15g，生甘草 6g。

【功能】 清热解毒，利湿通淋。

【主治】 急性泌尿系感染。

【用法】 每日 1 剂，水煎服。

【解析】 此方是第一届国医大师、著名中医学家朱良春创立。方中生地榆清热、凉血、化瘀，又能利小便、为治急慢性尿路感染之妙品；生槐角活血化瘀；半枝莲、白花蛇舌草、飞滑石、甘草清利湿热；大青叶清热解毒；白槿花活血凉血。诸药合用，共奏清热利湿，凉血、通淋之功。

化瘀止血汤

【组成】 桃仁 10g，红花 10g，怀牛膝 15g，川芎 10g，柴胡 10g，赤白芍各 15g，枳壳 10g，东北人参（另煎先入）15g，天冬、麦冬各 15g，五味子 10g，玄参 15g，生地 30g。

【功能】 益气，化瘀，止血。

【主治】 慢性尿路感染。证属气虚失摄者。

【用法】 每日 1 剂，水煎服。

【解析】 此方是首批全国名老中医、著名中医学家方药中创立。方中东北人参大补元气，使气旺统血有权；桃仁、红花、川芎活血化瘀；赤白芍、玄参、生地凉血止血；枳壳、柴胡条畅气机；天冬、麦冬、五味子、怀牛膝滋补肝肾之阴，使活血不伤阴。诸药合用，共奏益气，化瘀，止血之功。其扶正祛邪，攻补兼施，扶正不留邪，祛邪不伤正，理验俱丰，疗效卓著。

加味八正散

【组成】 木通9g，车前子（包）9g，萹蓄9g，大黄9g，滑石（包）15g，甘草梢9g，瞿麦9g，栀子9g，柴胡30g，五味子9g，黄柏15g。

【功用】 清热解毒，利尿通淋。

【主治】 泌尿系感染。证属湿热型。症见小便时阴中涩痛，或见寒热，尿黄赤而频，舌红苔黄，脉数者。

【用法】 每日1剂，水煎2次，分服。

【加减】 痛甚者：加琥珀末3g，另吞。

【解析】 此方是首批全国名老中医、著名中医学家印会河的临床验方。方中木通、车前子、萹蓄、瞿麦、栀子、甘草梢、滑石清利湿热；大黄清热解毒，排大便利小便，又能凉血活血；柴胡入肝经，善治尿路感染；五味子养阴顾胃；黄柏入下焦，坚阴利湿。诸药合用，共奏清热解毒，利尿通淋之功。

泌 尿 结 石

三金排石汤

【组成】 海金沙60g，金钱草60g，滑石（包）15g，车前子（包）15g，石韦12g，冬葵子9g，鸡内金12g。

【功用】 利尿排石。

【主治】 泌尿系结石。

【用法】 每日1剂，水煎2次分服。

【加减】 尿石不尽者：加煅鱼脑石30g，以加强排石作用。

【解析】 此方是首批全国名老中医、著名中医学家印会河的临床验方。方中石韦、海金沙、金钱草清热利湿，活血化瘀，为治结石之佳品；鸡内金、滑石善化结石；车前子、冬葵子通淋利尿。诸药合用，共奏利尿排石、化石之功。

火硝排石汤

【组成】 硝石3g，乌药10g，延胡索10g，红花10g，骨碎补10g，赤芍10g，鸡内金10g，桃仁10g，肉桂3g，金钱草30g，海金沙10g，泽泻15g，石韦10g。

【功能】 清利湿热，通淋排石。

【主治】 泌尿系结石（石淋）。

【用法】 每日1剂，药物用水浸泡30分钟后煎煮，每煎取汁250ml，共煎2次，早晚分服。

【加减】 小便不利者：加王不留行、皂角刺；久服者：加桑寄生、杜仲。

【解析】 此方是首批全国名老中医赵恩俭的临床验方。赵恩俭认为，石淋一症乃湿热蕴阻，煎熬尿液而成。砂石阻塞，脉络闭阻，则腰痛剧烈难忍。方用火硝一药，意在辛苦微咸，可软坚散结，按《神农本草经》可化72种石，故而用此；乌药、延胡索理气止痛；红花、桃仁活血化瘀破结；金钱草、海金沙、泽泻、石韦、鸡内金利尿通淋排石，佐以肉桂以化气行水，加之骨碎补益肾强腰以助排石之力。诸药配伍，共具清利湿热，通淋排石之功。

益肾化通汤

【组成】 党参（人参9g）15～30g，黄芪15～30g，菟丝子12g，补骨脂9g，石斛15～24g，山甲片（以其他药代替）12g，王不留行15g，茯苓30g，冬葵子12g，石韦30g，瞿麦15g，郁金15g，鸡内金12g，赤芍15g，金钱草30～60g。

【功能】 益气补肾，化瘀通窍。

【主治】 泌尿系结石。

【用法】 每日 1 剂,水煎,取汁 300ml,早晚两次分服。用药同时,嘱患者注意饮食,多饮水,做跳跃运动。

【加减】 结石活动期热象较明显者:去补骨脂,酌减参、芪或改用太子参,重用金钱草、瞿麦、冬葵子,或选加川牛膝、琥珀粉、石决明、大黄;腹痛明显者:加白芍、甘草;结石静止期气虚明显者:重用党参、黄芪,有条件尽量用人参;结石日久者:可同时选加血余炭、三棱、莪术、丹参,配理气之品木香、台乌药;有阳虚之象者:重用补骨脂、菟丝子;有阴虚之象者:重用石斛。

【解析】 此方是首批全国名老中医李碧的临床验方。方以益气补肾之品党参、黄芪、菟丝子、补骨脂、茯苓、石斛,增强肾之蒸化鼓动;又以活血化瘀、清热利尿之品穿山甲(以其他药代替)、王不留行、冬葵子、石韦、瞿麦、郁金、鸡内金、赤芍、金钱草,消积散结,通关达窍。从现代医学角度来看,益气补肾之品对已有循环障碍的肾脏能促进其排泄功能,使肾盂、输尿管蠕动增强,积水改善。活血化瘀之品,一方面对结石所在局部的水肿、炎症、粘连能起抑制和松解作用;另一方面可促使结石结构变化,使之断裂碎解。清热利尿之品,可使尿液稀释,尿量增加,对结石的冲刷力增大;同时由于尿中某些成分的改变,使结石致密度降低,因而使结石易于裂解。在以上诸药的药理作用下,使结石受到溶、裂、推、冲的综合力量,最终松脆断裂,下移碎排。

此方运用益气补肾、化瘀通窍的药物,攻补兼施,注重调动机体自身的排石机能,因势利导,促进了结石排出。

白术知柏通淋汤

【组成】 生白术 9g,金钱草 30g,海金沙 30g,炒知母 5g,炒黄柏 5g,生鸡内金 5g,虎杖 9g,炒川续断 15g,炒陈皮 5g,王不留行 9g,冬葵子 9g,炒牛膝 9g,荆三棱 5g,莪术 5g,香谷芽 12g。

【功能】 利湿清热,化石通淋。

【主治】 尿路结石，乳糜尿。

【用法】 每日 1 剂，水煎 2 次，药液混合，分 2 次分服。

【解析】 此方是第一届国医大师、著名中医学家张镜人创立。尿路结石、乳糜尿属中医淋证范畴。淋之为病，《诸病源候论》指出由"肾虚而膀胱热"所致，历代医家多宗此说。然临床体会，膀胱热必挟湿，因此，若属实证，重在宣通清利，虚实相兼者，则益肾与渗湿泄热兼顾，每能取效。

淋证分为"石淋""气淋""膏淋""劳淋""血淋"等五种类型，病因又各不同。此方之治，主要有石淋与膏淋。诸药配伍，共具利湿清热，化石通淋之功。

五官科病症方

咽 喉 炎

丹栀射郁汤

【组成】 枇杷叶 12g，七叶一枝花 12g，陈萝卜缨 12g，牡丹花瓣 10g，郁金 10g，连翘 10g，栀子花 10g，射干 10g，甘草 6g。

【功能】 清热败毒，消肿散结，通经活血，行水理气。

【主治】 急性咽喉炎。

【用法】 诸药冷水浸泡后煎服，煎时以水量淹没全药为度，细火煎煮 2 次；

首煎 30 分钟，次煎 15 分钟，取汁为 300ml，分 2 次服用。

【解析】 此方是名老中医、著名医学家耿鉴庭家传秘方。此方以丹皮、栀子为主，重在入心包与三焦，但需用红色牡丹花瓣与栀子花，如一时无药，可用丹皮与栀子；取射干、郁金为辅，散结开郁，射干取金黄色长杆者为佳，郁金则需用川郁金；连翘、七叶一枝花为佐，连翘入心，长于清热败毒。七叶一枝花入肝，但以去脓、解毒为优；枇杷叶、甘草、陈萝卜缨为使，甘草和中，调和诸药；陈萝卜缨经特殊炮制后亦能下气消痰；枇杷叶走阳明入太阴，止呕下气，定咳消痰。诸药配合，清热败毒，消肿散结，通经活血，行水理气，对急性咽喉炎（急性关下喉痹）确有卓效。

金灯山根汤

【组成】 挂金灯 4.5 ~ 9.0g，山豆根 4.5 ~ 6.0g，嫩射干 3.0 ~

4.5g，牛蒡子 4.5～9.0g，白桔梗 3.0～4.5g，生甘草 1.5～3.0g。

【功能】 疏风化痰，清热解毒，消肿利咽。

【主治】 急性咽喉炎（喉痹、乳蛾、喉痛、喉风、咽喉肿痛等）。

【用法】 诸药以清水 600ml，浸泡 20 分钟后煎，每剂煎 2 次，共取汁约 300ml，待药稍凉后分 2 次服用，以饭后 1～2 小时缓缓咽下为宜。

【加减】 口干舌红，苔少或剥，属阴虚火旺者：加生地、麦冬、玄参；咽喉红肿甚者：加赤芍、丹皮；热毒久壅，脓成未溃者：加皂角刺、芙蓉花；痰涎多、苔浊腻者：加瓜蒌皮、僵蚕、地枯萝；身发高热，邪热炽盛者：加黄芩、山栀、川连、金银花；遇畏寒发热、脉浮数、表邪重者：加蝉蜕、荆芥、薄荷；肝经火旺者：加白菊花、冬桑叶、生白芍等；大便干涩不爽者：加瓜蒌仁、芦根、火麻仁。

【禁忌】 唯见舌苔黏腻，痰多中满者：甘草以少用或不用为宜；便溏者：射干、牛蒡子不宜多用。

【解析】 此方是首批全国名老中医、著名中医学家张赞臣创立。全方以挂金灯、山豆根为主药，两者皆性味苦寒，挂金灯亦名锦灯笼，善清肺胃之热，为消喉肿、止喉痛之要药；再辅以牛蒡子、射干疏风散热，化痰利咽；桔梗宣肺利咽，为手太阴之引经药，咽喉系肺胃上口，借其升扬之力，可引药力至病所而奏速效；山豆根对咽喉红肿疼痛亦具良好的清热解毒、利咽消肿作用；配甘草调和诸药，亦起甘缓利咽止痛作用，符合《黄帝内经》"病生于咽喉，治之以甘药"的原则。其遵经不泥古，立意高深，用药独到，疗效卓越，堪称奇方。

加味铁叫子如圣汤

【组成】 生地黄 6g，熟地黄 6g，生诃子 5g，煨诃子 5g，生甘草 2g，炙甘草 2g，生桔梗 5g，炒桔梗 5g，北沙参 12g，马勃粉 10g，木蝴蝶 10g，当归 6g，赤芍 10g，蝉蜕 6g。

【功能】 滋阴益气，通络开音。

【主治】 慢性咽喉炎。属"金破不鸣"之失音症（"金实不鸣"之失音症不可用）。

【用法】 每日 1 剂，水煎 2 次分服，徐徐咽下。

【解析】 此方是首批全国名老中医、著名中医学家袁家玑独特验方。袁氏加味铁叫子如圣汤，取材于《伤寒论辑义》中铁叫子如圣汤，"治咽喉郁结，声音不闻"；加上施今墨先生所制保护声带的诃子亮音丸（生、煨诃子，生、炒桔梗，生炙甘草，凤凰衣），化裁而成。

此方生地黄对熟地黄，味甘寒并行，补肾凉血通脉；生诃子对煨诃子，味苦酸涩，清金温肾并用；生甘草对炙甘草，寒温相合而清热益气；生桔梗对炒桔梗载药上浮，直抵肺咽，熟用补气增音；复入北沙参益脾气阴；当归、赤芍和血散血；马勃、木蝴蝶、蝉蜕利窍化结开音。诸药共达开声音之门肺，培声音之根肾，其声可复。

两石两子汤

【组成】 西月石 1g，海浮石 10g，安南子 10g，诃子 10g，桔梗 6g，炙枇杷叶 12g，甘草 6g。

【功能】 清咽化痰。

【主治】 慢性喉炎，声音嘶哑。

【用法】 每日 1 剂，水煎 2 次，早晚分服，徐徐咽下，可连服 14 日，此后服两日停 1 日，以巩固疗效。

【加减】 因多语伤气而得者：加玉竹、沙参，以养肺气；呛咳者：加甜杏仁、蚕蚀后之桑叶络；脘闷而痛者：加木蝴蝶；肺阴虚者：加天冬；肾气不充，而有出血现象者：加血余炭；瘜肉不除者：加山豆根、山慈菇。

【解析】 此方是名老中医、著名中医学家耿鉴庭祖传秘方。方以西月石（即硼砂）为主，除疾去胬，《本草正要》说其能"退障，开昏，除胬肉，消痰止嗽且生津"，但仅能用 1g，万不能多用（硼砂有毒，读者切勿自行用药）；海浮石、安南子（即胖大海）为辅，协助主药清肺，清音，祛疾；诃子肉、桔梗为佐，前者敛肺清音，后者清咽喉祛痰；枇杷叶、甘草为使，润肺，和中，化痰，合之可收清化痰热之效。痰热既去，则声音可清，息结可除。此是从诃子清音汤加减而成。其妙在于安南子、诃子并用，一滑一涩，一开一合，尚可在份量方面，有所改变。如便秘，即多用安南子，少用诃子。如便溏，则多用诃子，少用安南子。

清咽解毒汤

【组成】 板蓝根 45g，生地 30g，麦冬 30g，玄参 24g，黄芩 15g，白芍 15g，山豆根 15g，丹皮 15g，蝉蜕 15g，牛蒡子 15g，浙贝 15g，桔梗 9g，薄荷 6g，甘草 6g。

【功能】 养阴清热，泻火解毒，消肿止痛。

【主治】 急性咽喉炎。

【用法】 水煎 2 次分服，每日 1 剂；病重者可日服 2 剂；小儿或年老体弱者酌减剂量。

【加减】 素体阴虚，起病急骤，虚火上炎者：加肉桂 2～3g 以引火归元；

脾胃素虚，不耐寒凉者：稍佐肉桂或干姜。

本方经药理实验研究，结果表明：对由伤寒、副伤寒甲乙三联菌苗所致的家兔发热有明显的解热作用；对甲型链球菌、乙型链球菌、金黄色葡萄球菌、白色葡萄球菌均有抑制作用，高浓度时对肺炎球菌、脑膜炎球菌也有抑制作用；对炎症的渗出、水肿有抑制作用，可改善症状。

【解析】 此方是首批全国名老中医吕同杰根据自己多年临床经验，即"治热首求救阴"的理论所创制。其认为急性咽喉炎及白喉等属外感热病或阴虚感冒、热毒炽盛所表现者，多系邪毒内侵、消烁阴津、水亏不能制火之缘故。治宜养阴清热，泻火解毒，消肿止痛。

此方麦冬、玄参、生地养阴泻火；蝉蜕、薄荷轻扬上行，疏风散郁；黄芩、板蓝根、丹皮清热凉血解毒；白芍、甘草酸甘化阴，缓急止痛；桔梗、山豆根、牛蒡子、浙贝宣肺利咽，消肿止痛，直达病所。其立意高深，治法独到，标本兼治，疗效确切，良方妙剂也。

参梅含片

【组成】 生地 100g，天花粉 100g，沙参 100g，麦冬 100g，乌梅 100g，玄参 100g，薄荷 60g，甘草 30g。

【功能】 养阴生津，润咽止痛。

【主治】 慢性咽炎及干燥综合征。

【用法】 除乌梅、甘草之外，可用不同方法提炼，打成片剂约 150 片左右，瓶贮待用；保存有效期 1 年；此药为含化剂，每次含 1 片，慢慢吞咽，每天 6～10 片。

【加减】 中医讲究辨证论治，一味成药，面面应付，势难兼顾。考慢性咽炎有肾亏者、肺怯者、脾衰者、五志之火者，不一而足。成药是无法加减的，好在食药同源，在用药的同时，佐以食疗法来弥补。

脾虚者：可用山药粉与白米以 1∶3 比例煮粥吃，甜咸均可；肾亏者：可吃核桃，每天 3 个，临睡前生吃；肺虚者：可吃百合汤或白木耳。

五志之火者：可吃绿豆粥或绿豆汤。

【解析】 此方是第二届国医大师、著名中医学家、著名中医耳鼻喉科特级专家干祖望创立。此方源于《温病条辨》的增液汤，取其滋养肺肾，生津增液。但原方仅仅有利于急性病的"劫津"，对慢性病的"耗液"作用不大；辅以乌梅，其味酸，能强力收敛生津，以补"耗液"的需要。且还有抗菌、抗过敏作用，更适合于慢性咽炎；薄荷疏风热而利咽；玄参清燥热而利咽；天花粉消痰结而利咽；甘草调味而利咽。诸药合用，直达病所，相得益彰。

口 腔 溃 疡

胡连汤

【组成】　胡黄连 12g，当归 10g，生甘草 12g。

【功能】　清热燥湿，活血化瘀，消肿止痛。

【主治】　口腔溃疡。

【用法】　水煎服，每日 1 剂，早晚 2 次服。

【加减】　下唇红肿或舌质红者：加蒲公英 15g；痰涎壅盛者：加半夏曲 15g、桔梗 12g；脾湿偏重者：加苍术 12g；舌苔白厚腻者：加泽泻 30g，以驱除蓄积之水；服后腹泻不畅者：胡黄连加量至 15g。

【禁忌】　治疗期间及口疮根除后，须严加忌口，不饮茶酒，不食生冷。

【解析】　此方是首批全国名老中医许公岩创立。此方是根据长期临床实践而创立，主要取胡黄连苦寒，走血分，善除湿热，厚肠胃，解毒邪，消肿痛之力；当归与之配合有"连芍白头翁汤"之义，其效验可明矣。其理法清晰，用药独到，药简功专，疗效显著，是治疗口腔溃疡的实用良方。

育阴愈疡汤

【组成】　生地 20g，天冬 10g，麦冬 10g，石斛 12g，沙参 10g，玄参 12g，茵陈 15g，马勃（包煎）6g，升麻 6g，甘草 6g。

【功能】　育阴生津，清热解毒。

【主治】 复发性口腔溃疡。症属阴虚者。

【用法】 水煎服，每日1剂，早晚各服1次。另用地骨皮15g、五倍子6g，水煎500ml，漱口，每日1剂，1日3次。

【加减】 心火重者：加黄连、知母、淡竹叶、炒山栀；胃火炙热者：加黄芩、生石膏；肾阴亏虚，虚火上炎者：加黄柏、知母、泽泻。

【禁忌】 治疗期间应注意口腔卫生，少食辛辣厚味之品。

【解析】 此方是首批全国名老中医施奠邦的自拟验方。施奠邦指出，复发性口腔溃疡常反复发病，缠绵难愈。多因素体阴虚，加以病后或劳伤过度，亏耗真阴，伤及心肾，阴液不足，虚火上炎口腔而发病，《景岳全书》说："口疮，连年不愈者，此虚火也。"治当育阴生津，清热解毒。

此方生地、天冬、麦冬、石斛、沙参、玄参清热育阴生津；茵陈之用，寓意深妙，其气清芬，性寒味苦，苦能除湿，寒能清热，芬芳透达，以散郁火；马勃合玄参清热解毒，以利咽喉；升麻引热上行，升清解毒；生甘草清热解毒，调和诸药。另用地骨皮滋阴收敛；五倍子煎汤漱口，内外兼治，以促溃疡愈合。诸药合用，共具育阴生津，清热解毒之功。其配伍严谨，用药独到，是治疗复发性口腔溃疡的良方妙剂。

导阳归肾汤

【组成】 生蒲黄（包煎）9g，大生地9g，败龟甲9g，川石斛9g，大麦冬9g，黑玄参9g，炒黄柏3g，肉桂粉（冲）6g，川黄连9g，生甘草3g。

【功能】 养阴清火，补肾归阳。

【主治】 口腔溃疡，舌疮，狐惑，白塞病，牙痛等。凡属于心营肾阴不足，虚阳无制，浮越于上，表现为上实下虚者，皆为其适应范围。以口舌糜烂疼痛，口干而不欲饮，面部升火，而下肢怕冷，心烦，少寐，脉细少力，或用它法无效者为应用标准。若系肺胃实火所致口舌糜痛，则不适用。

【用法】 每日 1 剂，药物用水浸泡后，文火煎 2 次，共取汁400ml，分 2 次服。

【加减】 气虚者：加太子参、潞党参；血虚者：加当归、白芍；肝阳旺者：加龙齿、珍珠母；夹有湿热者：加苍术、薏苡仁、芦根、茅根。

【解析】 此方是名老中医邹云翔创立。方中生蒲黄、川黄连泻心火，麦门冬、生甘草助之；生地黄、败龟甲、黑玄参、川石斛、川黄柏补肾真阴而生血，肉桂借咸寒滋肾之力，归入肾宅，而安肾阳，以此真阳归原，龙潜大海。

此方是根据反佐疗法和泻南补北的理论而组成。其组方严密，配伍精当，疗效甚佳，实为妙剂。

伏火方

【组成】 干生地 10g，麦门冬 10g，玄参 6g，白花蛇舌草 15g，生薏苡仁 15g，茯苓 15g，焦神曲 10g，大枣 4 枚。

【功能】 养心脾，清虚火。

【主治】 口腔溃疡。

【用法】 每日 1 剂，水煎服。

【解析】 此方是第一届国医大师、著名中医学家方和谦的临床验方。方和谦认为，口腔溃疡，中医称"口疮"。口是肺胃之门户，脾开窍于口，心开窍于舌，肾脉连咽系舌本，两颊及齿龈属胃与大肠，牙齿属肾，任督等经脉均上络口腔唇舌。故《诸病源候论·口舌疮候》说："手少阴，心之经也，心气通于舌；足太阴，脾之经也，脾气通于口。腑脏热盛，热乘心脾，气冲于口与舌，故令口舌生疮也。"方和谦临床治疗口疮，首辨虚实之异。此方所治之证为虚火内热，唇舌生疮。手少阴心之经而被热灼，虚火上走于舌，久病而脾之湿热内生，心脾积热，气冲上焦，故用药甘寒滋阴，清心脾之热。

慢 性 鼻 炎

辛前甘桔汤

【组成】 辛夷花 6g，青防风 6g，嫩前胡 9g，天花粉 9g，薏苡仁 12g，白桔梗 4.5g，生甘草 3g。

【功能】 疏风清热，通窍排脓。

【主治】 鼻窦炎。症见鼻中常流浊涕，久则但流黄浊之物，如脓如髓，腥臭难闻，及嗅觉减退等。

【用法】 水煎服，每日 1 剂，早晚服。

【加减】 气虚明显者：加黄芪、白术，与原方中之防风相配，即成"前胡玉屏汤"，使之补而不滞；鼻塞重者：加细辛、藿香；分泌物清稀者：加杏仁、浙贝母；分泌物黄稠者：加瓜蒌皮、冬瓜子；黏膜水肿甚者：加茯苓、泽泻；黏膜红肿者：加赤芍、丹皮。此外，还可同时配合外治法。家传"鼻渊散"，适用于鼻渊常流黄黏浊涕，腥臭难闻。方由辛夷花 30g、薄荷叶 6g、飞滑石 9g、月石（风化）9g、大梅片 0.9g 组成。共研细末，过筛后用。吹搐鼻内每日 2～3 次。方中辛夷、薄荷辛通肺气，滑石渗湿收涩，月石化浊祛腐，合用有清热化湿、通利鼻窍之功。

【解析】 此方是首批全国名老中医、著名中医学家张赞臣创立。张赞臣指出，鼻窦炎中医谓之"鼻渊"，慢性者多见虚实夹杂之症，治法当以清泄为主。运用通窍、排脓、化湿、疏风、清热、止痛等法，佐以扶正之品，因久病每易伤正，常需通调兼施。

此方辛夷入肺经，善散风宣肺而通鼻窍，有收缩鼻黏膜的作用，配以防风加强祛风之力，无论风寒、风热均可适用；前胡辛苦微寒，降气化痰开泄通窍，配桔梗，一开一降，祛痰排脓辛开苦泄；薏苡仁甘淡渗湿，有清肺排脓健脾之功，又能生津润燥；天花粉可加强消肿排脓作用而不伤正；生甘草泻火解毒，调和诸药，与桔梗相配即为甘桔汤，长于祛痰利咽，兼治鼻、咽之疾患。全方药性平和，通调兼施，共具疏风清热，通窍排脓之功效。

过敏性鼻炎方

【组成】 防风 15g，蝉蜕 15g，牡丹皮 15g，地骨皮 20g，沙苑子 15g，黄芪 20g，五味子 12g，桂枝 15g，白芍 15g，甘草 5g。

【功能】 祛风散毒。

【主治】 过敏性鼻炎。

【用法】 每日 1 剂，水煎 2 次，分 3 次服。

【解析】 此方是第一届国医大师、著名中医学家郭子光创立。过敏性鼻炎属于中医"鼻鼽"范畴，发病主要与肺脾肾阳气亏虚，体质特异，卫外不固关系密切，故不任风寒异气或花粉等不洁之气侵袭，或因某些饮食物触发，致阵发性鼻痒、喷嚏、清涕长流，且反复发作。亦或因郁热内蕴、阴阳失调、寒热错杂所致。肺气亏虚，卫外不固，腠理疏松，营卫失调，风寒异气乘虚侵袭，为鼽为嚏。脾气亏虚，后天不足，甚则脾阳不足，土不生金，清阳不升，肺失所养，故脾虚则肺气不足，卫表不固，易感外邪侵袭，为鼽为嚏。肾阳亏虚，肺失温煦，卫表不固，易感外邪侵袭；又肾阳不足，命门火衰，或脾肾两虚，不能温化固摄水液，寒水上犯，以致清涕下注为鼽。

此方以祛风散毒，扶正固本为大法，理法清晰，组方严密，用药独到，功力宏伟，疗效显著，实乃妙剂。

鼻　息　肉

息肉雾化汤

【组成】 苍术 10g，白芷 10g，石榴皮 10g，乌梅 10g。

【功能】　燥湿收敛。

【主治】　鼻息肉。

【用法】　蒸汽吸入法：用厚纸做一漏斗，然后将药煎煮沸后，将纸漏斗的大口罩在煎药器的上口，尚达不漏气，漏斗小口的直径4cm大小，靠紧鼻孔部，闭口用鼻呼吸，将蒸汽从鼻腔吸入，每次蒸吸半小时，每剂每日吸两次，连蒸吸1~2个月，将会达到预期的疗效。

注意事项：对较大的息肉，而通气极差者，疗效欠佳，需手术；息肉摘除后，1周开始蒸用，保持鼻腔通气，可减少或控制复发；贵在持之以恒，患者每次蒸用后，自觉鼻腔舒适，通气改善，20天后息肉明显缩小；蒸汽过热时勿太近，以免烫伤。

【解析】　此方是第二届国医大师、著名中医学家干祖望创立。干祖望指出，鼻息肉是因湿浊氤氲上蒸清窍所致，故治当燥湿收敛为法。此方苍术味苦辛，性温燥，辛香发散，是祛湿的重要药物，不论是治内湿外湿，均可采用，治外湿以苍术为最佳。按现代药理分析：苍术利尿发汗，有较强的排钾、钠的作用，将其鼻腔浊涕及息肉中的水分排出，而使炎性水肿消退，息肉缩小，鼻腔通畅；白芷"其气芳香，能通九窍"，可兴奋呼吸中枢、血管舒张和收缩中枢，使鼻腔通气改善，嗅觉好转；借助石榴皮、乌梅酸敛收湿，对息肉血管起到硬化作用，使息肉无血供应，营养中断，控制其生长。合而用之，燥湿收敛，以使湿祛症除，共奏良效。

白　内　障

祛障明目汤

【组成】　熟地15g，党参12g，当归12g，白芍10g，制桃仁10g，云苓12g，菊花12g，炒山药15g，女贞子12g，枸杞子10g，车前子12g，沙苑子10g，夏枯草15g，陈皮6g。

【功能】 补肝肾，健脾胃，活血明目。

【主治】 早期老年性白内障。

【用法】 每日1剂，水煎，早晚分服，2个月为1个疗程。

【加减】 肾阳虚者：加菟丝子、肉苁蓉、巴戟天；脾气虚者：加黄芪、黄精、白术；阴虚重者：加玄参、石斛、麦冬；肝胆湿热者：加龙胆草、栀子、泽泻；气血郁滞者：加柴胡、枳壳、丹参；肝阳上扰者：加石决明、双钩藤、天麻；大便秘结者：加草决明、火麻仁等。

【解析】 此方是首批全国名老中医衣元良创立。农元良指出，老年性白内障，主要由于老年体弱，肝肾不足，脾胃虚弱，导致气血两虚，气滞血瘀，精气不能上荣于目而使晶珠混浊所致，治当从肝、胃、脾三脏着手。由此，特创制集补肝肾，健脾胃，活血明目于一体的"祛障明目汤"。方中熟地、白芍、当归、女贞子、枸杞子、沙苑子滋补肝肾，育阴养血；党参、云苓、山药、陈皮补中益气，健脾和胃；制桃仁行气活血，化瘀消滞；菊花、夏枯草、车前子平肝明目，升清降浊。全方共奏祛障明目之功效。

此方集衣元良数十年医疗经验，选药精良，配伍合理，具有调整阴阳，扶正培本的特点。

耳源性眩晕

定眩汤

【组成】 桂枝6g，茯苓30g，泽泻30g，白术15g，半夏20g，人参10g，天麻10g。

【功能】 补虚泄浊，宁神定眩。

【主治】 耳源性眩晕。症见头晕目眩、耳鸣、恶心、呕吐，闭目静卧稍安，开眼、运动则症状明显加剧。

【用法】 每日1剂，水煎2次，分2次温服。如恶心呕吐药汁难以咽下，可口含生姜 1 片，再饮药徐徐下咽。

【加减】 舌苔白滑而外感症状较重者：桂枝用量加倍，人参用量减半；舌红苔黄，有热象者：去桂枝，加桔梗 10g、薄荷 10g、淡竹叶 10g；舌苔厚腻者：加苍术 15g、紫苏梗 15g、藿香 15g。

【禁忌】 舌红少苔、阴虚阳亢者不宜用。

【解析】 此方是首批全国名老中医陈潮祖的临床验方。方以肺、脾、肾三脏为中心，开宣肺卫以畅通表里，表里通畅则清气敷布，浊阴自散；健运中土以复升降之机，升降复则清阳上聚，浊阴下趋；温通肾气以复其气化，气化流行则浊阴自泄。三管齐下，共同体现益气通阳，解表导浊的治疗原则。自然神清眩定，效果卓著。

此方以仲景五苓散化裁而成。方中人参补益肺脾肾三脏元气而振奋清阳；白术健脾除湿而布运水津；半夏化饮降逆而引流下趋；茯苓、泽泻利水渗湿而排泄浊阴；桂枝温经散寒，开宣表卫，上通肺窍，下暖命门，最能推动三焦气化流行，既助人参布张清阳，又助苓、泽化浊散阴；眩晕发作之际，神气虚怯，故佐天麻以益智安神。全方共奏补虚泄浊，宁神定眩之功。

皮 肤 病 方

过敏性紫癜

凉血五根汤

【组成】 白茅根 30 ~ 60g，天花粉 15 ~ 30g，茜草根 9 ~ 15g，紫草根 9 ~ 15g，板蓝根 9 ~ 15g。

【功能】 凉血活血，解毒化斑。

【主治】 过敏性紫癜。适用于血热发斑，热毒阻络证。

【用法】 每日 1 剂，水煎 2 次分服。

【解析】 此方是名老中医、著名中医学家赵炳南创立。赵炳南指出，紫癜疾病，从临床特点来看，又可分为阴斑、阳斑两大类。过敏性紫癜，偏于血热妄行，属于阳斑，治疗当以清热凉血活血，解毒为主。此方以紫草根、茜草根、白茅根凉血活血为主；佐以天花粉养阴生津，板蓝根清热解毒。诸药配伍，共具凉血活血，解毒化斑之功。

清荣饮

【组成】 槐花 25g，生地榆 15g，白茅根 20g，白芍 15g，玄参 15g，金银花 20g，生地 20g，大枣 20 枚，鸡内金 15g，炒三仙各 10g。

【功能】 清热凉血，滋阴补虚。

【主治】 过敏性紫癜。症见皮肤出现青紫斑点或斑块，常伴有鼻衄、齿衄或月经过多，或有发热、口渴、心烦、舌红苔黄、脉数。

【用法】 每日 1 剂，先将上药用水浸泡 30 分钟，再煎煮 30 分钟，每剂煎 2 次，将两次煎出的药液混合，早晚各服 1 次。

【解析】 此方是名老中医王祉然创立。王祉然指出，过敏性紫癜，中医称为紫斑，亦有称为肌衄。此病发于营血，显于皮肤，但病变却在胃腑，《医学入门》说："乃胃虚火游于外。"《外科正宗》言其为"邪毒传胃"。胃浊不降，虚火内生，血热妄行，故发紫斑。清其血热为当务之急。

此方槐花、生地榆、白茅根、生地、玄参、白芍、金银花为一派清热解毒、滋阴凉血之品，为血证通用之品；唯大枣、鸡内金、炒三仙（山楂、神曲、麦芽）为其独到用药，为治本而设，有见血休治血之妙；大枣用量多达 20 枚，取其和胃调营之功，为方中举足轻重之品。现代药理研究证明，大枣煎剂可增加动物的血清总蛋白和白蛋白；鸡内金、炒三仙一可化胃浊以降虚火，二可防大枣甘温壅滞之弊，为方中所不可缺少之品。其法理清晰，配伍精当，用药巧妙，功效卓越，堪称妙剂。

消风宁络饮

【组成】 炒防风 10g，炙黄芪 15g，炒赤芍 10g，大生地 15g，炒丹皮 10g，牛角腮 5g，生槐花 15g，炙甘草 5g，红枣 10 枚。

【功能】 消风凉血，散瘀宁络，佐调卫气。

【主治】 过敏性紫癜。

【用法】 每日 1 剂，水煎，早晚 2 次温服。一般服用 15 剂即可。如反复发作者则须连进 30 剂。

【禁忌】 服药期间忌海鲜，辛辣食物。

【加减】 腹痛者，去赤芍加白芍 15g，去丹皮加木香 10g；下肢水肿者，加黑大豆 15g。

【解析】 此方是名老中医曹向平的临床验方。曹向平指出，过敏性紫癜，又称"出血性毛细血管中毒症"，是一种变态反应性疾病，主要累及毛细血管壁而发生出血症状。此病多由细菌（β溶血性链球菌）感染、寄生虫感染，食物或药物过敏等所致，好发于儿童和青年，尤以儿童居多。在中医学中属血证发斑范围，称之为"肌衄"。其因有五：一为风热袭络，脉络受损，血溢肌肤而为紫癜；二为湿热交阻，脉络灼伤，血失常道，溢于肌肤而为紫癜；三为热盛化火动血，迫血妄行，致血溢脉外而为紫癜；四为阴虚火动，内扰血分，血不循经，外溢肌肤而为紫癜；五为脾气虚弱，摄血无权，血不循经，外溢肌肤而为紫癜等等。此病以单纯型为多见。此外，尚有以关节肿痛为主的"关节型"，有以腹痛、便血为主的"腹型"，有以血尿、蛋白尿为主的"肾型"等。此病实验室检查血小板计数，出凝血时间及血块退缩时间均正常，这是与血小板减少性紫癜鉴别之要点。

此方是曹向平数十年临证中治过敏性紫癜之经验方。方中防风为祛风要药，可祛头面及周身之风邪，生槐花功能凉血，祛血中之风热，两药相伍共奏消风宁络之功；赤芍为清热凉血、活血散瘀之佳品；生地滋阴清热，凉血止血；丹皮功专散瘀；牛角腮为黄牛或水牛角中的骨质角髓，味苦性温，为止血祛瘀之品，疗血证之要药，上药合用，共奏凉血散瘀之功；黄芪、炙草、红枣和营血，配防风更益卫气。

纵观全方，立法精明，组方独到，既注重了消风宁络，又重视了凉血散瘀，更重视和调卫气，以提高患者机体的抗过敏能力，体现了"调节整体，修复局部"的学术思想。

荨 麻 疹

多皮饮

【组成】 地骨皮9g，五加皮9g，桑白皮15g，干姜皮6g，大腹皮9g，白鲜皮15g，粉丹皮9g，赤苓皮15g，冬瓜皮15g，扁豆皮

5g，川槿皮 9g。

【功能】 健脾除湿，疏风和血。

【主治】 亚急性、急性荨麻疹。

【用法】 每日 1 剂，水煎服，每日 2 次。

【解析】 此方是名老中医、著名中医学家赵炳南所创。此方以健脾除湿治本为主，佐以和血疏风而止痒。方中赤苓皮、冬瓜皮、扁豆皮、大腹皮健脾利湿，涤清胃肠积滞；白鲜皮、川槿皮驱风止痒；丹皮凉血和血化斑；地骨皮、桑白皮泄肺而清皮毛。全方配伍精到，疗效卓著，可谓奇方妙剂。

过敏煎

【组成】 防风 10g，银柴胡 10g，乌梅 10g，五味子 10g。

【功能】 御卫固表，抗过敏。

【主治】 荨麻疹等过敏性疾病。

【用法】 每日 1 剂，水煎，早晚服。

【加减】 风寒者：加桂枝、麻黄、升麻、荆芥；风热者：加菊花、蝉蜕、金银花、薄荷；血热者：加丹皮、紫草、白茅根；热毒内盛者：加连翘、金银花、甘草、蒲公英、紫花地丁、板蓝根；过敏性哮喘：加莱菔子、白芥子、苏子、葶苈子、杏仁；过敏性紫癜：加藕节炭、血余炭、荆芥炭、茜草根、墨旱莲、仙鹤草；过敏性鼻炎：加白芷、菖蒲、辛夷、菊花、细辛、生地、苍耳子、葛根；冷空气过敏者：加桂枝，白芍、生姜等。

【解析】 此方是首批全国名老中医、著名中医学家祝谌予创立。祝谌予指出，荨麻疹等过敏性疾患，虽证情不同，但其病理则一，皆由过敏所致，故特立此专方以治。方中防风辛温解表，散风胜湿；银柴胡甘寒益阴，清热凉血；乌梅酸涩收敛，化阴生津；五味子酸甘而温，益气敛肺，补肾养阴。四药配伍，共奏御卫固表，抗过敏之功。

综观全方，理法精明，组方严谨，药味虽平平淡淡，但构思确为巧妙，有收有散，有补有泄，有升有降，阴阳并调。其功专力宏，堪称奇妙。

湿　疹

龙蚕清渗汤

【组成】　鲜生地30g，蚕休（重楼）30g，白鲜皮30g，地肤子30g，苦参15g，六一散（包）15g，丹皮15g，赤芍12g，黄芩10g，炒山栀10g，龙胆草10g。

【功能】　清热利湿，凉血解毒，祛风止痒。

【主治】　急性湿疹、脂溢性皮炎、药物性皮炎等证属湿热型者。

【用法】　每日1剂，水煎2次，早晚饭后各服1次。

【加减】　苔黄舌绛，血热偏盛者：加玳瑁（以其他药代替）10g；渴喜凉饮，脉滑数者：加生石膏30g、知母10g；瘙痒剧烈者：加海桐皮15g、全蝎6g；药后大便溏薄者：加山药18g；大便干结者：加生大黄（后下）6～9g；如局部皮肤大片潮红，或外布密集丘疹，红斑群集成片，灼热痒剧，可将药渣煎汤，待凉后，用口罩浸透药液冷湿敷于患处，以清热燥湿止痒。

【解析】　此方是名老中医金起凤所创。此方主要针对因湿热俱盛，肝失疏泄而引起的各种急性湿热型皮肤病。症见皮损肿胀、潮红、水疱、糜烂、渗出，并伴有胸闷、纳呆、小便短少、大便干结或溏，苔白腻或黄腻，脉滑数者。

方中鲜生地、丹皮、赤芍凉血活血；白鲜皮、苦参、地肤子清热渗湿，祛风止痒；黄芩、重楼、龙胆草、炒山栀、六一散清热利湿解毒。诸药使用，相得益彰，疗效卓著，堪为妙剂。

滋阴除湿汤

【组成】　生地30g，丹参15g，当归10g，泽泻10g，茯苓10g，

地肤子 10g，蛇床子 10g，玄参 10g。

【功效】 滋阴养血，除湿润燥。

【主治】 慢性湿疹、亚急性湿疹、脂溢性皮炎等。

【用法】 水煎服，每日 1 剂。分 2 次服。

【解析】 此方是首批全国名老中医、著名中医学家朱仁康独创。朱仁康认为，慢性湿疹多由急性湿疹反复发作转化而来，临床表现及病理变化甚为复杂。年高体弱者，精血渐衰，加之渗水日久，伤阴耗血，遂更致阴虚。阴虚为本，理当滋阴培本扶正，但纯用滋阴则有助湿恋邪之虑。湿为重浊有质之邪，性黏腻，湿邪偏盛，蕴郁肌肤，则发而为湿疹。邪盛为标，理当利湿治标祛邪，但继用利湿则有伤阴伐正之忧。此病辨证属阴虚湿恋之证，治以滋阴除湿之法，滋阴扶正可以抵邪外出，除湿祛邪亦有利于正复，故滋阴除湿，并用不悖，俾湿去阴复，病安而愈。凡由于渗液日久，阴伤血耗，皮肤干燥，脱屑发痒，舌红少苔，或舌淡苔光等证属阴虚湿恋者，均可投用本方。

此方生地、当归、玄参、丹参滋阴养血和营，补阴血之不足，防渗利诸药之伤阴；蛇床子祛湿止痒，合而为剂，有滋阴养血，祛湿止痒功能；茯苓、泽泻利湿健脾，祛湿邪之有余，制滋补诸品之腻滞，俾湿去而无伤阴之弊，阴复而无助湿之嫌。

全虫方

【组成】 全虫（全蝎）（打）6g，皂角刺 12g，猪牙皂角 6g，刺蒺藜 15～30g，炒槐花 15～30g，威灵仙 12～30g，苦参 6g，白鲜皮 15g，黄柏 15g。

【功能】 息风止痒，除湿解毒。

【主治】 慢性湿疹，慢性阴囊湿疹，神经性皮炎，结节性痒疹等慢性顽固性瘙痒性皮肤病。

【用法】 每日 1 剂，水煎 2 次，早晚分服。

【解析】　此方是名老中医、著名中医学家赵炳南的临床验方。方中全蝎性辛平入肝经，走而不守，能息内外表里之风；皂角刺辛散温通，功能消肿托毒，治风杀虫；猪牙皂角能涤清胃肠湿滞，消风止痒散毒。盖"热"性散、"毒"性聚，若欲祛其湿毒，非攻发内托辛扬不得消散，而全蝎、皂角刺、猪牙皂角三者同伍，既能息风止痒，又能托毒攻伐，对于顽固蕴久深在之湿毒作痒，用之最妙。白鲜皮气寒善行，味苦性燥，清热散风，燥湿止痒，协同苦参以助全蝎祛除表浅外风蕴湿而止痒；刺蒺藜辛苦温，祛风，治"诸风病疡""身体风痒"有佳效。刺蒺藜协同驱风除湿通络的威灵仙，能够辅助全蝎祛除深在之风毒蕴湿而治顽固性瘙痒。另外，脾胃气滞则蕴湿，湿蕴日久则生毒，故佐以黄柏、炒槐花清除湿热蕴结之根源，此方标本兼治，寓意深刻。

疱　疹

加减龙胆泻肝汤

【组成】　龙胆草 9g，连翘 15g，生地 15g，泽泻 6g，车前子 12g，黄芩 9g，栀子 9g，丹皮 9g，木通 9g，生甘草 9g。

【功能】　泻肝胆实火，清热利湿解毒。

【主治】　带状疱疹。

【用法】　每日 1 剂，水煎，2 次分服。

【加减】　伴有高热者：用生石膏 30～60g，煎水煮群药，或加生玳瑁（以其他药代替）9g；疼痛甚者：加郁金、延胡、丹参、没药、乳香；皮损潮红疼痛明显者：加大黄以清热破瘀，并有釜底抽薪之妙；内有食滞者：加枳壳；后期痒感明显者：加白鲜皮；发于颜面者：加菊花；侵犯眼、眉者：加谷精草；发于下肢者：加牛膝；发于腰部者：加桑寄生、杜仲；发于上肢者：加姜黄以引经。

【解析】　此方是名老中医、著名中医学家赵炳南的临床验方。

赵炳南指出，带状疱疹是病毒感染所引起的一种常见急性疱疹性皮肤病。俗称"缠腰龙"。因其好发于胸腰部，故中医称为"缠腰火丹""蛇丹"，其他如颜面，下肢也可以发生，称为"蛇串疮"。此病常急性发作，因剧烈疼痛使患者痛苦异常。此病的发生，可因情志内伤以致肝胆火盛；或因脾湿郁久，湿热内蕴，外受毒邪而诱发，毒邪化火与肝火、湿热搏结，发于肌肤。故以龙胆泻肝汤加减，泻肝清热，利湿解毒。

此方龙胆草、黄芩清肝胆火；连翘、栀子、生甘草清热解毒；生地、丹皮凉血活血；木通、车前子、泽泻清热利湿。纵观全方，师古而不泥于古，组方严谨，用药独到，堪称妙剂。

扶正理湿汤

【组成】 沙参 15g，生地 15g，麦冬 10g，白芍 12g，茯苓 10g，泽泻 10g，车前子 10g，党参 10g，黄芪 15g，陈皮 10g，甘草 5g，青蒿 15g。

【功能】 益气养阴，清利湿热。

【主治】 疱疹。

【用法】 每日 1 剂，水煎服，每日 2 次。

【解析】 此方是首批全国名老中医张作舟的临床验方。方中沙参、生地、麦冬、白芍滋阴而不恋邪；茯苓、泽泻、车前子利湿而不伤阴；党参、黄芪、陈皮、甘草健脾行气，驱邪外出；青蒿清热而透邪外出。诸药合用，共具益气养阴，清利湿热之功，是治疗疱疹的有效良方。

癣　病

乌蛇祛风汤

【组成】 乌梢蛇 10g，白芷 10g，羌活 10g，黄芩 10g，金银花

10g, 荆芥 10g, 防风 10g, 连翘 10g, 黄连 8g, 生甘草 6g, 蝉蜕 6g。

【功能】 搜风剔邪，清热解毒。

【主治】 扁平苔癣。

【用法】 水煎服，每日 1 剂，2 次分服。

【解析】 此方是首批全国名老中医、著名中医学家朱仁康创制。朱仁康指出，扁平苔癣，属于中医"乌癞风"或"紫癜风"范畴，临床上典型损害可见多角形、表面常有光泽之紫红色扁平丘疹，其大小从针头大至黄豆大小，往往多发，皮疹成片呈苔癣化。此病多由风湿蕴聚，郁久化毒，阻于肌腠，气滞血瘀所致，治疗原则以搜风燥湿，清热解毒为主。

此方组成有三个特点：一是重用风药疏风透邪，防风、白芷、荆芥、羌活均能散透，辅助乌梢蛇、蝉蜕使久郁之邪复从肌表外驱；二是用虫类药搜剔隐伏之邪，乌梢蛇甘平无毒善行走窜，《开宝本草》谓其"治诸风顽疾，皮肤不仁风瘙瘾疹、疥癣"，蝉蜕甘寒灵动透发，《本草纲目》谓其"治皮肤风热，痘疹作痒"。两药配伍，相辅相成，以搜剔隐伏之邪；三是用黄连、连翘、黄芩、金银花以清解郁热；甘草既能调和诸药，亦有清热解毒之功效。

皮癣汤

【组成】 生地 30g, 丹皮 9g, 赤芍 9g, 苍耳子 9g, 白鲜皮 9g, 苦参 9g, 地肤子 9g, 黄芩 9g, 生甘草 9g。

【功能】 凉血清热，消风止痒。

【主治】 皮癣。症见成片红色小丘疹，痒甚，舌质红，苔薄白，脉弦滑。

【用法】 每日 1 剂，水煎服，2 次分服。

【禁忌】 此方治法为凉血清热消风止痒法，适用血热内盛，血热生风之皮癣。如属湿热内盛，或血虚生燥之皮癣则不适宜。

【解析】 此方是首批全国名老中医朱仁康的临床验方。方中生地、赤芍凉血润燥；黄芩、甘草清热解毒；苍耳子、苦参、白鲜皮、地肤子祛风除湿，清热止痒。诸药共具凉血清热，消风止痒之功。

红 斑 狼 疮

凉血散斑汤

【组成】 细生地 20g，玄参 15g，麦门冬 15g，五味子 15g，黄芩 10g，知母 10g，红藤 20g，紫丹参 15g，黄芪 30g，白术 15g，绞股蓝 15g，生甘草 10g，白花蛇舌草 20g，半枝莲 20g。

【功能】 凉血散瘀，益气养阴。

【主治】 红斑狼疮。

【用法】 每日 1 剂，水煎服。

【解析】 此方是第一届国医大师、著名中医学家李济仁创立。红斑狼疮临床表现复杂多样，多数呈隐匿起病，开始表现轻度的关节炎、皮疹、隐匿性肾炎、血小板减少性紫癜等，部分患者长期稳定在亚临床状态或轻型狼疮，部分患者可由轻型突然变为重症狼疮，更多的则由轻型逐渐出现多系统损害；也有一些患者发病时就累及多个系统，甚至表现为狼疮危象。此病的自然病程多表现为病情的加重与缓解交替。

李济仁认为，此病的发病原因多是先天禀赋不足，肝肾阴亏，精血不足，加之情志内伤、劳倦过度、六淫侵袭、阳光长时间曝晒等，致瘀血阻络，血脉不通，皮肤受损，渐及关节、筋骨、脏腑而成。慢性活动期患者以阴虚内热为主要表现，阴虚内热又常与血热、瘀热相互交结，较易为外邪诱发而急性发作，故用药宜以滋阴清热、益气养阴、健脾补肾、调整阴阳为基本治疗原则，而滋阴清热法的应用可贯穿在整个治疗过程中。具体用药时还应选用具有免疫调节作用、使抗体生存期延长的生地、麦门冬、黄芩等，以及能刺激网状内皮系统、增加白细胞吞噬功能的白花蛇舌草、半枝莲等药物。

纵观全方，立法高深，配伍精密，用药独到，功专力宏。

消毒灵

【组成】 生地 20g，蒲公英 20g，紫花地丁 20g，赤芍 15g，天花粉 15g，当归 15g，丹皮 15g，连翘 15g，黄芩 15g，怀牛膝 15g，苦参 15g，甘草 10g。

【功能】 清心火，凉血热，解热毒。

【主治】 红斑狼疮。

【用法】 诸药用适量水浸泡 30 分钟，再放文火上煎煮 30 分钟；每剂煎两次，将两次煎出的药液混合，每日 1 剂，早晚各服 1 次。

【解析】 此方是首批全国名老中医韩百灵创立。此方专治红斑狼疮，证属肝郁化热，心火内炽，血热成瘀者。其方用药多偏苦寒，此为正治之法，热者寒之之意。其中以生地、赤芍、丹皮凉血中之热以治标；蒲公英、紫花地丁解已成之热毒；当归、牛膝活血逐瘀，引血下行；天花粉、甘草生津泻火以润燥；苦参、连翘清心泻火以断热之源。诸药配伍，共奏清心火，凉血热，解热毒之功效。

鱼 鳞 病

银屑汤

【组成】 白茅根 50g，金银花（单煎）40g，白鲜皮 30g，土茯苓 30g，生地 30g，鸡血藤 25g，连翘 15g，苦参 15g，地肤子 15g，丹参 15g，当归 15g，防风 10g。

【功能】 清热解毒，活血祛风。

【主治】 银屑病。

【用法】 诸药水煎，煮沸后改文火，继煎 20 分钟，每剂药煎 2

次，分 3 次服。3 个月为 1 个疗程，不可中断。

【加减】 风盛痒甚者：加刺蒺藜 30g、牛蒡子 15g、乌梢蛇 15g；血热盛者：加生槐花 30g、紫草 15g、黄芩 10g；血瘀重者：加赤芍 15g、莪术 10g、红花 10g；夹有湿邪者：加生黄柏 15g、茵陈 20g、薏苡仁 20g；皮损头部甚者：加川芎 10g、全蝎（研末分服）10g、藁本 10g；久病阴血亏虚，内燥甚者：加玄参 20g、熟地 20g、生首乌 20g、生黄芪 15g。

【禁忌】 服药期间忌酒，忌辛辣腥膻及刺激性食物；要适当休息，预防感冒。

【解析】 此方是首批全国名老中医、著名中医学家周鸣岐独创。周鸣岐指出，银屑病是一种常见的容易复发的顽固性皮肤病。中医对此病早有丰富记载，多属"松皮癣""风癣""干癣""蛇虱"等病范畴。临床症状为周身泛发红色皮疹，呈点滴状、斑块状、地图状或混合状，表面覆有银白色鳞屑，大量脱屑，皮屑易于剥离，剥离后有点状出血。治疗当以清热解毒，活血祛风为大法。

此方丹参、鸡血藤、当归活血化瘀，养血润燥；生地、白茅根清热凉血；白鲜皮、防风祛风解毒止痒；苦参、土茯苓、地肤子清热祛湿解毒；金银花、连翘清热解毒。诸药合用，相得益彰，既可外散肌表之风毒，又能内清血中之热毒，以收攻邪祛病之功。

鱼鳞汤

【组成】 生黄芪 50g，黑芝麻 40g，丹参 25g，地肤子 25g，当归 20g，生地 20g，熟地 20g，枸杞子 20g，何首乌 20g，白鲜皮 20g，生山药 15g，苦参 15g，防风 15g，川芎 10g，桂枝 10g，蝉蜕 10g，甘草 10g。

【功能】 滋补肝肾，健脾润燥，益气养血，祛风活络。

【主治】 鱼鳞病。

【用法】 水煎服。每剂煎 3 次，分 4 次服，每日早晚各 1 次，2

日服完。

【加减】 心悸、失眠、健忘者：加炒枣仁、合欢花；纳呆脘胀者：减生熟地，加白术、鸡内金；便溏者：减黑芝麻、枸杞子、生熟地，加白术，增山药；气短、自汗者：加党参。

【解析】 此方是首批全国名老中医、著名中医学家周鸣岐创立。周鸣岐指出，鱼鳞病，中医称蛇皮癣，又名蛇身、蛇体、鱼鳞风等。《诸病源候论·面体病诸候》中说："蛇身者，谓人皮肤上，如蛇皮而有鳞甲，世谓之蛇身也"。根据古人的论述，结合临床体会，五脏荣卫气血盛衰与此病有很大有关系。其病因病机属肝肾阴虚，脾胃衰弱，荣血不足，血虚生风，风盛则燥，肌肤失去濡养而成。在治疗中以滋补肝肾、健脾润燥、益气养血、祛风活络为主。根据临床观察，凡体质较强，食欲良好，无其他并发症者，疗效满意。如合并有胃肠及神经症状者，应首先治疗这些症状，否则药物不易吸收，疗效不佳。

此方生地、熟地、何首乌、枸杞子、山药、当归滋补肝肾，健脾养荣；黑芝麻滋补肝肾而润燥；黄芪益气而固表；桂枝温通经络；川芎行气活血通络；白鲜皮、苦参、地肤子、防风、蝉蜕祛风止痒；甘草补中益气，缓和药性。诸药配伍，共具滋补肝肾，健脾润燥，益气养血，祛风活络之功。

湿 疣

消疣汤

【组成】 土茯苓 30g，败酱草 20g，黄柏 15g，赤芍 15g，白芍 15g，山慈姑 15g，白术 15g，虎杖 15g，黄连 10g，穿山甲（以其他药代替）10g，桃仁 10g，牛膝 10g，赤小豆 10g，甘草 6g。

【功能】 清热解毒，化浊利湿，活血化瘀。

【主治】 尖锐湿疣。

【用法】 穿山甲先煎 30 分钟，再放入其他药煎 20 分钟，去渣留汁内服，每日 3 次。再用药渣煎汤，每日早晚熏洗一次，并用鸭胆子末配凡士林外敷，则效果更佳。

【加减】 伴大便秘结者：加熟大黄 12g、大枳实 12g。

【解析】 此方是首批全国名老中医、著名中医肛肠病专家彭显光创立。方中土茯苓甘淡，入肝胃，气薄味浓，走表达里，善升提搜毒外泄，渗湿利导以攻毒邪，能清血毒，剔毒邪，清毒疮，除痈肿，为主药；辅之以黄连、败酱草、黄柏、虎杖清热燥湿，泻火解毒；山慈菇消肿、散结、解毒，治痈肿；赤小豆利水消肿，解毒排脓，为补利兼施之渗湿药；赤芍、穿山甲、桃仁、牛膝等活血消瘀，消肿排脓止痛；白术、甘草健脾益气，燥湿解毒。诸药合用，共具清热解毒、化浊利湿、活血化瘀之功，是治疗尖锐湿疣的有效妙方。

谢氏消疣方

【组成】 生地 12g，板蓝根 12g，丹皮 9g，赤芍 9g，桃仁 9g，三棱 9g，莪术 9g，僵蚕 9g，金银花 9g，干蟾皮 9g，地肤子 9g，苦参 9g，红花 6g，甘草 4.5g。

【功能】 凉血化瘀，清热散风，利湿解毒。

【主治】 传染性软疣及尖锐湿疣。

【用法】 每日 1 剂，水煎 2 次，取汁 300ml，分 2 次温服。还可外用，将服用后之药渣加水 800ml，煎至 500ml，倒入盛器中，加明矾 9g，待水温后擦洗患处，每日 1 次，每次 20 分钟左右。

【加减】 血虚者：加当归、制首乌养血活血；脾虚湿重者：加茯苓、薏苡仁、泽泻健脾利湿；胃脘不舒者：减轻三棱、莪术用量，加陈皮、制香附和胃理气；疣体坚硬疼痛者：加石见穿攻坚活血止痛；湿毒较甚者：加百部、马齿苋利湿杀虫解毒；热毒较甚者：加山栀、黄芩清热泻火解毒。

【禁忌】 本方适用于湿热瘀毒壅滞之疣证，如系血虚血燥，精气不荣所致者，则不相宜。

【解析】 此方是名老中医谢秋声所创。谢秋声认为，传染性软疣及尖锐湿疣是风邪搏于肌肤，湿热之邪侵袭，以致腠理闭塞，气血运行不畅，湿毒与风邪互结所致，故立此方以治。方中生地、丹皮、赤芍、桃仁、红花、三棱、莪术凉血化瘀；僵蚕、板蓝根、金银花散风清热；干蟾皮、地肤子、苦参、甘草利湿解毒。根据现代药理分析：苦参、地肤子、板蓝根、金银花、干蟾皮，对病毒有较强的抑制作用；而凉血化瘀则增强机体的血循环，提高免疫力，协助祛除病毒，故能使疣体消退。嘱用药渣煎水再加明矾外洗，一是取药物本身对局部疣体的作用；二是取明矾收敛止痒，清除污垢之功，内外结合疗效更佳。

痤　疮

凉血清肺饮

【组成】 生石膏30g，白花蛇舌草30g，生地15g，生山楂15g，虎杖15g，玄参12g，川石斛12g，桑白皮12g，寒水石12g，黄芩9g，生甘草3g，。

【功能】 清热泻肺，凉血解毒。

【主治】 痤疮及酒糟鼻。

【用法】 先将诸药用水浸泡30分钟，再煎煮30分钟，每剂煎2次，将两次煎出的药液混合；每日1剂，分2次服。2周为1个疗程。

【加减】 皮疹糜烂及伴油腻性脱屑者：加茵陈15g、生薏苡仁15g；皮损结节囊肿者：加益母草15g、莪术12g；鼻翼潮红者：加制大黄9g、苦参片15g；大便干结者：加全瓜蒌12g、枳实9g。

【禁忌】 服药期间，忌食辛辣，少食油腻和甜食；多食蔬菜和水果，保持大便通畅；局部经常用温水硫磺肥皂洗涤，保持皮肤卫生。

【解析】 此方是首批全国名老中医、著名中医学家顾伯华创立。痤疮是一种常见皮肤病。中医学认为，多由阴虚湿热所致。此方生石膏、生地、玄参、石斛养阴清热凉血，泻火解毒，生石膏、寒水石清热泻火；桑白皮、黄芩清热泻肺；白花蛇舌草、虎杖清热凉血，甘草解毒和中；山楂清除肠胃湿热积滞。诸药配伍，功专力强，堪称妙剂。

陆氏痤疮方

【组成】 生地 30g，玄参 15g，麦冬 12g，天花粉 15g，女贞子 12g，枸杞子 12g，生首乌 30g，白花蛇舌草 30g，虎杖 20g，丹参 30g，茶树根 30g，生山楂 30g。

【功能】 养阴清热，活血解毒。

【主治】 痤疮。

【用法】 每日 1 剂，水煎 2 次，早晚分服。

【禁忌】 治疗期间，少吃脂肪、糖类；忌食辛辣、海鲜等刺激物；多食蔬菜水果，经常保持大便通畅；宜经常用温水清洗局部，避免用手挤压；忌用油脂类面部美容剂。

【加减】 皮疹色红者：加赤芍、丹皮、连翘；脓疮者：加金银花、半枝莲、蒲公英、野菊花；皮疹多或结节、囊肿难以消退者：加三棱、莪术、桃仁、石见穿、皂角刺、海藻、夏枯草、浙贝母、全瓜蒌等；皮疹作痒者：加苦参、白鲜皮、地肤子；月经不调或经前皮疹加剧者：加当归、红花、益母草、淫羊藿、肉苁蓉、锁阳；皮脂溢出多者：加侧柏叶、薏苡仁；多发于鼻部者：加黄芩、桑白皮、地骨皮；口干唇燥者：加石斛、天冬、沙参；大便干结者：加火麻仁、郁李仁、枳实、生大黄；神疲乏力者：加黄芪、党参。

【解析】 此方是第二批全国名老中医、著名中医学家陆德铭创立。陆德铭认为，痤疮发病主要机理在于阴虚火旺、肺胃积热、血瘀凝滞肌肤。阴虚火旺为本病最基本最关键的病理机制，为发病之本。肺胃积热、血瘀凝滞为发病之标。故临证治疗当以养阴清热为大法，配合清热活血、化瘀软坚、清泻肺胃等祛邪治标之法，由此则可应手辄效。

此方生地、玄参、麦冬、天花粉、女贞子、枸杞子、生首乌养阴清热，促使肺胃积热清肃下行；白花蛇舌草、虎杖、丹参、茶树根、生山楂清热解毒，活血祛脂。现代医学认为，痤疮发病主要因为性激素代谢紊乱，即皮肤组织中雄激素水平升高或皮脂腺本身对雄激素的敏感性增高，局部皮脂腺分泌旺盛，毛囊、皮脂腺感染，皮脂腺、毛囊壁的角化等有关。而白花蛇舌草、鹿衔草、丹参、橘叶有抗雄激素、抑制皮脂腺活性作用，丹参、黄芩、金银花、当归可抗痤疮丙酸杆菌。生山楂、侧柏叶、虎杖、薏苡仁可抑制皮脂腺分泌。陆德铭临证常重用丹参、白花蛇舌草、生山楂3味药，认为3药合用既可调节内分泌，又可抑制皮脂腺分泌，可抗痤疮杆菌，从而使面华荣润，取得良效。

痤愈方

【组成】 夏枯草10g，桑叶10g，野菊花10g，重楼10g，蒲公英10g，生山楂10g，大黄6g，白花蛇舌草15g，淫羊藿12g，丹参12g。

【功能】 祛风清热，活血调冲任。

【主治】 痤疮。

【用法】 每日1剂，水煎服。头煎用水500ml煎沸后，文火熬15分钟，取汁；二煎加水500ml煎沸后，文火熬10分钟取汁。每天服2次，头煎晨服，二煎晚上服。

【解析】 此方是首批全国名老中医夏少农治疗痤疮的经验之方。夏少农指出，痤疮的病因一般与细菌感染如痤疮棒状杆菌的寄生、内分泌障碍如雄性激素水平增高、代谢紊乱如脂肪分泌旺盛、肠胃疾病等有一定关系。所以，此方使用夏枯草、蒲公英、重楼、桑叶、大黄抑菌，配合山楂、野菊花增强抗菌、健脾、改善感染部位血液循环的作用。比较严重的痤疮如结节性、囊肿性痤疮则加入白花蛇舌草，此药有较强的抑制皮脂腺分泌作用。并用调冲任和活血化瘀的药物，如淫羊藿、丹参，对治疗囊肿性痤疮更为有效，有抗雄性激素水平增高、调整内分泌紊乱和免疫失调的功能，能促进皮损的修复和再生。因此，痤愈方对痤疮的治疗作用是多方面的。纵观全方，法理清晰，用药独到，功专力宏。

疮 疡

消痈汤

【组成】 金银花 15～30g，连翘 9～15g，蒲公英 15～30g，赤芍 9～15g，天花粉 9～15g，白芷 6～9g，川贝母 9～15g，陈皮 9～15g，重楼 9～15g，龙葵 9～15g，鲜生地 15～30g。

【功能】 清热解毒，散瘀消肿，活血止痛。

【主治】 蜂窝组织炎，痈症初起等一切深部化脓感染。

【用法】 每日 1 剂，水煎日服 2 次。

【加减】 高烧毒热炽盛者：加局方至宝丹、紫雪散或加生玳瑁（以其他药代替）9g；合并消渴症者：加生白芍 10g、生甘草 10g。

【解析】 此方是名老中医、著名中医学家赵炳南创立。方中以大剂金银花、连翘、蒲公英、龙葵、重楼清热解毒；天花粉、赤药、鲜生地凉血活血护阴；川贝、白芷、陈皮理气活血透脓。诸药协同，未成则促其内消，脓已成则促其溃破。

芩连消毒饮

【组成】 连翘 15g，紫花地丁 15g，金银花 12g，黄芩 10g，野菊花 10g，半枝莲 10g，生山栀 10g，制大黄 9g，赤芍 9g，生甘草 6g，黄连 6g。

【功能】 清热凉血，解毒护心。

【主治】 疮疡。

【用法】 水煎服，每日1剂。

【加减】 热毒炽盛者：加广犀角（水牛角代）15g、鲜生地60g，凉血解毒；邪热伤阴者：去芩连苦寒，加芦根、沙参、麦冬甘寒清热；神昏者：加神犀丹1粒冲服，紫雪散4.5g分3次吞服，或安宫牛黄丸2粒，分2次化服；脓成者：加苍耳子、桔梗、皂角刺透脓泄毒；高热痉厥者：加钩藤、龙齿、羚羊角粉；咳吐痰血者：加象贝母、鲜茅根、天花粉、藕节。疮疡外治可用外科蟾酥丸磨散醋调，围敷于疮头四周，箍围聚毒，疮头上置放药制苍耳子虫并用千锤膏覆盖，疮头溃后外用二宝丹药线引毒外泄。

【解析】 此方是首批全国名老中医、著名中医学家顾伯华创立。顾伯华认为，疮疡系火毒为患，是一种急性疾病。治疗大法，在初中期表实者，宜解表达邪，但忌用辛热之药；里实者宜用攻法，使毒从下泄，抽薪才能熄火；表里俱实者，宜表里兼顾，攻解兼施；无表里证者，宜清热解毒为主；至毒邪已经内陷，则宜大剂清心解毒，以清余邪。外用宜消肿，止痛，束毒提脓。由此，顾伯华专设芩连消毒饮治疗疮疡，经临床反复验证，每获佳效。

脱　发

柏叶生发汤

【组成】 生侧柏叶30g，生地15g，丹皮10g，首乌10g，黄精20g，益母草15g，丹参20g，桃仁10g，川芎10g，防风10g，荆芥10g，五味子20g，玉竹15g。

【功能】 滋肾养阴，和血生发。

【主治】 脱发。

【用法】 先将诸药冷水浸泡20分钟，浸透后煎煮。首煎沸后文火煎 30 分钟，二煎沸后文火煎 20 分钟。煎好后两煎混匀，总量约 250ml，每日 1 剂，分早晚 2 次温服，饭前 1 小时或饭后 2 小时均可。

【解析】 此方是首批全国名老中医赵恩俭的临床验方。赵恩俭认为，脱发一证与肾、肝、脾的关系极为密切。肾主骨，其荣在发。肝藏血，肝失条达则血行不畅，肝血不足则血运不充。脾虚不能摄血，致血虚不能随气润泽肌肤，致肌腠不固，毛孔开张，风邪乘虚而入，营卫不充，皮肤不荣乃至毛发脱落。由此，自拟柏叶生发汤以治。

此方以生地、丹皮、首乌、黄精滋阴补肾养血；丹参、桃仁、川芎、益母草活血化瘀；防风、荆芥散风；五味子、玉竹养心安神。此方妙在以侧柏叶为君，其性味苦涩而寒，有凉血、止血、祛风湿、散肿毒、行气之功，古今用此药治脱发者，以外用者多，赵恩俭结合自己多年临床经验，配方内服也获良好疗效。纵观全方，理法精明，配伍精密，用药独到。

生发饮

【组成】 黑芝麻 30g，制首乌 25g，当归 20g，生地 20g，熟地 20g，墨旱莲 20g，侧柏叶 15g。

【功能】 滋补肝肾，乌须生发。

【主治】 脱发及须发早白。

【用法】 先将药物冷水浸泡约 1 小时后即行煎煮；煮沸后改文火，继煎 30 分钟，每剂药可煎服 3 次。

【加减】 风盛血热者：多为脂溢性脱发，去熟地、黑芝麻，加白鲜皮 20g、苦参 15g、蝉蜕 10g、地肤子 10g、丹皮 10g、川芎 10g、蜈蚣（研末服）3 条；肝肾亏虚甚者：多为斑秃，加枸杞 20g、女贞子 20g、菟丝子 20g、五味子 10g；兼气滞血瘀者：加鸡血藤 30g、赤芍 15g、红花 10g、桃仁 10g。

【解析】 此方是首批全国名老中医、著名中医学家周鸣岐创立。周鸣岐指出，脱发是由多种原因导致精血不能畅荣毛发所致。追其源，盖因肾藏精，其华在发，肝藏血，发为血之余，是以脱发与肝肾二脏关系最密切，当为临床调护之重点。临床上最常见的是斑秃和脂溢性脱发。斑秃症状为头发迅速脱落，呈圆形或不规则形，少数人头发可全部脱落；脂溢性脱发的症状为头皮多屑多油，瘙痒明显，前额及头顶部头发稀疏变细，逐渐脱落。

此方制首乌、熟地黄、黑芝麻，皆入肝肾二经，以滋补肝肾，生精养血，是治脱发必不可少之品，为方之君药；当归祛瘀生新，养血活血，以其温通之性，助滋养药物畅荣毛发，为方之臣药；墨旱莲、生地黄滋阴清热，助养血生发之能，为方之佐药；侧柏叶为"补阴之要药"，久得之，最益脾土，大滋其肺，能生须发，并可防前药过于阴柔滋腻碍脾之弊，为方之使药。

此方诸药合用，相辅相成，共收补肝益肾、益精养血、祛瘀生新、乌须生发之功，是治疗脱发难得的奇方。

斑　秃

一麻二至丸

【组成】　黑芝麻 30g，女贞子 10g，墨旱莲 10g，制首乌 10g，侧柏叶 10g，枸杞子 10g，生地 15g，熟地 15g，黄精 20g。

【功能】　补肾养血，凉血润燥。

【主治】　斑秃。证属肾虚精血不足而兼血热型。

【用法】　每日 1 剂，水煎，分 2 次温服。

【加减】　血虚神倦、头晕、心悸甚者：加当归、白芍、玄参；失眠重者：加生龙骨、生牡蛎、山栀，或丹参、酸枣仁、首乌藤；失眠而苔腻者：加合欢皮；腰酸重者：加菟丝子、川续断；口干少津者：加石斛、麦冬；头皮红亮且瘙痒者：加白蒺藜、地骨皮；头皮不甚红亮、瘙痒不甚者：减侧柏叶为半量。

【解析】　此方是著名中医学家董建华的临床验方。据《黄帝内经》"肾藏血，主骨生髓""其华在发"以及精血相生，精足血旺，毛发蕃茂等理论而立法。

此方中二至丸（女贞子、墨旱莲）滋而不腻，补而不燥，且有凉血润燥作用。加入首乌养血乌发；生、熟地补肾填精；枸杞子、黑芝麻、黄精养血滋肝，以增强滋补之力；侧柏叶凉血润燥，以助凉血润泽之功。诸药配伍，相得益彰，可谓奇方妙剂。

慢性下肢溃疡

加味补阳还五汤

【组成】　黄芪30g，太子参15g，丹参15g，川芎9g，桃仁15g，地龙9g，牛膝15g，薏苡仁15g，泽兰15g。

【功能】　益气通络，祛瘀利湿。

【主治】　下肢静脉性溃疡。

【用法】　每日1剂，水煎2次，早晚分服。

【解析】　此方是第三批全国名老中医唐汉钧临床验方。唐汉钧指出，下肢静脉性溃疡之病因，历代医家众说纷纭，有湿热、血热、风毒、瘀血、肾虚、脾虚不等。唐汉钧根据多年临床所见，认为气滞血瘀，为其基本病机，究其致病之根本，则在于气虚。所以选补阳还五汤加味。注重益气通络祛瘀，随症加入祛风、清热、利湿、解毒之品，使得标本兼顾，正气旺盛，由此取得满意疗效。

此方黄芪、太子参补中益气，托毒生肌；川芎祛风活血；丹参、桃仁活血化瘀；地龙活血生肌，收湿敛疮；牛膝活血通络，引药下行；薏苡仁健脾利湿，化腐生肌；泽兰活血化瘀，兼能利湿。

此外，下肢静脉性溃疡有迁延难愈而愈后又易复发的特点，临床需内外兼治，方可取效速捷。故唐汉钧根据临床多年经验，以祛瘀生肌为组方法则，创制外用方，定名"复黄生肌愈创油膏"，药由大黄、蛋黄油、珍珠粉、紫草、血竭等组成，以传统工艺炮制。配合内服汤剂，使愈合速度及愈合质量得以改善，愈后瘢痕较小。

纵观全方，组方严谨，用药独到，药简功专，内外结合，堪称妙剂。

王氏化腐生肌丹

【组成】 松香60g，乳香50g，没药50g，轻粉40g，红升丹30g，朱砂30g，血竭20g，樟丹10g，冰片10g。

【功能】 提毒化腐，生肌敛疮。

【主治】 慢性下肢溃疡。

【用法】 诸药共研细末，混合成丹。疮面在常规消毒下，外涂此丹，然后外用敷料覆盖包扎，隔日换药1次。

【解析】 此方是首批全国名老中医王玉章创立。王玉章认为，下肢溃疡，是外科常见的疾病之一。无论急性溃疡或慢性溃疡，均不易愈合。治疗时，除给以外敷药物外，并应配合缠缚疗法和热烘疗法，可有助于患脚肌肉收缩，避免患脚发生水肿，使血液流动通畅，加快局部血液循环，对提高疗效，缩短溃疡愈合的时间有一定的作用。

王玉章认为，慢性下肢溃疡是因气血瘀滞，脉道不通所致，瘀、腐、脓的存在是溃疡经久不愈的障碍。此方含有"化腐生肌"之圣药红升丹，能刺激病灶肉芽组织，促使结缔组织增生，利于溃疡的愈合；松香、乳没乃本方之精品，能生肌长肉敛皮，活血通络，消肿止痛；红升丹、朱砂、轻粉、乳没等皆为辛温或辛热之品，不但能提毒拔脓，化腐生肌，而且可以活血消肿止痛；此方具有提毒化腐、生肌敛皮的作用，能改善疮面局部的微循环，激活慢性溃疡由僵化状态向急性无菌性炎症方向软化，刺激结缔组织增生，临床使用安全可靠，是治疗慢性溃疡的良效奇方。

筋骨病症方

进行性肌营养不良

健脾益胃起痿汤

【组成】 黄芪20g，党参15g，白术15g，茯苓15g，陈皮10g，人参10g，甘草10g，大枣4枚，山药10g。

【功能】 健脾益胃，强肌起痿。

【主治】 痿病。适用于脾胃素虚或大病、久病后脾胃受伤、中土不振、气血乏源，症见下肢渐见痿软无力以至瘫痪，少气懒言，语声低微，神疲倦怠，面色淡白无华，头晕肢困，食少纳呆，便溏，舌淡苔薄，脉细软者。

【用法】 每日1剂，水煎服。

【解析】 此方是第一届国医大师、著名中医学家李济仁创立。李济仁认为，脾胃为后天之本，素体脾胃虚弱，或久病成虚，中气受损，则受纳、运化、输布的功能失常，气血津液生化之源不足，无以濡养五脏，运行血气，以致筋骨失养，关节不利，肌肉瘦削，肢体痿弱不用。《证治汇补》云："气虚痿者，因饥饿劳倦，胃气亏虚，肺气先绝，百骸溪谷，皆失所养，故宗筋弛纵。"由于脾胃受损在痿病的整个进程中都不同程度地存在，脾胃功能的健全与否直接影响痿病的康复进程，故前人有"治痿独取阳明"之说。历代医家对补益阳明都相当重视，补益脾胃法不仅应用于脾胃虚弱型痿病，也广泛应用于其他各型痿病实邪已去、正气未复者的治疗。

此方以健脾益胃，强肌起痿立法，立意高深，法理清晰，用药纯正,功专力宏。

复肌宁方

【组成】 胶囊方:明天麻60g,全蝎60g,蜈蚣(去头足)30条,地龙30g,牛膝20g,杜仲炭30g,生黄芪30g。

汤剂方:珍珠母20g,牡蛎20g,白僵蚕10g,枸杞子15g,杜仲炭15g,党参15g,生黄芪20g,胆南星10g,佛手10g,姜半夏10g,菖蒲15g,伸筋草15g,桃仁5g。

【功能】 柔肝息风,补益肝肾,健脾益气,祛痰通络。

【主治】 进行性肌营养不良。

【用法】 将胶囊方药物共研极细末装胶囊,每粒含生药0.5g。每次3~5粒,每日3次。汤剂方水煎服,每日1剂,剂量可随年龄增减。复肌宁胶囊适用于此病的各个发展阶段,汤剂在病情较重或兼证较多时加用;胶囊主要针对此病病机要点和病本的共性,汤剂则是针对不同发展阶段的病机特点及患者个体的差异性,可酌情加减,二者相辅相成。

【禁忌】 治疗期间,应避免寒湿侵袭,忌辛辣食物,以免加重病情。

【加减】 症见腰膝酸软无力,怕冷,小便清长,或遗尿,脉沉细无力,舌淡苔白,属肾阳虚者:酌加巴戟天、补骨脂、狗脊、桑寄生等品;症见腰膝酸软无力,五心烦热,舌红少苔,脉细数,属肾阴虚者:可取六味地黄丸之意酌情加减;症见面色萎黄,纳少便溏,四肢瘦削,倦怠懒言,脉沉细而缓弱,舌淡苔白有齿痕,属脾虚者:可取补中益气汤或六君子汤之意酌情加减;症见小便黄浊,口苦纳呆,舌苔黄腻,脉滑数,属湿热者:可酌加知母、黄柏、苍术等药。

【解析】 此方是首批全国名老中医尚尔寿创立。尚尔寿指出,进行性肌营养不良,属于中医痿证范畴,治疗较难。根据多年临床经验，特立复肌宁方以治，收到显著效果。

胶囊方中天麻消风化痰；全蝎、蜈蚣、地龙平肝息风通络，尚尔寿认为全蝎、蜈蚣为镇静强壮药，能治疗诸风掉眩，为神经科常备药物，临床观察患者服用后多感觉肌力增强。现代药理研究表明蝎毒素有增强骨骼肌收缩的作用；牛膝、杜仲补肝肾，强筋骨；黄芪益气健脾；天麻及三味虫药平肝息风。共奏平肝息风，滋养肝肾，健脾益气之效。汤剂方中珍珠母、牡蛎平肝潜阳，僵蚕祛风化痰，三药共助胶囊剂中全蝎、蜈蚣等平息肝风；枸杞子、杜仲补益肝肾；党参、黄芪益气健中；胆南星、佛手、姜半夏、菖蒲益气，祛痰通络。两方相辅相成，相得益彰。

其立法高深，组方严谨，用法特殊，独具匠心。

重症肌无力

强肌健力饮

【组成】 黄芪30g，五爪龙（五指毛桃）15g，党参15g，白术15g，当归10g，升麻10g，柴胡6g，陈皮10g，甘草5g。

【功能】 补脾益气，强肌健力。

【主治】 重症肌无力。证属脾胃虚损，表现为眼睑下垂，四肢倦怠乏力，吞咽困难，纳差便溏，少气懒言，舌胖嫩，齿印，苔薄白或浊厚，脉虚大或弱。

【用法】 每日1剂，水煎2次，早晚分服。

【加减】 复视斜视者：加首乌以养肝血，或加枸杞子、山萸肉同补肝肾；抬颈无力或腰脊酸软者：加枸杞子、狗脊以补肾壮骨；腰酸、夜尿多者：加杜仲、桑螵蛸固肾缩泉；畏寒肢冷者：加巴戟天、淫羊藿以温壮肾阳；吞咽困难者：枳壳易陈皮，加桔梗一升一降，以调气机；口干、舌苔花剥者：加石斛以养胃阴；舌苔厚或白浊者：加云苓、薏苡仁以化湿；咳嗽多痰者：加紫菀、百部、橘络以化痰；夜寐多梦，心烦失眠者：加熟枣仁、首乌藤养心宁神。

【解析】 此方是第一届国医大师、著名中医学家邓铁涛创立。全方重用黄芪，甘温大补脾气，以作君药；五爪龙粤人称之为"南芪"，与黄芪南北呼应，功能补脾益肺，补气而不助火，与党参、白术同助黄芪，加强补气之功；用当归养血生气，与上三药共助黄芪以为臣。脾虚气陷，故用升、柴司升阳举陷；脾虚失运，且重用补气之品，则须防气滞，故用陈皮以反佐，达理气消滞之目的，与升、柴共为佐药。甘草和中，调和诸药，任使药之职。此方源于李东垣之补中益气汤，但又有异于原方，东垣用药偏轻，意在升发脾阳，以达补益中气，健运脾胃；邓铁涛之强肌健力饮中参、芪、术之用量较大，针对脾胃虚损而设，虽只增五爪龙（五指毛桃）一味，其益气强肌之力倍增。诸药配伍，共具补脾益气，强肌健力之功。纵观全方，立法高深，组方严谨，用药独到。

柔肝润筋汤

【组成】 白芍 15g，蝉蜕 3g，葛根 12g，丝瓜络 10g

【功能】 柔肝润筋。

【主治】 重症肌无力。证属肝不主筋，症见口干，便结，舌质红者。

【用法】 每日 1 剂，水煎 2 次分服。

【加减】 阴亏明显者：加制首乌、桑椹；阳亢明显者：加石决明、天麻、钩藤；目疾者：加菊花、谷精草；盗汗者：加煅牡蛎；便结者：加草决明；关节僵硬疼痛者：加木瓜、薏苡仁。

【解析】 此方是著名中医学家欧阳锜独创。重症肌无力的病机一般认为以脾虚气陷为主，主张用补中益气汤加减以升阳举陷。欧阳锜积 50 余年的临床经验，认为此病病机除脾虚气陷外，肝不主筋亦是重要病机。肝主藏血，"主身之筋膜"，而筋膜附于骨而聚于关节，直接联结关节、肌肉，影响着肌肉的收缩驰张、关节的屈伸转侧，故《素问·五脏生成篇》称之为"诸筋者，皆属于节"。因此肝之血液充盈，筋得其养，则筋强而能主其用，肌腱而运动有力；如果肝之气血衰少，筋膜失于濡养，则筋软失用而肌萎无力矣。正因为肝与肢体的运动关系密切，因此《素问·六节藏象论》称肝为"罢极之本"，而《素问·上古天真论》也谓之"肝气衰，筋不能动"，因之认为肝不主筋是重症肌无力的重要病机。同时，肝主疏泄，具有主升、主动的生理特点，直接调节气机的升降出入，对脾胃之升清降浊也起着协调平衡作用，如果肝之疏泄功能正常，则脾气得以升举而肌肉亦有所主；若肝之疏泄功能异常，则可使脾之升清功能受到影响，从而出现眼睑下垂等现象，故重视柔肝润筋。

此方白芍柔肝缓急；蝉蜕息风；葛根升津润燥；丝瓜络疏肝通络。其药简功专，是治疗重症肌无力的奇方妙剂。

补肾活血汤

【组成】 刘寄奴 15g，苏木 10g，赤芍 15g，白芍 15g，桑椹 15g，熟地 15g，川芎 9g，黑芝麻 20g，胡桃肉 15g。

【功能】 补肾益精，活血化瘀。

【主治】 重症肌无力。适用于肾虚夹有瘀血，症见腰脊酸软，肌肉消脱，足萎无力，舌暗或有瘀点瘀斑，脉细涩者。

【用法】 每日 1 剂，用清水适量浸泡药物 30 分钟后，文火煮沸 30 分钟，二煎共取汁 300ml，早晚分服。

【解析】 此方是首批全国名老中医、著名中医学家谢海洲创立。方中刘寄奴、苏木、赤芍、川芎为一组活血化瘀，行滞通经的药物，能使瘀去新生，又可防止补肾益精药物的黏腻滞碍；白芍、桑椹、熟地、黑芝麻、胡桃肉是一组补肾益精的药物，养血荣脉，填精补髓，与活血药同用，有强筋壮骨之功。诸药配伍，共具补肾益精，活血化瘀之功。其组方严谨，用药独到，堪称妙剂。

温肾培中汤

【组成】 百合 30g，生地 15g，麦冬 12g，石斛 10g，牛膝 12g，黑附子 18g，炒知母 10g，山茱萸 10g，炒白术 10g，党参 25g，粳米 30g。

【功能】 温补命门，清补心肺。

【主治】 重症肌无力。

【用法】 每日 1 剂，水煎两次，各取 150ml 混合后两次温服。

【解析】 此方是名老中医阎卓如的临床验方。阎卓如指出，重症肌无力，属神经肌肉间传递功能障碍所致。中医认为"命门"是生命的根本，对人的生命关系十分重要，若命门火衰不能温煦脏腑，则影响脏腑的功能而发病。"脾主肌肉"，脾虚则肌肉失其温煦；"肺主治节"，肺气虚则影响呼吸，排痰不利可引起窒息；肝主筋为罢极之本，肝不得温煦则疲倦无力，亦有"久病无不损其命门"之说。因此，此方取填补命门真阴真阳的培本之法，以平调阴阳。避免有所偏衰之弊，因纯补津液，必耗伤阳气；纯补阳气，必耗伤津液，故采取平调之法。

此方百合配生地，益心肺之阴；麦冬配石斛滋阴以养肝；石斛配牛膝为健足之剂；山茱萸平补肝肾；党参、白术健脾益气；黑附子补命门真阳；炒知母苦寒，以济附子之大热；粳米益胃生津而保胃气。共奏补肾之真阴真阳，补中益气健脾之功。

重症肌无力方

【组成】 黄芪 20g，党参 15g，葛根 15g，当归 10g，炙甘草 3g，石斛 12g，黄精 12g，枸杞子 10g，陈皮 10g，石菖蒲 6g，升麻 5g，炙僵蚕 10g，炮穿山甲（以其他药代替）6g。

【功能】 益气升清，培补肝肾。

【主治】 重症肌无力（眼睑型）。

【用法】 每日 1 剂，水煎 2 次，分 3 次服。

【解析】 此方是第一届国医大师、著名中医学家周仲瑛创立。重症肌无力，是以骨骼肌无力为特征的一种神经肌肉间传递功能障碍性疾病，分全身型和眼睑型。其眼睑型，相当于中医之上胞下垂，因其难治难愈，又名"睑废"。目为五官之一，"五脏六腑之精气，皆上注于目"。十二经脉，亦均与眼部密切关联。眼病虽为局部疾患，多由内脏病变而引起，内服药则重于整体考虑。大体说来，此证可分为先天与后天两大类：先天性患者，往往因发育不全而形成，常发于双眼；后天性多由于脾弱气虚，脉络失和等所致，常发于一目。

在腑为脾，在气为湿。寒邪侵入太阴与湿相搏，于是寒湿阻滞经络，精微物质不得上呈，眼睑失养，以致上胞肿垂，无力开合。寒湿内因于阴土难以消除之际，仅用补中益气，升阳举陷之常规方药，不能除其寒湿之邪，故效果不显；应散寒除湿以祛邪，脾阳得伸，运化复常，精微物质得以上呈，此才是治病之本。

此外，临床上不仅脾虚，且常有兼证，其中最常见者为肾虚，即《脾胃论》中指出的"脾病则下流乘肾，土克水则骨乏无力"。又因肝肾同源，故治疗在健脾益气升清的基础上，又当加补益肝肾之品。

痛　风

加减痛风方

【组成】 鸡血藤 15g，雷公藤 15g，生麻黄 10g，川桂枝 10g，露蜂房 15g，制苍术 10g，防己 10g，防风 10g，威灵仙 10g，熟附片 10g，全蝎 3g。

【功能】 祛风宣湿，化痰消瘀。

【主治】 痛风。临床表现为手指足趾关节肿胀疼痛，甚则强硬变形，屈伸不利，或伴四肢关节肿痛，舌淡苔薄微腻，脉象细弦带涩。

【用法】 水煎，每日 1 剂；每剂煎服 2 次，首次煎煮时间不少于 45 分钟。

【加减】 寒邪偏盛，关节剧痛，形寒怕冷者：加制川乌、制草乌等大辛大热之品以祛内在之沉寒痼冷；湿盛漫肿者：加薏苡仁、大腹皮；肢体肿胀者：加枳壳、川朴理气宣痹；热邪偏盛，局部红肿，扪之灼热者：加石膏、知母、虎杖、忍冬藤等寒凉之味以清络中之热；风胜游走者：加白芷、羌活；久痹正虚者：加人参、黄芪、生地、当归之类以补气血，养肾补肾。

此外，还应根据病变部位配合引经药：上肢：重用桂枝，加片姜黄；下肢：重加川牛膝、木瓜、钻地风；周身关节疼痛：加千年健、伸筋草、络石藤等。

【解析】 此方是首批全国名老中医汪履秋的自拟验方。汪履秋认为，痛风病因主要是外感风寒湿邪，病久邪气痹阻络脉，气血津液运行受阻，或因久痹正虚，推动无力，气血津液运行迟涩，形成痰浊与瘀血。因此，风湿痰瘀痹阻络脉实乃本病之病理关键。针对这一病理特点，治疗则应采取祛风、宣湿、化痰、消瘀的方法。朱丹溪"上中下通风痛风方"熔此四法于一炉，对本病甚为合拍。汪氏以该方为基础，结合临床经验，自拟加减痛风方。

此方麻黄发散风寒；附子温经散寒；防风祛风胜湿；苍术苦温燥湿；鸡血藤活血养血，兼制他药温燥太过；桂枝祛在上之风，防己除在下之湿；全蝎、露蜂房搜风剔络；雷公藤祛风解毒；威灵仙通行二十经脉，祛风通络。综观全方，君臣佐使，配合得当，既能散风邪于上，又能渗湿邪于下，还可散寒通络，化痰消瘀，实乃治疗痛风的有效良方。

骨　髓　炎

扶正托毒汤

【组成】 骨碎补 17g，生芪 20g，党参 20g，枸杞子 20g，当归

10g，赤芍 10g，菟丝子 20g，肉桂 10g，桂枝 12g，五加皮 17g，川
续断 17g，芡实 12g，茯苓 12g，猪苓 10g，泽泻 10g，红花 10g，甘
草 3g。

【功能】 补肾健脾，益气养血，温经散寒。

【主治】 化脓性骨髓炎。症见面黄肌瘦，腰膝酸软，患肢较对
侧粗大，或有畸形，漏管长期不愈，外溢脓汁，舌苔白，舌质淡，
脉沉细。

【用法】 每日 1 剂，清水适量浸泡药物 30 分钟后，文火煎煮。
沸后 40 分钟即可，二煎共取汁 300ml，早晚分服。

【加减】 寒盛者：加附子、干姜；湿盛者：加土茯苓、防己、
木瓜；肾虚明显者：加巴戟天、山茱萸、杜仲、桑寄生；血虚明显
者：加熟地、阿胶。

【解析】 此方是名老中医房芝萱治疗化脓性骨髓炎的专方。房
芝宣指出，化脓性骨髓炎，是化脓性细菌入骨内引起骨组织的感
染，属于中医学"附骨疽"的范围，因其附骨而生，毒气深沉且初
期无头不红，溃后迁延不愈而得名。由于发病部位和临床特点不
同，而命名各异；生于腕关节者称"兑疽"；生于踝关节者称"踝
疽"；生于大腿内侧者称"咬骨疽"；生于手足腿膊等处，溃后出朽
骨者称"多骨疽"；形成漏管，脓水淋漓，迁延不愈者称"附骨流
毒"，病名虽异，然证治皆相同。

房芝宣认为，化脓性骨髓炎以肾经亏虚为本，毒热未消，跌打
损伤，风寒湿邪为标。以致肾虚血亏，寒湿凝滞，伤筋蚀骨。治宜
补肾健脾，益气养血，温经散寒。扶正托毒汤全方寓托毒排脓于扶
正固本之中。

此方骨碎补、枸杞子、菟丝子、川续断补肾；肉桂、五加皮温
经散寒；茯苓、猪苓、芡实、泽泻健脾利湿；生芪、党参、当归益
气养血；红花、赤芍活血；桂枝引经；甘草调和诸药。诸药配伍，
共具补肾健脾，益气养血，温经散寒之功。其法扶正固本，攻补兼

施，用药精当，堪称妙剂。

骨髓炎方

【组成】　熟地 15g，太子参 15g，川芎 15g，黄芪 15g，茯苓 15g，骨碎补 12g，当归 12g，牛膝 12g，补骨脂 10g，防风 10g，木瓜 10g，威灵仙 10g。

【功能】　补脾益肾，强筋健骨。

【主治】　骨髓炎。证属慢性者，常有瘘管形成，或中有死骨致伤口经久不愈，并兼体倦乏力，面白虚羸，纳食减少，舌质偏淡，脉细无力者。

【用法】　水煎服，每日 1 剂。

【加减】　疼痛明显者：加祛瘀止痛之乳香 10g，没药 10g；脓液较多者：加清热解毒之蒲公英、地丁等；寒甚者：加炮附子；疮口破溃，则应配合外治之法：一般在早期感染明显时，清创可用四黄膏换药，以消炎解毒；慢性期时则以红粉纱条换药，以促其生肌长肉收口。

【解析】　此方是首批全国名老中医、著名中医外科专家赵永昌所创。骨髓炎相当于中医附骨疽、附骨流注等范畴。可发生于全身，但常以四肢之长管状骨为多。其发病原因，古人多认为是阴寒毒邪流注筋骨或由体虚之人元气素亏，风寒之邪乘虚入里，以致气血凝滞，荣卫失和而成；或由骨肉受损，寒毒之邪内侵，凝滞筋骨而致。此证虽属阴寒入骨之证，但可郁久化热，而致热盛肉腐化脓，蚀伤骨质，经久不愈，成为顽证。

赵永昌认为，骨髓炎是本虚标实之证，因脾主肉，肾主骨，骨烂肉腐是脾肾两虚，气血大衰，其证纯属阴寒。治当扶正为主，温养脾肾，大补气血以托毒外出，促其生肌长肉。主张通过调节脏腑功能，改善局部的病变，用调畅气机之法，兼以化瘀、清热、养血等法治之。

此方以熟地、补骨脂、当归、川芎补肾养血；太子参、黄芪、茯苓健脾益气，并辅之以木瓜、防风、骨碎补、牛膝、威灵仙等祛风湿，通经络，坚骨强筋；全方共奏补脾肾、益气血、通经络、祛邪毒、促其愈合之功，可谓妙方。

骨质增生症

益肾坚骨汤

【组成】 黄芪 30g，鸡血藤 30g，补骨脂 15g，川芎 12g，菟丝子 12g，葛根 12g，狗脊 12g，川续断 12g，骨碎补 12g。

【功能】 益肾养血，活络止痛。

【主治】 颈椎、胸椎、腰椎增生，上肢麻痛，脊柱活动欠利者。

【用法】 水煎服，每日 1 剂，早晚各服 1 次。

【加减】 夹湿者：加苍术 12g；寒湿者：加制川乌 10g、川桂枝 10g。

【解析】 此方是首批全国名老中医汤承祖集 60 余年临床经验所创之方，是针对脊椎增生，活动欠利、上肢麻痛而设的一首良方。

汤承祖指出，人体关节和附近的软组织及血管到一定年龄会逐渐老化，产生解剖上和生理上的变化，由于日常活动时受损伤，逐渐出现骨质增生和软骨下骨硬化。颈、胸椎增生，可引起眩晕、恶心呕吐、视物模糊、颈肩臂疼痛和手指麻木等；胸、腰椎增生，可引起腰腿疼痛麻木，活动受限，甚至偏瘫或全瘫。

此方黄芪为益气之要药，能扩张血管改善血行；补骨脂补肾壮阳；骨碎补补肾续筋；川续断补肝肾，强筋骨而镇痛；菟丝子补肝肾益精髓；狗脊补肝肾强腰脊；鸡血藤行血补血，通经活络，为疗腰腿疼痛、肢体麻木之品；川芎活血化瘀，搜风止痛；葛根解肌止痛。诸药合伍，益气生血，补肾壮骨，活络止痛。

骨 结 核

新骨痨丸

【组成】 黑木耳 250g，杜仲 9g，当归 15g，熟地 15g，补骨脂 15g，骨碎补 15g，茜草根 15g，羌活 15g，川续断 12g，牛膝 9g，茯苓 9g，威灵仙 9g，木瓜 9g，川芎 9g，乳香 9g，没药 9g。

【功能】 滋肾温阳强筋骨，补气养血通经络。

【主治】 骨结核。

【用法】 诸药共为细末，炼蜜为丸，丸重 6g；每服 1 丸，日服 2 次，亦可煎汤，常以 3 日为 1 个疗程。

【解析】 此方是首批全国名老中医、著名中医骨科专家赵永昌所创。骨结核，中医谓之骨痨，因其易流窜他处，溃后脓液稀薄如痰，古人又多称之为凉痰。赵永昌认为，此病多以气血虚寒痰阻清阳凝结而成。但因其病在骨，而肾主骨，肾虚则骨骼失养，易痰易凝，故实属流痰为标，而肾虚为本之证，其病多发于儿童、青年，或因年稚先天不足，肾气未充，或因劳倦伤损，皆可导致三阴亏损，气血失和而骨节空虚，遂致寒痰流注，酿为骨痨，故治疗当以补肾固本为主，而以化痰消肿为辅。

此方骨碎补、牛膝、补骨脂、川续断、杜仲、熟地为补肾益精之品，又能坚骨强筋；羌活、威灵仙、木瓜祛风湿而通上下经络；归芎行血以补血；乳香、没药祛瘀止痛又能生新；茜草根，据临床和现代药理研究有抗结核之功，故为必用之品；茯苓健脾以祛湿；黑木耳有益气活血之力。全方共具滋肾温阳强筋骨，补气养血通经络之功。其扶正祛邪，固本为主，用药奇特，用量悬殊，匠心独到。

颈 椎 病

除痹逐瘀汤

【组成】 路路通 30g，桑枝 30g，当归 15g，刘寄奴 15g，川芎 12g，白芷 12g，威灵仙 12g，姜黄 12g，白芥子 9g，羌活 9g，胆南星 9g，红花 9g。

【功能】 活血化瘀，行气通络，除湿涤痰。

【主治】 颈椎病。

【用法】 水煎服。每日 1 剂，服 6 剂停药 1 天，12 天为 1 个疗程。

【加减】 热郁经络者：加忍冬藤 30g；气虚体弱、手麻明显者：加黄芪 30g；湿热内蕴、口苦者：加黄连 9g 或栀子 9g、胆南星 4.5g；项背挛急者：加葛根 24g。

【解析】 此方是首批全国名老中医吕同杰创立。颈椎病，一般认为其病变在骨，发病与肾虚有关，故治疗多以补肾为法。吕同杰则认为，尽管该病与肾关系密切，但其主症是受累关节及其肢体剧烈疼痛，活动受限，审症求因，乃风、寒、湿、痰痹阻骨脉，经络瘀滞所致，故治疗当以祛邪为主，只有祛除病邪，才能使气血调和，肾气得养，骨脉得充，疾病得愈，此谓"祛邪养正"法。故创除痹逐瘀汤以治。

此方共分三组药物：

第一组为活血化瘀药：红花辛散，通经活血，祛瘀止痛；刘寄奴破血通经，消瘀止痛，为破血行瘀之要药；路路通既能行气又能通经，与刘寄奴相伍有通行十二经，驱除经络瘀滞之效；当归甘补辛散，苦泄温通，既能补血，又能活血，有推陈致新之功；川芎辛温香窜，能上行巅顶，下达血海，旁通四肢，外至皮毛，为活血行气之良药；姜黄辛苦而温，外散风寒，内行气血，有活血通经、行气止痛、祛风疗痹之效，以其辛散横行，对上肢之疼痛尤为专长。

第二组为祛风湿通经络药：桑枝苦平，善于祛风湿通经络，达利四肢关节，对风湿痹痛、四肢麻木拘挛皆有良好的效果；白芷气味芳香，偏重于止痛开窍；威灵仙辛散善行，能通十二经，既可祛在表之风，又可化在里之湿，通经达络，可导可宣，为治痹症之要药，对筋骨酸痛，肌肉麻痹，均有疗效；羌活气味雄烈，散风之力胜于防风，长于祛风湿，又可通利关节而止痛。

第三组为燥湿祛痰药：白芥子辛温气锐，性善走散，能搜胸膈经络之痰，善行皮里膜外之痰，风痰气滞或痰阻经络肢体疼痛之症皆可取效；胆南星苦温辛烈，走窜燥湿作用很强，对中风痰壅眩晕或风痰引起的麻痹、口眼歪斜，破伤风引起的项强口噤等皆有功效。

纵观全方，法理高深，配伍精明，用药精巧，共奏活血化瘀，行气通络，除湿涤痰之功。

石氏颈椎病方

【组成】 牛蒡子9g，僵蚕9g，葛根12g，天麻9g，桂枝9g，白芍9g，甘草3g，山甲片（以其他药代替）9g，当归9g，黄芪12g，天南星6g，防风9g，全蝎6g，草乌6g，磁石30g，狗脊30g，羌活9g，独活9g，沙苑子9g，白蒺藜9g。

【功能】 补肾强脊，通利祛邪。

【主治】 颈椎病。症见颈项强直，头颈肩臂疼痛，上肢麻木等。

【用法】 每日1剂，水煎2次，2次分服。

【加减】 从病位加减：项背强者：多用牛蒡子、葛根、僵蚕、防风；耳鸣、耳聋者：多用磁石，加五味子；视物不清者：投枸杞子、菊花；头痛者：前额部用川芎，枕部多用羌活，巅顶部加用藁本；肢麻者：多给桂枝、天南星，加威灵仙、蜈蚣。

从病性加减：气不足者：加用黄芪、党参、白术、茯苓；血不足者：加用生地、当归、芍药、鸡血藤；伤阴者：加用麦冬、石斛、肉苁蓉、菟丝子；肝肾亏虚者：加用杜仲、狗脊、熟地；夹食者：加用鸡内金、山楂、神曲；腑闭者：加用大黄、厚朴；肝阳上亢者：加用珍珠母、煅龙牡；血虚神扰者：加用五味子、酸枣仁、首乌藤；气滞者：加用柴胡、香附；血瘀者：加用全蝎、丹参；伴痰湿者：加用白芥子、苍术、薏苡仁；兼风寒者：加用麻黄、桂枝、防风；有恶心者：加用半夏、竹茹。

【解析】 此方是第二届国医大师、著名中医学家石仰山创立。方中牛蒡子祛痰散结，通舒十二经脉；僵蚕化痰通脉，行气化结；葛根升阳解肌，以解项背强之苦；天麻消风化痰，清利头目；桂枝、白芍调和营卫，甘酸化阴，缓急止痛；羌、独活畅通督脉膀胱之经气；沙苑子、白蒺藜补肝散结；炙山甲片软坚消结；狗脊壮补肾本，填精固髓，以滋肾气之源；肺朝百脉，用黄芪配当归以助动一身之气血，而又益宗肺之气，以化生肾水，行气活血祛痰。此方充分体现了石氏以通为治，因果并论的用药特色。

此方还体现了石氏临床用药"三善"，即善用牛蒡配僵蚕以通行经脉，开破痰结，导其结滞，宣达气血，滑利椎脉；善用草乌与磁石以通利血脉，消肿息痛，并且磁石之咸凉可制约草乌之峻烈，草乌之辛烈又可起启磁石之阴寒，两药相辅相成，相得益彰；善用天南星与防风祛风解痉，天南星可行血祛滞，又能化痰消积；防风导气行血，畅通经脉。两药相合，行无形之气，化有形之郁，使痰瘀化散，气血流通，从而病症得解。

通观此方，理法清新，独有创意，用药精炼，经验丰富，加减有度，是治疗颈椎病的良方妙剂。

腰椎管狭窄症

通脉活血汤

【组成】 黄芪 18g，鹿角片 18g，丹参 18g，金毛狗脊 12g，当归 9g，地龙 9g，泽兰叶 9g，杜仲 9g，苏木 9g，赤芍 9g。

【功能】 通督活血，补益肝肾。

【主治】 腰椎管狭窄症。证属肾精匮乏，痹阻督脉者。

【用法】 将鹿角片另包，先煎 30 分钟，再将诸药共煎，沸后文火煎 50 分钟，每日 1 剂，每剂分两次饭后温服，每次 150ml 左右；服药过程中停止用其他中西药物；配合手法及其他治疗方法，卧硬板床休息，每日卧床时间为 16 小时以上。

【加减】 下肢痹顽痿废，麻木疼痛甚者：加五加皮 9g、牛膝 9g、木瓜 9g；兼有口渴欲饮，舌红少苔，脉弦细，面色红赤，阴虚火旺者：加炙黄柏 9g、生地 9g；兼有舌苔白腻，脉濡缓，口渴不欲饮，怠倦困乏，湿重者：加草薢 9g、防己 9g、苍术 9g；兼有风湿，游走窜痛，痛无定处，顽麻不仁者：加羌活 9g、威灵仙 9g、秦艽 9g、防风 6g；疼痛甚者：加延胡索 9g、乌药 9g、广三七 5g。

【解析】 此方是首批全国名老中医、著名中医骨伤科专家李同生的家传验方。方中丹参去瘀生新，行而不破；当归、黄芪补气生血，为"饥因劳疫"所设；地龙走血分，能通血脉，利关节，消瘀滞，疗痹痛；以上诸药均有活血通经、消肿止痛之功效；杜仲温肾助阳，益精补髓，强筋壮骨；鹿角益肾，行血消肿；狗脊补肾壮腰，祛风定痛；此三味皆有填补奇经，壮腰益肾之力。综观全方，可收补益肝肾，通督活血之功，是治疗腰椎管狭窄以及多种腰腿疼痛，如腰椎间盘突出症、腰间横突综合征、慢性腰肌劳损等的妙方。

颅脑损伤后遗症

健肾荣脑汤

【组成】 桑椹 15g，熟地 12g，郁金 12g，丹参 12g，太子参 10g，紫河车 9g，龙眼肉 9g，当归 9g，赤芍 9g，远志 9g，菖蒲 9g，生蒲黄 9g，白芍 9g，茯苓 6g。

【功能】 补气血，填精髓，宁心神，通脉络。

【主治】 颅脑损伤后遗症。

【用法】 每日 1 剂，水煎 2 次分服。

【加减】 偏于阴虚者：合用地黄饮子；偏于络脉瘀阻者：合用桃红四物汤。

【解析】 此方是首批全国名老中医、著名中医学家谢海洲创立。此方紫河车甘咸而温，血肉有情之品，大补气血，填精益髓，以为主药；合当归、熟地、白芍三味补血养血之力尤甚；龙眼肉、桑椹养血健脾；菖蒲、郁金行气解郁开脑窍；太子参、茯苓健脾益气，取阳生阴长之义，生津之功力更著；赤芍、蒲黄活血化瘀通脉络；丹参、远志养血宁心。诸药配伍，共建补气血，填精髓，宁心神，通脉络之功。

纵观全方，紧扣阴阳气血双补，气血生长则能化精，精足则脑髓充，活血通络则瘀去，瘀去则新血生，脑络通则神自明。其法理精深，用药独到。

健脑散

【组成】 紫河车 24g，鸡内金 24g，红人参 15g（参须 30g 可代），土鳖虫 20g，当归 20g，枸杞子 20g，制马钱子 15g，川芎 15g，地龙 12g，制乳香 12g，制没药 12g，炙全蝎 12g，血竭 9g，甘草 9g。

【功能】 养血益气，化瘀通络，疗伤定痛。

【主治】 脑震荡后遗症。症见头晕而痛，健忘神疲，视力减退，周身酸痛，天气变化时则更甚；有时食欲不振，睡眠欠佳，易于急躁冲动；面色黧黑，舌有瘀斑，脉多沉涩或细涩。

【用法】 诸药晒干，共研极细末，胶囊装盛亦可；每服 4.5g，早晚各 1 次，开水送下，可连续服 2～3 月。

【解析】 此方是第一届国医大师、著名中医学家朱良春创立。朱良春认为，脑震荡后遗症多为"虚中夹实"之征，因其虚，必须大补气血，益肝肾；因其实，气血瘀滞，又须化瘀活血。

此方紫河车、红参、枸杞子、当归养血益气，滋补肝肾，精血旺，则髓海充；川芎既能行气活血，又能载药直达病所；全蝎、鸡内金、土鳖虫、地龙、乳香、没药、血竭，化瘀通络，疗伤定痛；马钱子制后毒既大减，善于通络止痛，消肿散结，尤有强壮神经之功，对此症之恢复，有促进之作用。诸药合用，共奏养血益气，化瘀通络，疗伤定痛之功。

内分泌、结缔组织病方

糖 尿 病

生津止渴汤

【组成】 生地 50g，山药 50g，石斛 25g，沙苑子 25g，知母 20g，玉竹 15g，红花 10g，附子 5g，肉桂 5g。猪胰子适量。

【功能】 滋阴清热，生津解渴。

【主治】 糖尿病。症见多饮、多尿、多食、形体消瘦、咽干舌燥、手足心热、舌质红绛、苔微黄、脉沉细。

【用法】 水煎服，每日服 2 次，早饭前、晚饭后 30 分钟温服，猪胰子切成小块生吞；服药期间，停服一切与本病有关的中西药物。

【解析】 此方是第一届国医大师、著名中医学家任继学创立。此方用猪胰子以脏补脏；生地、山药、玉竹、石斛、知母滋阴清热；红花养血活血；附子、肉桂微微生火，使"阴得阳助，而生化无穷"；沙苑子滋阴平肝。诸药合用，共奏滋肾生津之功。

糖尿病（消渴病），多责之肾阴虚，内热灼津，治宗滋阴降火之法，有效有不效。此方一反常规，在大队滋阴药中伍以小量桂附，生发肾气，使阴精生化无穷，堪称奇妙。

二地降糖饮

【组成】 泽泻 30g，石膏（先煎）30g，地锦草 15g，地骨皮 15g，苦参 15g，生地 15g，南沙参 12g，僵蚕 10g，麦冬 10g，知母 10g，青黛（包煎）5g。

【功能】　养阴清热，降糖除消。

【主治】　非胰岛素依赖型糖尿病。症见口渴欲饮，消谷善饥，小便频多，疲乏无力，形体消瘦，舌质偏红，苔薄黄，脉细。

【用法】　先将诸药浸泡30分钟，再煎30分钟；每剂药煎2次，将2次煎出的药液混合分2次服用。

【加减】　气阴两虚、神疲气短、纳差便溏者：加扁豆、白术、薏苡仁、山药；下消尿频量多者：加熟地、怀山药、山萸肉等滋补肾阴；中消消谷善饥显著者：加玉竹、黄连等清胃泻火；上消口渴欲饮明显者：加芦根、石斛、天花粉等清肺润燥；阴虚及阳，每见小便混浊，腰膝酸软形寒怕冷，舌淡白，脉沉细等症者：加淫羊藿、熟附子、肉桂、补骨脂等；妇女月经不调有血瘀征象者：伍以桃仁、红花、鬼箭羽、赤芍、丹参等。

【解析】　此方是首批全国名老中医、著名中医学家汪履秋所创。糖尿病属于中医学消渴范畴。其病理变化以阴虚为本，燥热为标，治疗以养阴增液、润燥清热为大法。汪履秋认为养阴增液以滋养肺肾为主，润燥清热主要是润肺清胃。

此方中苦参、泽泻、地锦草、僵蚕、青黛等药乃结合辨病用药，据药理研究及临床观察，这类药物有不同程度的降低血糖作用；以南沙参、麦冬、生地滋养肺肾；地骨皮、石膏、知母清肺热泻胃火；全方辨证结合辨病，熔润肺、清胃、滋肾于一炉，实为上、中、下三消的通治方。其经临床反复使用，既能改善临床症状，又能降低血糖、尿糖，实乃良效奇方。

关氏糖尿病方

【组成】　生黄芪30g，淫羊藿15g，杭白芍30g，生甘草10g，乌梅10g，葛根10g。

【功能】　补肾益气，生津敛阴。

【主治】　糖尿病。

【用法】 每日 1 剂，水煎服，日服 3 次。

【解析】 此方是首批全国名老中医、著名中医学家关幼波创立。关幼波指出，糖尿病为中医消渴症。消渴症大多由于过食肥甘，七情郁火，或因素体阴亏，内热由生，肾精被耗，日久气阴两伤，肾气不固，收摄无权，以致多饮而烦渴不解；多食反而消瘦；多尿而味甘，阴精外泄。所以，在治疗时应当注意调补阴血精气，从肾论治为本，生津清热止烦渴为标，并根据上、中、下消的不同特点而有所侧重。随症加减用药，可获良效。

此方生黄芪益气；白芍养血敛阴而益津液，《药性论》说：白芍能"强五脏，补肾气"。与白芍、乌梅、甘草合用，酸甘化阴，以达到机体阴液自生的目的；葛根生津液除烦热而止渴，且能鼓舞胃气上行，一散一敛，使之津液输布而不耗散，邪热得清而阳气升发。另用淫羊藿补命门益精气，使生黄芪得命火之助而补气力著，协白芍强五脏补肾气作用显增。所以，补肾益气，生津敛阴为本方的特点。

纵观全方，立意高深，法理清晰，药简功专，主次分明，疗效卓著，乃为糖尿病治疗的良方妙剂。

糖尿病方

【组成】 地骨皮 30～60g，僵蚕 15～30g，枸杞 15～20g，丹参 15～30g，赤芍 15～30g，苍术 15～30g。

【功能】 活血化瘀，滋肾降糖。

【主治】 2 型糖尿病。

【用法】 每日 1 剂，水煎 2 次，分服。

【加减】 阴虚热甚者：加知母、黄柏、山药滋阴清热；阴阳气虚者：加胡芦巴、红人参、淫羊藿、五味子温阳益气。

【解析】 本方是首批全国名老中医李孔定的临床验方。方中地骨皮，《本草新编》言其"凉血，凉骨，益肾，生髓，因此通治三消，实非他药可及。"现代药理研究证实；地骨皮含有不饱和的必需脂肪酸、亚油酸、亚麻酸等，具有抗脂肪肝作用，能抑制中性脂肪在肝脏内的生成，促进中性脂肪移向血流，因而保证了肝脏这一维持血中葡萄糖的重要器官恒定的正常生理功能，达到降低血糖作用，故为本方之君；辅苍术燥湿化浊，枸杞滋补阴精，"尤止消渴"（《本草正》）；由于本病多兼瘀滞之证，瘀阻经脉则津不上承而渴，故加丹参、赤芍、僵蚕化瘀通络为佐使。诸药配伍，共具活血化瘀，滋肾降糖之功。

纵观全方，既切中病机，符合中医辨证论治的原则，又根据现代药理研究资料取有显著降糖作用的药物配方，中西结合，疗效堪佳。此外，全方补中有消，补而不滞，能使燥热解，阴津生，阴气复而消渴愈。

消渴病方

【组成】　太子参 15g，茯苓 10g，炒白术 10g，陈皮 10g，生白芍 6g，炙甘草 5g，当归 6g，炒谷芽 15g，焦神曲 6g，竹茹 10g，麦冬 10g，柴胡 5g，生黄芪 10g，山茱萸 10g，大枣 3 枚，薄荷 5g。

【功能】　补气培元。

【主治】　2 型糖尿病。证属脾虚型，症见乏力困倦，唾液多、苔腻等。

【用法】　每日 1 剂，水煎服。

【解析】　此方是第一届国医大师、著名中医学家方和谦创立。糖尿病有 1 型、2 型之分。1 型又称胰岛素依赖型糖尿病，主要由胰岛素分泌不足，造成"三多一少"临床症状。2 型又称非胰岛素依赖型糖尿病，表现为以高血糖为特征的代谢综合征，患者自身产生胰岛素能力始终存在，多数患者体内胰岛素甚至产生过多，但胰岛素功效却大打折扣，处于一种相对缺乏状态。同样表现为"三多一少"症状。糖尿病属于中医消渴的范畴。主要是由于素体阴虚，五脏柔弱，复因饮食不节，过食肥甘，情志失调，劳欲过度，而导致肾阴亏虚，肺胃燥热；病机重点为阴虚燥热，而以阴虚为本，燥热为标；病延日久，阴损及阳，阴阳俱虚；阴虚燥热，耗津灼液使血液黏滞，血行涩滞而成瘀；阴损及阳，阳虚寒凝，亦可导致瘀血内阻。

方和谦认为，糖尿病虽与肺、脾、肾三脏相关，但与脾脏最为重要。盖脾为后天之本、水谷气血之海，饮食通过脾的转运，化为精微物质，才可为人体所用。脾虚四肢百骸失养，则乏力困倦，唾液多，苔腻等。此方以补气培元为大法，组方严密，用药精妙，功专力宏，堪称妙剂。

降糖方

【组成】　生黄芪 30g，玄参 30g，生地 30g，葛根 15g，苍术 15g，丹参 30g。

【功能】　益气，养阴，活血。

【主治】　糖尿病，证属气阴两虚型。

【用法】　每日 1 剂，水煎，分 2 次温服。

【加减】　皮肤瘙痒者：加白蒺藜 10g、地肤子 15g、白鲜皮 15g；尿糖不降者：重用天花粉 30g，或加乌梅 10g；尿中出现酮体者：加茯苓 15g、黄芩 10g、白术 10g、黄连 5g；血糖不降者：加人参白虎汤，方中人参可用党参代替，用 10g，知母用 10g，生石膏重用 30～60g；心悸者：加生龙骨 30g、生牡蛎 30g、菖蒲 10g、远志 10g；下身瘙痒者：加黄柏 10g、知母 10g、苦参 15～20g；自觉燥热殊甚，且有腰痛者：加肉桂 3g；失眠者：加何首乌 10g、女贞子 10g、白蒺藜 10g；腰痛、下肢痿软无力者：加桑寄生 20～30g、狗脊 15～30g；大便溏薄者：加薏苡仁 20g、芡实米 10g；血糖较高而又饥饿感明显者：加玉竹 10～15g、熟地 30g。

【解析】　此方是首批全国名老中医、著名中医学家祝谌予创立。糖尿病，现代医学分为两大类：依赖胰岛素糖尿病和非依赖胰岛素糖尿病。在我国以非依赖胰岛素糖尿病为最多。祝谌予在 10 余年观察中发现，糖尿病可分为 5 个类型：①气阴两虚型；②阴虚火旺型；③阴阳两虚型；④气虚血瘀型；⑤燥热入血型。其中以气阴两虚型为最多。降糖方为治气阴两虚型糖尿病的有效基本方剂。患者表现为多饮、多食、多尿、乏力、消瘦、抵抗力弱、易患外感、舌淡暗、脉沉细等症状。

自古以来，有关糖尿病或消渴病诸文献中，未见有活血化瘀法治疗糖尿病的报道。但在临床中遇到糖尿病合并血管病变者不少。通过血流变学研究，糖尿病患者血液黏稠度多有增高。

此方生黄芪配生地降尿糖，是取生黄芪的补中、益气、升阳、固腠理与生地滋阴、固肾精的作用，防止饮食精微的漏泄，使尿糖转为阴性；据药理研究，黄芪、生地有降血糖作用；苍术配玄参降血糖，苍术性虽为燥，但伍玄参之润，可制其短而用其长；药理研究证明，苍术和玄参都有延长降低血糖时间的作用；黄芪、苍术补脾健脾，生地、玄参滋阴养肾，二者扶正培本，降血糖、尿糖确有卓效；气阴两虚型糖尿病者常见舌质暗，舌上有瘀点或瘀斑，舌下静脉怒张等血瘀征象。故而加用葛根、丹参两味药通活血脉；实践表明，加用活血药后，疗效可得到增强。药理研究也证明，葛根、丹参都有降血糖的作用。

此方立法精明，用药巧妙，是治疗糖尿病的良效奇方。

风湿性关节炎

清痹汤

【组成】 忍冬藤 60g，青风藤 60g，丹参 30g，败酱草 30g，老鹳草 30g，土茯苓 21g，络石藤 18g，香附 15g。

【功能】 清热解毒，疏风除湿，活血通络。

【主治】 风湿热痹症。

【用法】 每日1剂，水煎，饭后分服。

【加减】 热入营血见心烦、皮疹、舌质红者：加生地、丹皮、玄参；气分热盛见口渴、汗出、发热、脉洪大、舌苔黄燥者：加生石膏、知母、黄芩；风热盛见发热、咽喉肿痛、瘾疹、疼痛涉及多个部位者：加连翘、葛根、秦艽；湿热盛见胸脘满闷、身重以下肢为甚、舌苔黄腻者：加防己、白花蛇舌草；阴虚内热者：加生地、白芍、知母。

【解析】 此方是首批全国名老中医娄多峰创立。娄多峰认为，风湿热痹可直接感受风湿热邪所致，也可由素体蕴热或青少年阳盛之体感受风寒湿邪蕴久化为湿热而引起，表现为关节疼痛，扪之发热，甚则红肿热痛，痛不可触，得冷则舒，遇热则剧。证属风湿热之邪郁壅脉络。治疗本病必须以清热解毒为主，不宜妄投辛燥通络之品，以防助热耗阴。热症除大半后，当益气育阳，扶正祛邪。但须注意清除余热，不然可死灰复燃，使病情反复难愈。

此方用忍冬藤、络石藤、青风藤，一则其性凉，能清热解毒，二则均为藤类药物，凡藤蔓之属，皆能通经入络，治一切历节风痛；丹参、香附能活血通络行气；土茯苓、败酱草、老鹳草加强清热解毒之功，且能除湿利水消肿，尤其是土茯苓能健脾胃，去脾湿，绝水湿之源。诸药相合，共达清热解毒、疏风除湿、活血通络之目的。

方中三藤为清代吴瑭治疗热痹之首选药。娄多峰以此为主，配以养血活血、利湿通络之品，而成是方，可谓师古不泥，旧法出新。

补肾清热治尪汤

【组成】 桑枝30g，忍冬藤30g，生地15～25g，桑寄生20～30g，地骨皮10～15g，川续断15～18g，骨碎补15～18g，白芍15g，威灵仙12～15g，酒浸黄柏12g，知母12g，红花9g，羌活9g，独活

9g，炙山甲（以其他活血通络药代替）9g，桂枝6～9g，制乳香6g，制没药6g，炙虎骨（以其他药代替）12g。

【功能】 补肾清热，疏风化湿，活络散瘀，强筋壮骨。

【主治】 痹症，肾虚标热重证。症见关节肿痛，不怕冷，夜间喜把病肢放到被外，但时间过长又会加重疼痛，或有五心烦热，低热，咽干牙肿，大便干秘，舌苔黄，舌质红，脉细数、尺弱小等。

【用法】 每日1剂，水煎，分两次服。

【加减】 肿痛关节略现轻度发红，用手扪之局部略热者：加皂角刺6～9g、连翘10～15g、白芷6～9g；腰僵明显或关节僵直、挛缩严重者：加生薏苡仁30g、僵蚕10～12g、木瓜10g、土鳖虫9g；口渴思冷饮者：加生石膏30g；上肢痛重者：加片姜黄9～12g；尚兼有受凉痛增症状者：加草乌3～6g、土鳖虫6～9g；关节、筋肉痛重者：加蚕沙10～15g、海桐皮15g；瘀血证明显者：减地骨皮、白芍，加赤芍15g、桃仁10g，活血止痛散1g，每日2次，装胶囊，随汤药冲服；有低热或下午体温升高、五心烦热者：加秦艽20～30g；下肢病重者：加牛膝10～15g、泽兰10～15g；大便干结者：可加桃仁泥10g、酒大黄3～6g。

【解析】 此方是首批全国名老中医、著名中医学家焦树德创立，是以朱丹溪潜行散加补肾强筋之品而成。方中以生地补肾壮水；骨碎补补肾祛骨风为主药；川续断补肾壮筋骨；红花活血通经；地骨皮益肾除劳热；乳香、没药化瘀定痛；威灵仙祛风湿，除痹痛；虎骨祛风壮骨，以骨治骨为辅药；黄柏坚肾清热；知母降火清热，除蒸消烦；羌、独活搜肾、膀胱二经之风湿；忍冬藤通经络，祛风热；白芍养血以缓急；炙山甲通经活络，有虫蚁搜剔之能；桑寄生补肾强腰，除风通络；桂枝温阳宣痹，配羌活、独活之辛温，可以免除方中大队凉药抑阳涩滞之弊为佐药；桑枝通达四肢，祛内湿，利关节为使药。

纵观全方，除用生地、川续断、桑寄生等补肾外，又根据"肾欲坚急，食苦以坚之"的理论，特以黄柏坚肾清热。巧妙之处是采用了朱丹溪行散的方法，先用黄酒将黄柏浸泡 3～4 小时，然后入煎。这样不但避免了热邪对凉药的格拒，而且又借黄酒之辛通作用，使黄柏更能深达病所而加强了坚肾清热之作用。其立意高深，构思巧妙，配伍精密，用药独到。

驱湿清痹汤

【组成】 黄芪 15～30g，当归 10～15g，薏苡仁 15～30g，防风 10～15g，木瓜 10～15g。

【功能】 益气活血，舒筋祛湿。

【主治】 痹证。

【用法】 每日 1 剂，水煎 2 次分服。

【加减】 风寒者：选加麻黄、桂枝、杏仁；风湿者：加羌活、独活；风热者：选加忍冬藤、秦艽、僵蚕、丝瓜络；寒气偏胜者：酌加附子、麻黄、桂枝、细辛、川乌、草乌；湿气偏胜者：选加藿香、佩兰、草薢、苍术、木防己；热邪偏胜者：酌加知母、黄柏、黄芩、豨莶草、忍冬藤、石膏、土茯苓；夹痰者：酌加半夏、天南星、地龙、陈皮；夹瘀者：必加延胡索，酌加桃仁、红花、川芎、丹参、鸡血藤、乳香、没药；气虚者：加用四君子汤；血虚者：酌加熟地、生地、白芍、黄精、鸡血藤；阳虚者：酌加淫羊藿、锁阳、附子、菟丝子、鹿角霜；阴虚者：加用桑寄生、龟甲、枣皮、熟地、枸杞。

按病位加减：上部痹痛，以风邪相对偏胜，根据病性分别选加羌活、桂枝、桑枝、片姜黄、葛根；下半部痹痛，肾虚为主，湿邪为重，寒、痰、瘀为多，根据病性选药外，通加独活、桑寄生、续断、川牛膝。

按病用药：慢性风湿性关节炎，从脾肾入手，加苓桂术甘汤、党参、怀山药；退行性关节病，重在肝肾者，加用骨碎补、鹿含草；颈椎骨质增生者，再加葛根、桂枝、赤芍；腰椎骨质增生者，再加续断、杜仲、补骨脂；膝关节骨质增生者，再加牛膝、独活；痛风性关节炎者，加土茯苓、萆薢、木通来降低尿酸；类风湿关节炎者，加露蜂房、乌梢蛇；坐骨神经痛者，重用白芍滋肝柔筋；强直性脊柱炎者，重在补益肝肾通督脉，常用鹿角霜、鹿胶、狗脊。

【解析】　此方是首批全国名老中医胡毓恒自拟验方。胡毓恒对中医"痹证"的论治颇具独识，所拟驱湿靖痹汤，随症加减，效果颇著。方中黄芪益气健脾，利水湿行血滞，增强人体免疫机能而拒邪于鬼门之外；当归补血活血止痛，且温经散寒，药理研究证实有明显镇痛消炎使用，并寓"治风先治血，血行风自灭"之旨；薏苡仁性燥能除湿，味甘能入肺补脾，兼淡能渗泄，故主筋急拘挛不可屈伸及风湿痹，除筋骨邪气不仁，药理研究证实其镇痛作用与氨基比林相似，还有解热作用，为治疗慢性痹痛之必用良药；木瓜舒筋活血，化湿和胃，为治痹痛筋脉拘挛之常用要药；防风祛风散寒，胜湿止痛，"通治一切风邪……诚风药中之首屈一指者矣"（《本草正义》），有解热提高痛阈的药理作用。五药相组，具有补益气血、活血通络、驱风散寒化湿，重在驱湿、通痹止痛之功效。

滋阴养液汤

【组成】　生地 15g，玄参 15g，麦冬 15g，钩藤 10g，桑枝 30g，石斛 10g，牛膝 10g，狗脊 10g，草决明 10g，杜仲 10g，海桐皮 10g，生石膏 60g。

【功能】　养阴清热，祛风通络。

【主治】　风湿性关节炎。证属阴虚热痹，表现为关节疼痛，得凉则舒，得热痛甚，皮肤干燥，口渴咽干，脉弦数，舌红。

【用法】　水煎服，每日 1 剂，共 2 煎，早晚分服。

【加减】　痛重者：加当归、乳香、没药。

【解析】　此方为首批全国名老中医章真如创立。章真如指出，风湿性关节炎，属于中医痹证，分风寒湿痹与热痹两大类。热痹又分实热与虚热两种。实热痹多见于病之初起即关节部分红肿热痛者，或病久由风寒湿痹转化而成；虚热痹则多见于过服温燥药，伤阴化热者。无论是实热痹或虚热痹，在症状上有某些共同点，如痛势剧烈，口干口苦，全身燥热，脉象弦细或沉细数，舌赤或红，少苔或黄苔。虚热尤为顽固难治，实热治疗奏效较快。实热相当于风湿热，有发热汗多，关节肿痛，或出现红斑和结节，易引起医患的注意。虚热则痛处如虎咬，皮肤干燥，肌肉瘦削，治疗很不理想，若辨证不确，甚至越治越剧烈。临证时须当注意。

此方生地、玄参、麦冬、石斛甘寒清热，滋阴增液；草决明、生石膏甘寒清热泻火而不伤阴；牛膝、狗脊、杜仲舒筋通络，强筋壮骨；海桐皮祛风化湿，通络止痛。诸药合用，共具清热养阴，祛风通络之功。

风湿痹证方

【组成】 制附子 12g，丁公藤 15g，豨莶草 30～60g，川芎 12g，红花 12g，白术 10～30g，黄芪 30g，淫羊藿 15g，鹿衔草 15g，防风 10g，桑寄生 15g。

【功能】 温经通络，活血除痹。

【主治】 风湿性关节炎。证属风寒湿痹者。

【用法】 每日 1 剂，水煎服，早晚 2 次分服。

【加减】 痛甚者：去附子，加制川乌、制草乌；虚寒甚者：加干姜；气血不足者：加白芍、当归、党参；病在上肢者：加桂枝、片姜黄，下肢加怀牛膝；久治不愈者：加蜈蚣、全蝎、白花蛇等。

【解析】 此方是名老中医朱晓鸣创立。方中附子补命门，暖脾土，温经络，除湿邪，对于风寒湿痹特别是阳气不足者，用之既能蠲痹止痛，又能温补阳气，《本草汇言》说附子："回阳气，散阴寒，逐冷痰，通关节之猛药也"；白术与附子同用，对风寒湿邪留阻肌肉、经络之痹证疗效甚著，白术其性纯阳，为除风痹之上药；黄芪与白术、附子同用，益气助阳，加强驱邪外出之功；防风善去肌肉筋骨关节之风湿，与黄芪、白术同用，可以益气固表，使气旺表实，补中有散，去邪而不伤正；淫羊藿、鹿衔草壮肾阳，祛风湿，对于慢性风湿痹证疗效尤著；桑寄生补肝肾，强筋骨，利关节，疗效持久；丁公藤祛风湿，除痹痛，远期疗效理想；豨莶草祛风除湿，通经活络有殊效，不但对实证有良效，即使气血不足，脾肾两虚者，只要适当配伍，不但能祛风湿，且有扶正之功，特别是对于风湿活动，血沉增快者，于方中重用豨莶草，则血沉很快复常，说明豨莶草不仅是可以祛邪，而且还可调整免疫功能；川芎、红花活血止痛，祛瘀生新。诸药配伍，共具温经通络，活血除痹之功。

类风湿关节炎

补肾祛寒治尪汤

【组成】 伸筋草 30g，熟地 12～24g，川续断 12～18g，威灵仙 12g，松节 10g，防风 10g，骨碎补 10～20g，淫羊藿 9～12g，补骨脂 9～12g，制附片 6～12g（用到 15g 时，需先煎 10～20 分钟），桂枝 9～15g，牛膝 9～15g，赤芍 9～12g，白芍 9～12g，土鳖虫 6～10g，炙山甲（以其他药代替）6～9g，苍术 6～10g，麻黄 3～6g；炙虎骨（以其他药代替）9～12g。

可用透骨草 20g，寻骨风 15g，自然铜（醋淬、先煎）6～9g。三药同用，以代虎骨。

【功能】 补肾祛寒，化湿疏风，活瘀通络，强筋壮骨。

【主治】 类风湿关节炎及强直性脊柱炎、结核性关节炎、大骨节病。临床表现为关节喜暖怕冷，腰酸乏力，遇寒疼痛加重，舌苔薄白或白，脉沉尺弱者。

【用法】 每日 1 剂，水煎，分两次服。此方以治本为主，往往需服 4～6 周才出现疗效，故需耐心坚持服用，以达痊愈。

【加减】 舌苔白厚腻者：去熟地，加砂仁 5g、藿香 10g；上肢病重者：加片姜黄 10g；腰腿疼痛明显者：去苍术、松节，加桑寄生 30g、杜仲 12g，并加重川断、补骨脂用量，吃药时再嚼胡桃肉（炙）1～2 个；瘀血明显者：加红花 10g、乳香 6g、没药 6g、皂角刺 6g；肢体僵屈者：去防风、苍术、松节，加生薏苡仁 30～40g、茯苓 12g、木瓜 9～12g、白僵蚕 9～12g；中运不健、脘胀纳呆者：加陈皮 10g、焦麦芽 10g、焦神曲 10g；关节疼痛重者：加重附片的用量，并可再加草乌 6～9g、七厘散（每次 1g）随汤药冲服；脊柱僵直、弯曲变形者：去苍术、牛膝，加金毛狗脊 40g、鹿角胶 9g（鹿角片、鹿角霜亦可）、白僵蚕 12g、羌活 12g；出现热象者：减少桂枝、附子用量，加黄柏 10～12g、秦艽 15～20g，把熟地改为生、熟地各 15g 或生地 20g。

【解析】 此方是首批全国名老中医、著名中医学家焦树德的临床验方。焦树德指出，痹的病因病机特点是肾虚，寒湿之邪深侵入肾（肾主骨，故骨质受损）所致，治当补肾祛寒，化湿疏风，活瘀通络，强筋壮骨为主。

此方以《金匮要略》桂枝芍药知母汤合《太平惠民和剂局方》虎骨散加减化裁而成；方中熟地补肾填精，养肝益血；土鳖虫化瘀壮筋骨；骨碎补化瘀祛骨风；淫羊藿补肾阳，祛肾风；川续断、补骨脂补肾阳，壮筋骨；虎骨祛风壮骨；穿山甲通经散结；制附片壮肾阳，祛肾邪；伸筋草舒筋活络；白芍、赤芍、土鳖虫养血活血，兼具反佐之用，以防温药化热；苍术、威灵仙、麻黄、防风化湿疏风；桂枝温经散寒；松节通利关节；牛膝益肾并能引药入肾。诸药配伍，共奏补肾祛寒，化湿疏风，活瘀通络，强筋壮骨之功。

纵观全方，立法高深，用法独到，突出了补肾祛寒这一治疗大法，药味虽多，但多而不乱，主辅佐使，作用分明，相须相使，配伍巧妙，以治本为主，兼顾其标，辨病辨证，整体治疗。此非一般祛风除湿药方所能比拟，实乃奇方妙剂也。

益肾蠲痹丸

【组成】　熟地黄120g，当归120g，淫羊藿120g，鹿衔草120g，炙全蝎25g，炙蜈蚣25g，炙乌梢蛇90g（蕲蛇效更好，但价格较贵），炙蜂房90g，炙土鳖虫90g，炙僵蚕90g，炙蜣螂虫90g，甘草30g，生地黄120g，鸡血藤120g，老鹳草120g，寻骨风120g，虎杖120g。

【功能】　益肾壮督，蠲痹通络。

【主治】　类风湿关节炎。证属阳虚寒痹者。

【用法】　将生地、鸡血藤、老鹳草、寻骨风、虎杖煎取浓汁；其全药共研极细末；同混合，作丸如绿豆大，每服6g，每日2次，食后服。

【加减】　阴虚者：另用生地10g、麦冬10g、川石斛10g，每日泡茶饮服，以养阴生津，而免口干咽燥之弊；阳虚甚者：兼服阳和汤加制川草乌；血压偏高者：用广地龙10g、龙胆草5g煎汤送丸；服药后有肤痒现象者：可取徐长卿12g、地肤子12g煎服，约3～4日即可解除。

【禁忌】　妇女经期或妊娠忌服。

【解析】　此方是第一届国医大师、著名中医学家朱良春创立。其立意高深，法理清晰，组方严谨，用药独到，特别是对虫类药的使用，堪称一绝。此外，用法奇特，将生地、鸡血藤、老鹳草、寻骨风、虎杖煎取浓汁，余药研末，混合作丸服用，既可提高疗效，又可方便使用，真是匠心独运。

川乌石膏汤

【组成】　川乌15g，石膏15g，桂枝5g，知母10g，黄柏10g，生地 10g，苍术 10g，秦艽 10g，威灵仙 10g，赤芍 10g，川芎 10g。

【功能】 散外寒，清里热，活血通络。

【主治】 类风湿关节炎。

【用法】 每日 1 剂，水煎 2 次，早晚分服。

【解析】 此方是著名中医学家董建华创立。董建华指出，此方主治类风湿关节炎，证属外寒里热，寒热错杂之痹证。此类痹证局部无红肿，外观与风湿痹无甚差别，局部亦喜温熨。但有舌红苔黄，溲黄便干，脉象有力等内热之象。这是外有寒束，内有热蕴，寒热相互搏结，故疼痛甚剧。对此类痹证，治当散外寒，清里热，活血通络，故特立此方以治。经临床验证，疗效颇佳。

此方川乌驱逐外寒，以解内热被郁之势；石膏清解里热，以除寒热互结之机；桂枝、威灵仙、苍术、秦艽疏风散寒燥湿以助川乌疏散之力；生地、知母、黄柏清热凉血以资石膏内清之功；赤芍、川芎活血通络，使外邪解，血脉和，内热清，诸症自愈。

纵观全方，立意高深，法理清晰，组方严密，用药独到，特别是对川乌、石膏的使用，堪称一绝。

加味四妙汤

【组成】 金银花 30g，生地 20g，玄参 20g，生甘草 10g，白花蛇舌草 20g，鹿衔草 15g，山慈菇 10g，当归 15g，白芍 30g，萆薢 20g，薏苡仁 20g，青风藤 30g。

【功能】 清热解毒，活血通痹。

【主治】 类风湿关节炎急性发作期。症见关节红肿焮热，痛如锥刺，或见发热、烦躁等。

【用法】 每日 1 剂，水煎 2 次，早晚分服。

【加减】 关节疼痛明显者：加蜈蚣、全蝎等虫类药穿筋透骨、逐瘀止痛。

【解析】 此方是第二批全国名老中医房定亚的临床验方。房定亚指出，类风湿关节炎急性发作期多为热毒湿邪胶着关节，使气机阻滞，导致关节红肿灼热，痛如锥刺或如毒虫咬伤，且起病急骤，病情发展迅速；全身症状有发热、烦躁等症。治宜清热解毒、活血通痹，故用加味四妙汤，每获佳效。

此方金银花、生地、玄参、生甘草、白花蛇舌草、鹿衔草、山慈菇清热解毒、消炎止痛，其后 3 味药有调节免疫机能的作用；当归活血化瘀；白芍缓急止痛；萆薢、薏苡仁、青风藤祛湿利关节，消炎止痛。诸药配伍，功专力著，是治疗热毒痹的有效良方，可以阻断病情发展，值得效法。

尪痹方

【组成】 炙桂枝 10g，赤芍 10g，白芍 10g，知母 6g，炒苍术 10g，黄柏 10g，胆南星 10g，防风 10g，威灵仙 12g，鬼箭羽 10g，地龙 10g，黄芪 20g，青风藤 15g，鸡血藤 15g。

【功能】 祛风散寒，清热除湿，化痰祛瘀，益气养血。

【主治】 类风湿关节炎。

【用法】 每日 1 剂，水煎 2 次，分 2~3 次服。

【解析】 此方是第一届国医大师、著名中医学家周仲瑛创立。类风湿关节炎是一种以关节及其周围组织的非感染性炎症为主的全身性免疫性疾病，隶属于中医"肢体痹症"的范畴，是由机体的正气不足，气血不盛，卫外不固，邪气乘虚而入，致使气血凝滞，经络痹阻而引起的一类关节疾病，鉴于它的反复性和顽固性，已成为现代医学界较为棘手的攻关课题之一，被称之为"不死的癌症"，给广大患者带来了诸多不便和痛苦。而中医药在这方面却越来越显示出优势。

此病的病因病机，不外乎是内因和外因，外因中主要以六淫之邪为害，其中尤以风、寒、湿、热邪为主，其中痰湿之邪致病更为严重，因为痰湿之邪，其性黏腻重浊，再加上"百病皆由痰作祟"，越是顽疾越与痰湿之邪密切相关；内因及病机即是肝肾亏损，气血亏虚，脏腑功能失调所致，内因和外因相互作用而成疾。

此病的治疗以"通"为其大法，《景岳全书》云"痹者，闭也。以气血为邪所闭不得通行而病也"。此法着重于"通"，先除邪气，疏通脉络，而后再根据病之根本着手治疗和调理。

此方桂枝、苍术、防风、威灵仙、青风藤祛风散寒胜湿；地龙入络搜风制邪；鸡血藤、赤芍、白芍、鬼箭羽养血活血祛瘀；胆南星、地龙化痰通络；知母、黄柏清热化湿；黄芪补气扶正达邪。诸药配伍，共奏祛风散寒，清热除湿，化痰祛瘀，益气养血之功。

肿瘤科病方

鼻 咽 癌

解毒消癥汤

【组成】 沙参 12g，玉竹 12g，旋覆花 10g，代赭石 30g，昆布 15g，海藻 15g，三棱 15g，莪术 15g，炙鳖甲 15g，夏枯草 80g，白花蛇舌草 80g，白茅根 50g。

【功能】 润燥活血，解毒消癥。

【主治】 鼻咽癌，食管癌等各种类型的恶性肿瘤。

【用法】 每日 1 剂，水煎 2 次，早晚分服。或增大剂量，水煎久熬滤渣取汁 1000ml，加蜂蜜适量调和，分 2 日频频饮服。

【加减】 气虚者：加人参、西洋参、黄芪、党参；脾虚湿盛者：加白茯苓、生薏苡仁、西砂仁；出血者：加炒蒲黄、仙鹤草、生地榆；热毒炽盛者：加金银花、蒲公英、紫花地丁、天葵子、野菊花；痰盛者：加半夏、紫菀；便秘者：加生大黄等。并用单方白鹅血或白鸭血热服，均具有一定疗效。

【禁忌】 治疗期间，禁食鸡肉、牛肉、羊肉、狗肉、猪蹄、鲤鱼、鲇鱼、黄颡鱼、虾、蟹、辣椒、葱、蒜等一切发疮动火之物，禁酒及房事。

【解析】 此方是名老中医张梦侬的临床验方。此方沙参、玉竹滋阴润燥，可助瘤体软化；旋覆花、代赭石化瘀通络行气降逆；昆布、海藻消痰软坚散结；三棱、莪术活血化瘀，破癥消肿；炙鳖甲活血滋阴，软坚散结；夏枯草、白花蛇舌草、白茅根清热解毒。诸药配伍，相得益彰。

全方组方严谨，用药独到，主次分明，集软坚、散结、败毒、消肿、破癥、消核及润燥生津，滋阴增液，调气活血于一身，是治疗鼻咽癌、食管癌等各种恶性肿瘤的良方妙剂。

和营散结方

【组成】 黄芪24g，党参18g，山药18g，半枝莲30g，半边莲30g，牡蛎24g，茯苓15g，当归15g，大蓟15g，赤芍15g，海藻15g，昆布15g，白术10g，陈皮10g，地龙10g，仙鹤草20g，玄参20g，甘草3g。

【功能】 补气益血，和营解毒，软坚散结。

【主治】 鼻咽癌。

【用法】 每日1剂，水煎2次，分2次服。

【解析】 此方是第一届国医大师、著名中医学家李济仁创立。鼻咽癌是多发性疾病，发病率占头颈部恶性肿瘤的首位。中医学归类为鼻渊、鼻衄、耳鸣、控脑痧、上石疽、失荣等范畴。临床主要表现为不同程度之鼻衄、鼻塞、头痛、耳鸣及颈项肿块等。

大量临床实践证明，中药可以弥补手术治疗、放射治疗、化学治疗的不足，既能巩固放疗、化疗的效果，又能消除放疗、化疗的毒副作用，更重要的是可以阻断癌细胞的复制功能，也就是阻断癌细胞重要的分裂方式——微管蛋白合成，使细胞体积逐渐缩小，同时提高人体的代谢功能，即通过抑制癌细胞的呼吸，使癌细胞缺血、缺氧，不再裂变，从而达到治愈癌症的目的。

此方黄芪、党参、白术、茯苓、山药、陈皮、当归、玄参补气益血；半枝莲、半边莲、仙鹤草、大蓟、甘草和营解毒；牡蛎、海藻、昆布、赤芍软坚散结。诸药配伍，共具补气益血，和营解毒，软坚散结之功。

乳 腺 癌

乳癌散结汤

【组成】 生黄芪 30g，党参 12g，白术 9g，淫羊藿 30g，肉苁蓉 12g，山萸肉 9g，天冬 12g，天花粉 15g，枸杞子 12g，女贞子 15g，南沙参 15g，白花蛇舌草 30g，蛇莓 30g，蛇六谷 30g，石上柏 30g，龙葵 30g，半枝莲 30g，山慈菇 15g，莪术 30g，露蜂房 12g，海藻 30g。

【功能】 扶正祛邪，消癥散结。

【主治】 乳腺癌。

【用法】 每日 1 剂，水煎 2 次分服。

【加减】 转移入肺及胸膜，咳嗽、气急、胸闷、伴积液者：加葶苈子、莱菔子以肃肺降气平喘；转移入骨、疼痛彻夜难眠者：加炙乳香、炙没药、细辛、徐长卿以活血止痛，并加重补肾之品，以壮骨通阳；转移入肝，黄疸、呕恶、纳谷不馨者：加茵陈、垂盆草、炙鸡内金以利湿退黄；局部淋巴结转移者：则加用贝母、夏枯草、丹参等软坚散结；放、化疗反应严重，呕恶不止者：加姜半夏、姜竹茹、陈皮；夜寐不安，辗转反侧者：加合欢皮、酸枣仁、五味子；大便干结者：加生首乌、枳实、郁李仁等；如见血虚者：加当归、川芎、白芍、制首乌等养血生血；舌质色红无苔或少苔，或中剥有裂痕者：加大养阴药剂量，甚者加用龟甲、鳖甲等血肉有情之品；舌质淡胖边有齿痕，气虚、阳虚者：加用补骨脂、巴戟肉、黄精等；舌苔厚腻，放、化疗后引起的胃肠功能紊乱，可选用二陈汤。

【解析】 此方是第二批全国名老中医、著名中医学家陆德铭的临床验方。方用生黄芪、党参、炒白术等以健脾益气，顾护后天；淫羊藿、肉苁蓉、山萸肉等温肾壮阳，固摄先天；又以天冬、天花粉、南沙参、枸杞子、女贞子等滋阴润燥；气阴双补，脾肾兼顾，扶正固本。又以白花蛇舌草、蛇六谷、蛇莓、龙葵、石上柏、半枝莲等清热解毒药抗癌消癥。莪术、山慈菇、海藻、露蜂房等药活血化瘀，化痰散结。诸药配伍，共具扶正祛邪，消癥散结之功。

理气降逆软坚方

【组成】 旋覆花梗 10g，陈皮 10g，桔梗 10g，姜竹茹 10g，法半夏 10g，赤芍 10g，川楝子 10g，延胡索 10g，赭石（杵，先煎）20g，夏枯草 15g，蒲公英 15g，海藻 15g，牡蛎 15g，白花蛇舌草 30g，龙葵 20g。

【功能】 理气降逆，化痰软坚，解毒抗癌。

【主治】 乳腺癌。

【用法】 每日 1 剂，水煎 2 次，分 3 次服，。

【解析】 此方是第一届国医大师、著名中医学家李济仁创立。乳腺癌又名乳癌，是女性乳房最常见的恶性肿瘤，多见于围绝经期及绝经后妇女，故冲任失调、气血紊乱亦为其发病原因之一。因此，寒袭阳明，郁伤肝脾，冲任失调，则脏腑功能紊乱，邪毒蕴内，郁而化热，气滞血瘀，痰浊交凝，结滞乳中，则致乳癌。

此方川楝子、延胡索、旋覆花、赭石理气降逆；陈皮、桔梗、竹茹、半夏、赤芍、海藻、牡蛎、夏枯草化痰软坚；白花蛇舌草、龙葵、蒲公英解毒抗癌。其配伍严谨，用药独到。

肺　　癌

肺癌汤

【组成】 北沙参 15g，麦冬 10g，黄芪 15g，白术 10g，红花 10g，牡丹皮 10g，赤芍 10g，丹参 10g，桔梗 10g，鱼腥草 10g，土茯苓 15g，甘草 6g，白花蛇舌草 10g。

【功能】 益气养阴，清热解毒，活血化瘀，止咳抗癌。

【主治】 肺癌。

【解析】 此方是第三批全国名老中医、著名中医学家高益民创立。方中沙参、麦冬、桔梗，养阴润肺，止咳；红花、丹参、牡丹皮、赤芍凉血化瘀；土茯苓清热除湿解毒；鱼腥草清热解毒，消肺痈；黄芪、白术补气健脾；白花蛇舌草抗癌消肿；甘草调和诸药，止咳化痰。其法理清晰，用药独到。

肺癌方

【组成】 炙鳖甲（先煎）12g，南沙参12g，北沙参12g，天冬10g，麦冬10g，太子参12g，知母10g，炙桑白皮15g，仙鹤草15g，山慈菇12g，漏芦15g，胆南星10g，肿节风20g，狗舌草20g，红豆杉15g，猫爪草20g，白花蛇舌草20g，龙葵20g，薏苡仁15g，炒紫苏子10g，降香3g，茜草根10g，泽漆15g，露蜂房10g，炙蜈蚣3条，路路通10g，法半夏10g，陈皮6g，旋覆花（包煎）5g。

【功能】 扶正祛邪，滋养肝肾之阴，软坚散结。

【主治】 肺癌。

【用法】 每日1剂，水煎2次，分3次服。

【解析】 此方是第一届国医大师、著名中医学家周仲瑛创立。肺癌的发病，不外乎内因、外因两方面的原因：外感六淫、饮食不节等邪毒积郁；内伤脏腑、经络，功能失调，阴阳气血亏损，全身正气虚弱。"正气不足，而后邪气踞之。"《杂病源流犀烛》解释说"邪积胸中，阻塞气道，气不得通，为痰……为血，皆邪正相搏，邪既胜，正不得制之，遂结成形而有块。"说明正气虚弱，邪气乘袭，蕴结于肺，肺气郁结，气机受阻，血行不畅，痰瘀交阻，形成痞块，乃致肺癌。从"邪之所凑，其气必虚。""正气存内，邪不可干。""壮人无积，虚人则有之。""脾胃怯弱，气血两衰，四时有感，皆能成积。"（《活法机要》）等病因论述来看，正气虚弱是肺癌发病的关键。治当扶正祛邪并重。

此方鳖甲滋养肝肾之阴，且能软坚散结；太子参益气兼能养阴；南北沙参、天冬、麦冬、知母养阴润肺，清热生津；炙桑白皮、薏苡仁、法半夏、陈皮清肺化痰；炒紫苏子、降香降气平喘；泽漆、山慈菇、漏芦、胆南星、仙鹤草、肿节风、狗舌草、红豆杉、猫爪草、白花蛇舌草、龙葵等清热解毒，化痰软坚；配合炙蜈蚣、露蜂房等虫类药物走窜搜剔之品解毒散结；旋覆花、茜草根、路路通行气活血通络以止痛。全方扶正以养阴为主，补气为辅，以防补气太过反助热毒；祛邪以化痰、解毒、活血立法，意在抗癌，防止其扩散、转移。其扶正祛邪，攻补兼施，组方严谨，用药精妙，功专力著，乃为妙剂。

千金芦茎肺癌方

【组成】　黄芪40g，瓜蒌15g，法半夏15g，黄连10g，芦茎40g，薏苡仁30g，冬瓜子20g，桃仁15g，橘络10g。

【功能】　补气固本，苦辛通降，逐痰清肺，抗癌消肿。

【主治】　肺癌。症见胸闷、气紧，咳嗽咳痰，乏力，面色晦滞，舌苔满布，薄白滑润，舌边尖红，脉沉细滑数。

【用法】　1日1剂，浓煎，3~4次分服。

【解析】　此方是第一届国医大师、著名中医学家郭子光创立。肺癌之治，向为疑难。《黄帝内经》有"正气存内，邪不可干""邪之所凑，其气必虚"的论述；《外证医案汇编》明确指出"正气虚则成岩"。"岩"为癌也。《医宗必读》云"积之成者，正气不足，而后邪气踞之"，肺癌发病主要是由于正气虚损、阴阳失调，邪毒乘虚而入，导致肺脏功能受损，宣降失司，气机不利，血行受阻，津液失于疏布，聚而为痰，痰凝气滞，瘀阻络脉，痰气毒瘀胶结，日久形成肺部积块。

《医宗必读》云："正气与邪气势不两立，一胜则一负。"在肺癌治疗中，扶正与祛邪究竟何者重要，历来争议颇多。倡导扶正法为主治疗肺癌的同时并不排斥祛邪法，扶正是根本，祛邪是目的，为了提高疗效，必须标本兼顾，正确处理扶正与祛邪的辩证关系，二者相辅相成，不可偏废。

此方治实为主，攻补兼施。方中瓜蒌、法半夏、橘络逐痰肃肺；冬瓜子、芦茎、黄连滋阴清肺；桃仁活血破瘀；薏苡仁抗癌消肿；黄芪补气固本。诸药共具苦辛通降，逐痰清肺，抗癌消肿，补气固本之功。

肝　　癌

肝癌瘀毒凝结方

【组成】　方一：枳实 12g，大黄 16g，牛膝 20g，桃仁 18g，红花 12g，水蛭 12g，雷丸 10g，当归 24g，白芍 24g。

方二：斑蝥 1 只，鲜鸡蛋 1 枚。

方三：蟾蜍 1 只。

【功能】　行滞化瘀，解毒消癥。

【主治】　肝癌。证属瘀毒凝结型，症见面唇晦暗，肝区肿块，质硬压痛，腹部膨隆，青筋暴露，全身水肿，不思饮食，大便秘结，舌质紫黯，脉沉涩。

【用法】　方一：每日 1 剂，水煎 2 次，分 3 次服。

方二：鲜鸡蛋 1 枚，打开 1 小孔，另取斑蝥 1 只，去头、足及翅，放入蛋内，一层包纸封包，再裹以湿泥，置灶火中煨烧至熟。去虫吃鸡蛋，每日 1 只。

方三：蟾蜍 1 只，去头及内脏，剥皮，煮熟，汤肉并吃，每日 1 只。肝区痛剧时取蟾蜍皮敷贴痛处。

【解析】　此方是第一届国医大师、著名中医学家李济仁创立。李济仁认为，原发性肝癌为全身疾病的局部表现，其发病原因和临床表现均比较复杂，《难经》云："脾之积曰痞气，在胃脘复大如盘，久不愈，令人四肢不收，发黄疸。"又如隋代巢氏《诸病源候论》积聚候中记载："诊得肝积脉弦而细，两胁下痛，邪走心下，足胫寒，胁下痛引少腹……身无膏泽，喜转筋，爪甲枯黑。"癖黄候中记载："气饮停滞，积结成癖，固热气相搏则郁蒸不清，故胁下满痛面身发黄，名为癖黄。"

此病原因有血瘀气滞、脾虚湿聚，热毒内蕴等，如情志抑郁，气机不畅，气滞血瘀，血行受阻，日积月累，而成积聚。张子和谓："积之成也，或因暴怒喜悲思恐之气。"或因"脾虚湿聚，寒气侵袭，饮食失调，脾阳不运，湿痰内聚，气血瘀滞，积块而成"。治宜行滞化瘀，解毒消癥。

此方枳实、大黄、牛膝、桃仁、红花、水蛭、雷丸行气导滞、破血逐瘀；当归、白芍养血柔肝；斑蝥烧鸡蛋，合蟾蜍内外并用，以解毒抗癌，鸡蛋以顾护胃气。诸药合用，共具行滞化瘀，解毒消癥之功。

加减参赭培气汤

【组成】 鳖甲 15g，焦六曲 30g，生黄芪 30g，枸杞子 30g，焦山楂 30g，泽泻 15g，白英 15g，生赭石 15g，夏枯草 15g，猪苓 15g，龙葵 15g，生怀山药 15g，天冬 10g，太子参 10g，赤芍药 10g，桃仁 10g，红花 10g，白芍 10g，天花粉 10g，三七粉（分冲） 3g。

【功能】 调气，化瘀，抗癌，利水。

【主治】 肝癌。

【用法】 水煎服，视病情增减日服量。

【加减】 口干渴甚者：加沙参 10g、麦冬 10g；呕逆者：加旋覆花 10g、柿蒂 10g；局部疼痛剧烈者：加凌霄花 15g、郁金 10g、延胡索 10g、八月札 10g；腹胀甚者：加厚朴 10g、大腹皮 6g、木香 6g；有黄疸者：加茵陈 30g；大便干燥，数日不行者：加瓜蒌 20g、郁李仁 12g；有腹水者：加商陆 10g、牛膝 10g、大腹皮 10g。

【解析】 此方是名老中医段凤舞的临床验方。段凤舞认为，肝癌一病是由于长期情志不舒，肝郁气滞，血行不畅，致使瘀血内停所致。瘀血阻滞气机，进一步加剧血瘀，瘀久则水湿内停，水瘀互结，阻塞脉络，而成痞块，积聚。或因肝郁化火，或因嗜酒无度，湿热毒邪内生，阻塞脉道，瘀血内停，水毒内生，水瘀互结，痞积而成。治当调气、化瘀、利水，使瘀血去，水湿利而气调积消。

此方天冬、天花粉，其药理实验既有抗癌作用，且能护胃液，以防开破之药其力猛峻；太子参、山药培中养胃，防止开破之药损伤脾胃；生芪、枸杞子益气滋补肝肾；桃仁、赤芍、红花、鳖甲活血化瘀，消肿止痛兼以通络；焦山楂、焦六曲健脾和胃；生赭石生新凉血，镇逆降气，祛痰止呕通便，引瘀下行；龙葵、白英清热解毒，凉血利尿；泽泻、猪苓利水化瘀。全方立法高深，用药独到，主次分明。

加味异功散

【组成】 丹参 30g，鸡血藤 30g，茯苓 30g，黄精 20g，党参 15g，当归 12g，青陈皮各 10g，郁金 10g，柴胡 10g，姜黄 10g，焦山楂、神曲各 10g，苍、白术各 10g，甘草 6g，薄荷 3g。

【功能】 健脾和胃，养肝疏肝，养血和血。

【主治】 肝癌及迁延性肝炎、慢性肝炎、肝硬化等。症见胸胁满闷，胁下隐痛，食呆纳少，便溏，舌质淡润，舌苔薄白，脉濡细等。

【用法】 每日 1 剂，水煎 2 次，分 2 次温服。阴虚患者服用此方注意中病则止，不宜长服久服，亦可在服用养阴方剂过程中间断服用。

【加减】 肝区疼痛剧烈者：加川楝子 10g、延胡索 10g。

【解析】 此方是首批全国名老中医、著名中医学家方药中的临床验方。方中茯苓、甘草、党参、苍术、白术健脾益气，运湿和中；丹参、黄精、当归、鸡血藤养阴补血和血；焦山楂、焦神曲、郁金、薄荷、青皮、陈皮、柴胡、姜黄疏肝理气，活血化瘀；诸药合用，共奏健脾养肝、理气活血之功。其立意高深，配伍精密，既补脾土，荣肝木，又畅肝气，调血脉，故为治疗肝癌之良方妙剂。

软 腭 癌

软腭癌方

【组成】 射干 15g，浙贝母 15g，法半夏 15g，薏苡仁 40g，牡蛎 20g，莪术 15g，夏枯草 30g，白花蛇舌草 30g，石斛 15g，玄参 15g，麦冬 20g，丹参 20g。

【功能】 祛痰软坚，解毒滋阴，疏通管道。

【主治】 软腭癌。症见口不能开，舌不能出，没有食欲，以口呼吸，唇口干燥，脉滑略数。

【用法】 每日 1 剂，浓煎，分 3~4 次服。另用冰硼散 1 支，加麝香 0.5g，按此比例研末混匀，吹撒于咽部病灶处。

【解析】 此方是第一届国医大师、著名中医学家郭子光创立。此病的治疗，宋金时期名医张从正提出"病由邪生""攻邪已病"之说，而创攻邪学派，享誉一时，为金元四大家之一。张从正认为："盖邪未去而不可言补，补之则适足资寇""损有余所以补不足也""陈莝去而胃肠洁，癥瘕尽而营卫昌，不补之中有真补存焉"（《儒门事亲·推原补法利害非轻说》）。他运用广义的汗吐下诸法，就近祛邪，体现以泻为补、以通为补、寓补于攻之义，常治愈一些危重病例，给人以颇多启迪。疾病发展的一般规律，多是由实至虚，因此在治疗上一般都宜积极攻逐邪气，待邪气尽再补正气之虚。若不如此，早补误补，则是留寇资寇，反而把邪气补得更加旺盛、嚣张，使病情加重或缠绵难愈。郭氏广泛查阅文献并结合临证体验，认为治疗癌症还是以张从正"攻邪已病"学说为上策，攻去一分癌邪，则保住一分正气，故攻逐癌邪当贯穿整个治疗过程的始终。

此方浙贝母、法半夏、牡蛎、夏枯草化痰软坚；石斛、玄参、麦冬、射干滋阴清热；莪术、丹参活血消癥；薏苡仁、白花蛇舌草抗癌解毒。另用冰硼散、麝香疏通管道。诸药配伍，共具祛痰软坚，解毒滋阴，疏通管道之功。

纵观全方，遵从张从正"病由邪生""攻邪已病"之说，但师古而不泥，多有发挥。特别是另用冰硼散、麝香吹撒患处，以疏通管道，使疗效大增，真可谓匠心独到。

食 管 癌

食管康复煎

【组成】 太子参20g，云苓25g，白术15g，薏苡仁30g，山萸肉15g，枸杞子20g，杜仲20g，陈皮12g，青皮12g，广郁金15g，旋覆花（包）15g，醋赭石30g，丹参20g，急性子15g，瓦楞子30g，山豆根15g，石见穿20g，白英30g，半枝莲35g。

【功能】 补脾益肾，疏肝理气。

【主治】 食管癌。

【用法】 每日1剂，文火水煎2次，少少与之，徐徐咽下，以免噎梗呕吐。

【加减】 呕吐黏痰且带血者：加制礞石、制半夏、胆南星、参三七、白及、仙鹤草、血余炭；嗳气频繁者：加前胡、广郁金、赭石、旋覆花、青陈皮、姜半夏；胸部疼痛者：加厚朴、木香、延胡索、参三七；阴虚火旺者：加生地、玄参、女贞子、龟甲、鳖甲等。

【解析】 此方是名老中医高光鉴自创验方。高光鉴指出，此方组方的程序是健脾益肾，疏肝理气，活血化瘀，软坚散结，解毒去邪。这是根据病因及产生的后果，两者各方面轻重程度的表现，结合进行选药，并须掌握适当的剂量。对健脾益肾之品，始终列为组方的首位，古人谓：脾为后天之本，万物之母，而治损之症，应以能食为主；肾为先天之本，万物之源也，就是精神之所舍，元气之所系。另发现该疾病，大多数患者，为肝阳偏亢，肝郁不疏及有烦躁不安等情绪，因此，疏肝理气也应加以重视，确可起到釜底抽薪之意义。对脾肾宜补，对肝脏易疏，对标症宜攻，归结起来，补、疏、攻为治疗食管癌组方的原则。

此方太子参、云苓、白术、薏苡仁健脾益气；山萸肉、枸杞子、杜仲滋补肝肾；青皮、陈皮、广郁金、旋覆花、醋赭石疏肝理气；丹参活血化瘀；急性子、瓦楞子、山豆根、石见穿、白英、半枝莲清热解毒，软坚散结。诸药配伍，共奏补脾益肾，疏肝理气之功。

食管癌方

【组成】　赭石（布包煎）30g，法半夏15g，黄连10g，郁金15g，石菖蒲10g，浙贝母15g，薏苡仁40g，莪术15g，莱菔子15g，丹参20g，谷芽30g，白花蛇舌草30g。

【功能】　苦辛通降，行气祛痰，活血化瘀。

【主治】　食管癌。

【用法】　每日1剂，水煎2次，分3次服。

【解析】　此方是第一届国医大师、著名中医学家郭子光创立。郭子光认为，食管癌的病因病理主要体现在气、瘀、痰、毒、虚五字，临床症状表现为噎、吐、痛、梗、虚。临证通常分为肝郁气滞、毒滞血瘀、热毒伤阴、脾虚痰湿、气血双亏等型。根据其特点，强调治法以补肾降逆，化痰软坚为主。治疗中，早期以祛邪为主，重在降逆化痰；中期宜攻补兼施，既要健脾益气，化解湿痰，又要平肝解郁，宽胸理气；晚期法当扶正培本，根据病情，选用滋阴养血、益气助阳、调理脾胃、养肝益肾等扶助正气。食管癌局部病灶的成因，是由于气滞、血瘀、痰凝所致，故治疗以苦辛通降，行气祛痰，活血化瘀为主。

此方赭石、黄连苦辛通降；郁金、石菖蒲、浙贝母、法半夏、莱菔子、谷芽行气化痰；莪术、丹参活血化瘀；薏苡仁、白花蛇舌草抗癌解毒。诸药合用，共具苦辛通降，行气祛痰，活血化瘀之功。其立意高深，理法精明，组方严密，功专力宏。

胃　癌

残胃饮

【组成】　炒白术30g，炒枳壳12g，炒白芍24g，制香附12g，五灵脂12g，石见穿18g，刀豆壳12g，柿蒂15g。

【功能】　益气和胃，利胆疏泄，化瘀泄热，化湿消积。

【主治】　胃癌。手术切除后，仍有残胃炎症。症见胃脘痞胀、隐痛，口苦，饮食减少，乏力者。

【用法】　每日1剂，水煎，分2~3次服。1个月为1个疗程，可根据病情服用1~3个疗程。

【加减】　湿盛者：加藿香、佩兰、制川朴；郁热者：加黄连、象贝母、蒲公英；阴虚者：加麦门冬、石斛；食滞者：加炙鸡内金、焦建曲、麦芽；血瘀明显者：加紫丹参、桃仁、制大黄。

【禁忌】　治疗期间，饮食宜少量多次，勿过烫、过冷，食物要质软容易消化，进食时要细嚼慢咽；心情要开朗，戒躁戒怒；胃脘部要注意保暖，即使在夏天，午休及晚间睡眠时，上腹部也要加盖一些布类或毛巾被；由于残胃已经丧失幽门而易致胆汁反流，卧床时头及上背部略垫高，尽量多向左侧卧；白天服药后应坐或仰卧片刻，有利于药物在残胃中借胃气以行药力。

【解析】 此方是第一届国医大师、著名中医学家徐景藩创立。徐景藩认为，残胃炎症的病机比较复杂，以虚为本，以实为标。血瘀、气滞、湿浊、食滞均易形成，升降平衡遭受障碍，因而诸症丛生，不易速愈。此外，因为残胃容量较小，患者的饮食均不同程度减少，而且胃的磨化腐熟功能不足，气血生化之源亦减少，所以，中虚气血不足是本病的基本病机。加以气机不畅，升降失调，肝气郁结，横逆犯胃，胃气不降而上逆，是以呕恶、吞酸。脾气不升而反降，浊阴填塞中焦，故见脘痛痞胀，便溏不实。胆胃通降失常，肝之"余气"胆液可以上逆入胃，可见口苦，甚则泛吐苦黄液，胃镜可见胃中不断有黄绿色胆液自吻合处反流入胃的现象。因此，肝失疏泄、胃失和降，胆液逆入于胃，也是本病的主要病机。手术损伤组织，脉络难免有留血。留血为瘀，影响气化功能，导致气滞血瘀。气滞与血瘀又互为因果，使血瘀内结，不易骤化。有的患者术前就有血瘀，术后又添血瘀，故残胃炎症的病理因素中，血瘀也是其中之一。气虚、阳虚者，瘀得寒而尤凝。阴虚、郁热者，易致瘀热互结，并有可能因瘀热伤络，继病出血，复因离经之血内留，使血瘀更甚。

残胃炎症发病率约为60%。由于胃大部分切除后，失去正常的功能，胆液、十二指肠液容易反流入残胃腔内，破坏胃黏膜的屏障作用。通过临床观察，探索研究其病机，特拟订此方以治。经临床验证，疗效堪佳。

此方白术甘苦，有补益脾胃，燥湿和中之功；白芍苦酸，入肝脾经，与白术同用，能补益脾胃，缓急止痛，养血柔肝，使香附等疏肝抑木之品不致有损胃气；枳壳下气行滞而消痞胀，与白术同用，寓通于补，通补兼施；五灵脂通利血络，散瘀定痛，与香附同用则气血兼行，通气滞而行瘀；石见穿清郁热而行瘀醒胃；刀豆壳、柿蒂和胃降逆下气。诸药配伍，具有益气和胃、疏利降逆（降胆）、行气化瘀的功用。

直 肠 癌

除湿散结方

【组成】 方一：蟾蜍酒。

方二：水杨梅根 30g，藤梨根 30g，半枝莲 30g，白花蛇舌草 30g，龙葵 30g，广木香 12g，炒白术 12g，茯神 12g，郁金 12g，刺猬皮 12g，槐花 15g，地榆 15g，夏枯草 15g，昆布 15g，海藻 15g，甘草 9g。

【功能】 除湿解毒，软坚散结。

【主治】 直肠癌。

【用法】 方一：每隔 2 天服 1 次，每次 100ml；方二：水煎，分 3 次服。两方交替服用，停服一方时，每日服二方 1 剂。

【解析】 此方是第一届国医大师、著名中医学家李济仁的临床验方。直肠癌发病率在大肠癌中居首位。病因尚不明晰，目前认为与直肠癌发生有关的因素有：局部慢性炎症，如溃疡性结肠炎、日本血吸虫病等。直肠癌病因，中医认为有外因和内因，病机为湿热蕴毒、阴虚火热、胃肠虚衰，治则当知虚实之要。

此方以除湿解毒，软坚散结为治疗大法，配伍严谨，用药独到，功专力宏。

肾 癌

肾癌攻散方

【组成】 白花蛇舌草 30g，仙鹤草 30g，败酱草 30g，金钱草 30g，石韦 20g，薏苡仁 40g，茵陈 20g，黄柏 15g，莪术 15g，桃仁 15g，穿山甲（以其他药代替）10g，茯苓 20g，泽泻 15g，猪苓 20g，车前子 15g，谷芽 20g。

【功能】　清热利湿，解毒攻毒，活血通络。

【主治】　肾癌、膀胱癌。

【用法】　1 日 1 剂，浓煎，日 3 服，夜 1 服。另用云南白药 0.5g，1 日 3 次，口服。

【解析】　此方是第一届国医大师、著名中医学家郭子光的临床验方。此方乃攻伐之剂，方中白花蛇舌草、仙鹤草、败酱草、金钱草清热解毒；穿山甲、莪术、桃仁活血破血，攻积排毒，搜剔络脉；其余诸药，除湿通利，导邪下行从小便而出，并以谷芽一味保护胃气，以胜任长期攻伐。

纵观全方，大剂攻伐，体现了中医攻邪学说的先攻、近攻、快攻、猛攻，"攻邪已病"，直至邪气消失将尽，正气有所损伤时，才配以补养气血之品的先攻后补治疗思想。

前 列 腺 癌

去势补肾汤

【组成】　生地 15g，熟地 15g，山萸肉 12g，女贞子 12g，黄精 10g，菟丝子 12g，枸杞子 12g，地骨皮 10g，茯苓 15g，杭白芍 15g，浮小麦 30g，泽泻 10g，甘草 3g。

【功能】　调补阴阳，平和气血。

【主治】　前列腺癌睾丸摘除术后。症见阵发性潮热，烘热汗出，失眠烦躁，头晕腰酸，阳痿等。

【用法】　每日 1 剂，水煎 2 次分服。

【加减】　肝肾阴虚型，治宜滋补肝肾，养阴清热，此方加知母 10g、黄柏 10g。若口干者：加玄参、麦冬；便结者：加瓜蒌、麻仁；潮热汗出甚者：加白薇；夜眠难安者：加酸枣仁；双目干涩者：加菊花、决明子；烦躁易怒者：加龙胆草、石菖蒲；头晕耳鸣者：加天麻、珍珠母。

脾肾阳虚型，治宜健脾补肾，温阳化气，此方去地骨皮，加生黄芪15g、白术15g。若腰酸腿软者：加牛膝、川续断；下肢浮肿者：茯苓改茯苓皮，加猪苓、生薏仁；心悸气短者：加党参、五味子；头晕眼花者：加川芎、天麻；纳少便溏者：去生地，加炒薏苡仁、焦神曲；脘腹胀满者：加陈皮、香附；大便不畅者：加肉苁蓉。

此外，若兼见胸闷胸痛，舌质紫暗，或有瘀斑、瘀点等心血瘀阻证者：加丹参、川芎、苏梗；兼见咳嗽痰多，呕恶食少，舌苔厚腻，脉滑等痰浊困阻证者：加半夏、橘红、陈皮；若兼见两胁胀满，郁闷不舒，脉弦等肝郁气滞证者：加醋柴胡、佛手、香附、郁金。

【解析】　此方是首批全国名老中医李辅仁创立。李辅仁指出，前列腺癌是老年男性常见肿瘤之一，其生长与发展有赖于体内雄激素的刺激，双侧睾丸摘除术是去雄激素疗法中最有效、副作用最小的方法，一般都能取得显著的近期疗效。但双侧睾丸摘除术后，体内雄激素水平骤然下降，垂体促性腺激素水平升高，引起体内内分泌失调、紊乱，出现一系列症状，对此现代医学尚无特殊治疗，患者深以为苦，常求助于中医。然而，老年前列腺癌患者年事已高，下元亏虚，天癸渐竭，正气不足。或因劳倦，或因饮食，或因思虑，导致气血凝滞，湿浊下注，日久酿成癌瘤，呈本虚标实之证。行双侧睾丸摘除术后，虽然癌瘤得以控制，但肾之精气骤然衰减，天癸枯竭，冲任二脉空虚，致气血失和，阴阳失调，脏腑功能紊乱，故而出现了一系列症状，其中潮热、汗出为其典型表现。因此，李辅仁辨治本病，着重一个"虚"字，从补肾入手，调整阴阳，平和气血。

此方熟地、山萸肉、女贞子、菟丝子、枸杞子滋补肝肾平衡阴阳；黄精、白芍养血滋阴，收敛浮阳；生地、地骨皮清退虚火；浮小麦清心火，敛汗液；泽泻泻肾火，坚肾阴；茯苓、甘草健脾和中。诸药合用，以补虚为主，使脏腑气机条达，阴阳平衡，气血得养，不偏不亢。

纵观全方，立意高深，理法精明，针对一个"虚"字，强调一个"补"字，用药精炼，功专力宏，但又阴阳兼顾，不腻不燥，其组方严谨，堪称妙剂。

白 血 病

化瘀消癥汤

【组成】 桃仁 10g，红花 10g，当归 15g，赤芍 10g，川芎 12g，丹参 20g，鸡血藤 20g，三棱 12g，莪术 12g，青黛（布包）12g，香附 12g，郁金 10g，鳖甲 20g。

【功能】 活血化瘀，消癥散结。

【主治】 慢性粒细胞白血病等骨髓增生性疾病。

【用法】 每日 1 剂，水煎 2 次，日服 2 次。

【加减】 瘀血严重，红细胞或血小板显著增多者：加水蛭、土鳖虫、虻虫，加强破血散瘀作用；白细胞明显增多者：青黛剂量加大至 15~20g，并加雄黄 1g 入煎，因雄黄可解毒，消积聚，化腹中之瘀血，但此药有毒、不宜久用，有肝肾疾患者禁忌。

【解析】 此方是首批全国名老中医周霭祥创立。周霭祥指出，慢性粒细胞白血病等骨髓增生性疾患，多合并腹中癥积，乃因气滞血瘀所致。中医认为气行血亦行，气滞血亦滞，故治疗此类疾病，须用行气、活血、化瘀、消磨之品组方。

此方桃仁、红花、当归、赤芍、川芎、丹参、鸡血藤、三棱、莪术活血化瘀、消癥散结；青黛解毒、消肿、散瘀，对白细胞高者适宜；鳖甲软坚消癥；香附、郁金行气，可增强活血化瘀作用。诸药合用，可治多种血瘀证。其理法精明，组方严谨，功专力宏，是治疗慢性粒细胞白血病等骨髓增生性疾病血瘀症的有效良方。

生生丹

【组成】 青黛（4/10），天花粉（3/10），牛黄（2/10），芦荟（1/10）

【功能】 清髓热解毒，开心窍泻肝。

【主治】 慢性粒细胞白血病。症见发热、形体消瘦，口舌溃疡，大便干结、肝脾肿大，胁肋胀痛，胸痛、胫骨压痛。

【用法】 诸药按比例共为细末，制成水丸，每日服3g，分2次口服。

【解析】 此方是首批全国名老中医胡青山创立。胡青山指出，慢性粒细胞白血病，是一组发生于造血干细胞水平上髓性细胞异常增殖和分化的血液系统恶性疾患。胡青山根据长期的临床经验，创立"生生丹"一方，始用于1972年，每救人于危难，且无毒副作用。其医术精湛，治学严谨，可见一斑。

此方启迪于《冷庐医话》所载靛花功用，悟出清髓中之热，不致壅瘀的机理。方中青黛清热解毒凉血为君，牛黄清心开窍解毒为臣，佐以芦荟泻火清肝解郁，天花粉清热生津。研究表明，青黛具有增强网状内皮系统功能，提高机体免疫能力，抑制白血病毒之作用，天花粉对肿瘤细胞有较明显的抑制作用，芦荟有较高的抗癌作用。诸药配伍，共具清髓热解毒，开心窍泻肝功效。

颅 内 肿 瘤

脑瘤方

【组成】 葛根15g，黄芪20g，川芎10g，胆南星10g，竹沥半夏10g，制白附子9g，制大黄6g，桃仁10g，炙鳖甲（先煎）15g，炙僵蚕10g，炙蜈蚣3条，漏芦12g，枸杞子10g。

【功能】 益气升清，化痰祛瘀，息风通络。

【主治】 脑瘤。

【用法】 每日1剂，水煎2次，分3次服。

【解析】 此方是第一届国医大师、著名中医学家周仲瑛的临床验方。脑瘤是危害人类神经系统的疾病，包括颅腔内组织长出的各种新生物，以及从身体其他部位转移到颅腔内的转移瘤。

脑瘤的形成是由于内伤七情，使脏腑功能失调加之外邪侵入，寒热相搏，痰浊内停，长期聚于身体某一部位而成。人体脑部复杂，是生命活动中心，与脏腑关系密切，其中与脾、胃、肾尤为重要。《医学心语·论补法》谓："胚胎始兆，形骸未成，先生两肾，肾者，先天之根本也。然而先天之中，有水有火，曰真阴，曰真阳，后之曰真，则非气非血，而为气血之母，生身生命，全赖乎此……至于后天根本，尤当培养，不可忽视。"脾胃居于中州，脾主运化水谷，胃主受纳腐熟，脾升胃降，共同完成饮食物的消化吸收与输布，为气血生化之源，后天之本。重视补益脾胃，脾胃之气得以充养，后天之本得固，方能使病情渐缓。

此方以益气升清，化痰祛瘀，息风通络为大法，组方严密，用药独到，功专力宏。

甲 状 腺 肿

加味消瘰丸

【组成】 太子参30g，麦冬10g，五味子6g，浙贝母10g，玄参15g，生牡蛎30g，白芍15g，甘草5g。

【功能】 益气养阴，化痰散结。

【主治】 甲状腺肿伴甲状腺功能亢进。症见形体消瘦、乏力、多食易饥、畏热多汗、手颤、颈部肿块、精神紧张、惊惕、健忘、失眠、烦躁易怒、多语多动，舌红少苔，脉细数。

【用法】 每日1剂，水煎2次，分2次服。

【加减】 肝气郁结者：加柴胡、枳壳、白芍；心悸、心烦、失眠梦多者：加酸枣仁、首乌藤、柏子仁、远志；烦躁易怒、惊惕健忘者：加麦芽、大枣、甘草；汗多者：加浮小麦、糯稻根；手颤者：重用白芍、甘草或配合养血息风，用鸡血藤、何首乌、钩藤；突眼者：加木贼、白蒺藜、菊花、枸杞子；胃阴虚者：加石斛、怀山药、玉竹；虚较甚者：加黄芪、白术、茯苓、五加皮；肾虚者：合用二至丸（墨旱莲、女贞子）或加菟丝子、楮实子、山茱萸、补骨脂。

【禁忌】 辛辣、浓茶、咖啡，戒烟酒。

【解析】 此方是第一届国医大师、著名中医学家邓铁涛的临床验方。甲状腺肿，类似中医瘿病中的"忧瘿""气瘿"。隋代《诸病源候论》云："瘿者，忧瘿气结所生，亦曰饮沙水，沙随气入于脉搏颈下而成之。"阐明了瘿的发生与情志内伤和水土因素相关。唐代孙思邈在《备急千金要方》中介绍了治瘿气的方药。清代《杂病源流犀浊》认为瘿之发生乃气血凝滞而成。邓铁涛认为，此病之治，当以益气养阴，化痰散结为主。

此方系生脉散合消瘰丸加减化裁而成。方中用生脉散益气养阴以治其本；配合程氏消瘰丸（玄参、浙贝母、生牡蛎）以祛痰清热，软坚散结；白芍、甘草滋阴和中。全方合奏益气养阴、化痰散结之功。其法理清晰，配伍独到，实为良剂。

瘿病方

【组成】 当归 10g，白芍 10g，柴胡 10g，茯苓 12g，白术 10g，炙甘草 6g，党参 10g，紫苏梗 6g，香附 10g，大枣 4 枚，蒲公英 10g，连翘 15g。

【功能】 疏肝理气，化痰散结。

【主治】 甲状腺囊肿。

【用法】 水煎服，每日 1 剂，服 2 天停 1 天。

【解析】 此方是第一届国医大师、著名中医学家方和谦创立。

甲状腺囊肿是以颈前喉结两旁结块肿大为主要临床特征的一类疾病。此病的病变部位主要在肝脾,与心有关。肝郁则气滞,脾伤则气结,气滞则津停,脾虚则酿生痰湿,痰气交阻,血行不畅,则气、血、痰壅结而成瘿病。瘿病日久,在损伤肝阴的同时,也会伤及心阴,出现心悸、烦躁、脉数等症。瘿瘤、瘰疬等皆因肝郁气滞,气滞化火,灼津为痰,或气郁土壅,脾湿生痰,痰气互结,上行聚于颈部而成。

此方以疏肝理气,化痰散结为大法,法理清晰,组方严谨,用药纯正,堪为妙剂。

甲状腺瘤方

【组成】 姜半夏9g,厚朴9g,茯苓15g,生姜6g,紫苏梗9g,黄药子9g,夏枯草15g,昆布15g,桃仁12g。

【功能】 行气开郁,化痰散结。

【主治】 甲状腺瘤。适用于情志不畅,气滞痰凝,积而成疾者。

【用法】 每日1剂,水煎服。

【加减】 腺瘤质地偏硬者:加赤芍之类,以佐破瘀散结之功。

【解析】 此方是第一届国医大师、著名中医学家何任的临床验方。甲状腺瘤属于中医学"瘿瘤"范围。其病多由情志抑郁,气滞痰凝,积久结聚而成。治疗以行气解郁,化痰散结为大法。

此方厚朴、紫苏梗行气开郁;茯苓、姜半夏、生姜健脾化痰;桃仁、黄药子、夏枯草、昆布活血化瘀,软坚散结。诸药配伍,共具行气开郁,化痰散结之功。

乳 腺 增 生

消癖汤

【组成】 鸡血藤30g,首乌藤30g,淫羊藿15g,菟丝子15g,

当归 10g，香附 10g，郁金 10g，柴胡 10g，女贞子 10g，白芍 10g，墨旱莲 10g。

【功能】 舒肝理气，健脾补肾，养血调经。

【主治】 乳腺增生。证属肝郁、脾虚、肾亏型。

【用法】 水煎服，每日一剂，早晚各 1 次。

【加减】 肝郁气滞盛者：加青皮、延胡索、川楝子、橘核等；气滞盛者：加桃仁、红花、莪术、三棱等；痰湿盛者：加瓜蒌、夏枯草、白芥子、半夏等。

【解析】 此方是首批全国名老中医王玉章的临床验方。乳腺增生病是一种常见的乳房非炎症性疾病。发生于青春期妇女，多为乳房小叶增生；发生于哺乳后期者，多为乳腺导管增生；发生于更年期妇女，多为乳房囊性增生。

王玉章集先辈之名言，采众家之专长，加上自己多年反复的临床实践，认为本病致病之因除思虑伤脾、脾虚水湿不运、聚而成核，或恼怒伤肝、肝失条达、气郁为患之外，多与冲任不调有关。故主张疏肝解郁，理气活血，益阴安神，调理冲任，攻补兼施而治。

此方淫羊藿、菟丝子温阳化阴，使阴阳互济，冲任调理；鸡血藤、首乌藤养血活血，安神通络；柴胡、香附、郁金疏肝解郁，理气止痛；女贞子、墨旱莲滋补肝肾之阴。其法理清新，用药精到，功专力著。

疏肝凉血汤

【组成】 柴胡 9g，当归 12g，白芍 9g，焦白术 9g，茯苓 9g，丹皮 9g，生山栀 9g，墨旱莲 15g。

【功能】 疏肝扶脾，凉血清热。

【主治】 乳腺囊性增生、导管扩张、大导管乳头状瘤所致的乳头溢液症。

【用法】 每日 1 剂，水煎 2 次分服。

【加减】 溢液色鲜红或紫者：加龙胆草 6g、仙鹤草 30g；溢液色淡黄者：加生薏苡仁 15g、泽泻 9g；乳腺囊性增生病：加菟丝子 12g、淫羊藿 12g、锁阳 12g；大导管乳头状瘤：加白花蛇舌草 30g、急性子 9g、黄药子（有肝病者禁用）12g。

【解析】 此方是首批全国名老中医、著名中医学家顾伯华的临床验方。顾伯华指出，乳头溢液是一个症状，溢液性质甚多，可分为血性、浆性、脓血性、水样液或乳样液等。引起乳头溢液的原因很多，但临床上最常见原因是乳腺囊性增生、导致扩张、大导管乳头状瘤和乳腺癌。治疗当以疏肝扶脾，凉血清热为法。此方用柴胡、当归、白芍疏肝理气，养血柔肝；茯苓、白术益气健脾，实脾和肝；丹皮、山栀、墨旱莲凉血清热。纵观全方，法理清晰，用药精炼，可谓良剂。

疏肝散结方

【组成】 丹参 30g，赤芍 30g，生牡蛎 30g，柴胡 10g，海藻 10g，昆布 10g，夏枯草 15g，玄参 10g，川贝 10g，海浮石 15g。

【功能】 疏肝通络，软坚散结。

【主治】 乳腺增生、子宫肌瘤等。证属肝郁血滞，痰热互结者。

【用法】 每日 1 次，水煎 2 次，2 次分服。

【加减】 甲状腺腺瘤：加生薏苡仁、山慈菇、白芥子、黄药子；慢性淋巴肿大：加连翘、生薏苡仁、皂角刺、煅龙骨、猫爪草；骨质增生：去昆布、海藻、玄参、川贝，加威灵仙、木瓜、透骨草、生山楂、鹿衔草；颈部增生：加葛根；腰部增生：加独活；痛甚：加制马钱子。

【解析】 此方是首批全国名老中医、著名中医学家印会河创立。全方重用丹参、赤芍、生牡蛎活血通络，散结消癥；柴胡疏肝解郁，和解透邪；海藻、昆布、夏枯草散结消瘿，化痰清热；玄参、川贝、海浮石涤痰散结。

综观全方，集疏肝解郁，活血通络，化痰散结于一体，故能用于气滞血瘀、痰饮积聚所致的各类增生性疾病和良性肿瘤。殊途同归是增生性疾病的病理基础；异病同治是此方能获良效的理论依据。

子 宫 肌 瘤

消坚汤

【组成】 桂枝5g，赤芍10g，丹皮10g，茯苓12g，桃仁泥10g，三棱10g，莪术10g，鬼箭羽20g，水蛭5g，夏枯草12g，海藻10g。

【功能】 消癥散结。

【主治】 子宫肌瘤。

【用法】 每日1剂，水煎2次，取汁300ml，早晚分服。在月经净后服，3个月为1个疗程。

【加减】 早期患者一般体质较盛，宜攻为主。后期因长期出血，导致气血两亏，则可加扶正药物，如党参、黄芪、黄精等，不宜急于求成。更年期前后患有子宫肌瘤者，应断其经水，促使肌瘤自消。可选用苦参、寒水石、夏枯草平肝清热，消瘤防癌。

【解析】 此方是第二批全国名老中医、著名中医妇科专家蔡小荪的自拟验方。蔡小荪指出，子宫肌瘤的成因，不外六淫之邪乘经产之虚而侵袭胞宫、胞络，或因多产房劳、产后积血、七情所伤等，引起脏腑功能失调、气血不和、冲任损伤，以致气滞血瘀，血结胞宫，积久而成。治宜消癥散结为大法，特拟此方以治。

此方桂枝辛散温通；丹皮、赤芍破瘀结，行血中瘀滞；茯苓渗湿下行；三棱、莪术逐瘀通经消积；鬼箭羽既有破瘀散结之功，又有疗崩止血之效；水蛭破血消癥，《神农本草经》述其："逐恶血，瘀血，经闭，破血瘕积聚，利水道。"诸药配伍，共具消癥散结之功。

此方法理清晰，组方严谨，用药功专，经数十年临床使用，效果堪佳，是治疗子宫肌瘤的良方妙剂。

化瘤汤

【组成】 柴胡 5g，赤芍 10g，白芍 10g，香附 10g，当归 10g，丹参 15g，青皮 10g，桃仁 10g，枳壳 10g，黄药子 12g，八月札 12g，甘草 3g。

【功能】 行气活血，化癥消瘤。

【主治】 子宫肌瘤。症见月经不调，经行少腹胀痛，经行色黯量多夹血块；或经行不畅，淋漓不净。伴口干心烦，性躁易怒，经前乳房作胀，舌红苔薄，舌边有瘀点，脉弦涩。

【用法】 每日 1 剂，水煎 2 次，早晚分服 1 次。经期停服。

【解析】 此方是名老中医胥受天治疗子宫肌瘤验方。胥受天指出，子宫肌瘤多发生在 30 岁以上的妇女，患者不容易受孕，受了孕也容易流产。治宜行气活血，化癥消瘤之法。

此方柴胡、青皮、香附、白芍、枳壳疏肝解郁，行气以通瘀滞；赤芍、当归、丹参、桃仁活血化瘀，助解郁结；黄药子、八月札软坚散结。诸药合用，能使壅者通，郁者达，结者散，坚者软，从而达到化瘤之目的。

班氏攻坚汤

【组成】 王不留行 100g，夏枯草 30g，生牡蛎 30g，苏子 30g，生山药 30g，海螵蛸 20g，茜草 10g，赤丹参 18g，当归尾 12g，三棱 6g，莪术 6g。

【功能】 活血化瘀，软坚散结，消癥化瘤。

【主治】 子宫肌瘤。

【用法】 诸药用冷水浸泡 1 小时，煎 40～50 分钟，取汁约300ml。日服 3 次，每日或隔日 1 剂，30 剂为 1 个疗程。

【加减】 偏重于脾肾气虚，腰膝酸困，白带增多者：加白术

18g、鹿角霜10g；气血两虚，月经淋漓不断，劳累加剧者：加黄芪30g、熟地24g、三七参6g；血瘀胞宫，下腹部刺痛拒按者：加炒灵脂10g、生蒲黄10g、水蛭6g；寒凝瘀阻冲任，少腹冷痛者：加官桂6g、炮姜6g、小茴香10g、延胡索10g；气滞胞脉，痛无定处者：加香附10g、川楝子10g、荔枝核10g。

【解析】　此方是名老中医班旭升的临床验方。方中王不留行祛瘀消肿、行血通络，乃治冲任肿物之要药；夏枯草、生牡蛎软坚散结，消瘰疬结核，化血癥瘕；生山药补肾健脾，扶助正气；海螵蛸、茜草开癥化滞、止血止带；赤丹参、当归尾破癥除烦，活血补血；三棱、莪术疗癖止痛，治诸积聚；苏子理气化痰，是开郁利膈之良剂。全方配伍严谨，标本兼顾，疗效颇佳，是治疗子宫肌瘤的良方妙剂。

理气逐瘀消脂汤

【组成】　炒当归9g，赤芍9g，川芎3g，橘红6g，姜半夏6g，炙甘草3g，制香附9g，玄参9g，浙贝9g，炒川续断9g，炒枳壳6g，失笑散（包）12g，生山楂20g，牡蛎（先煎）20g，白花蛇舌草12g，莪术6g。

【功能】　活血祛瘀，理气消脂。

【主治】　子宫肌瘤。

【用法】　水煎服，每日1剂，分2次服。

【解析】　此方是首批全国名老中医裘笑梅创立。裘笑梅指出，子宫肌瘤，往往影响妇女的生育，导致不孕。正如《巢氏病源》说："癥痼之病其形冷结，若冷气入于子脏则使无子，若冷气入于胞络搏于血气，血得冷则凝，令月水不通也。"

此方是为子宫肌瘤，证属血瘀气滞、痰湿壅滞导致不孕者所设。方中橘红、甘草、半夏、香附、山楂等理气化痰消脂；当归、川芎、赤芍、莪术、玄参、贝母、牡蛎、失笑散，活血祛瘀，消癥止痛；其中白花蛇舌草一味消肌瘤，虽苦寒而无伤胃之弊。诸药配伍，活血祛瘀，理气化痰，消癥止痛。俾气顺痰化、瘀祛癥消而痛止，此时再调经求子自当一举而功成。

附桂消癥汤

【组成】　制香附 9g，川楝子 9g，预知子 9g，丹参 15g，桃仁 12g，鳖甲 15g，夏枯草 12g，桂枝 9g，藤梨根 15g。

【功能】　行气活血，温经通脉，散结消癥。

【主治】　子宫肌瘤。

【用法】　每日 1 剂，水煎 2 次，药液分 2 次服。

【加减】　气虚者：加黄芪 15g、党参 15g；血虚者：加阿胶珠 9g、地黄 18g；月经量多者：加蒲黄炭 9g、茜草根 15g、血余炭 9g；腹痛者：加延胡索 9g、五灵脂 9g；白带多者：加白术 15～30g、山药 15～30g；腰酸者：加杜仲 9g、续断 9g；便秘者：加麻仁 15g；不孕者：加路路通 12g、枳实 9g、婆罗子 9g 等。

【解析】　此方是第一届国医大师、著名中医学家何任创立。子宫肌瘤，属于中医"癥瘕"的范畴。妇人小腹部，扪之有块，或自感胀满疼痛或无疼痛者谓之"癥瘕"，亦名"积聚"。其块坚结不散，推之不移，有形可征，痛有定处者，为"癥"，多属血病。若聚散无常，推之可移，痛无定处者，为"瘕"，多属气病。此病为寒凝、气滞、血瘀所致。所谓寒凝，寒为阴邪，其性凝滞，侵袭人体易遏阻阳气之升发、气血之运行。治当行气活血并重，佐以温经通脉、散结消癥之法。

此方以制香附、川楝子、预知子理气解郁止痛而使行气活血，此乃气行则血行之旨；丹参、桃仁、鳖甲活血逐瘀破积之功较强，与前三味配用，相得益彰；桂枝、夏枯草、藤梨根，温经通脉，软坚散结。诸味合用，共奏理气活血、温经通脉、祛瘀消癥之功效。

男 科 病 方

阳 痿

双济丸

【组成】 党参 30g，白术 30g，山萸肉 30g，仙茅 30g，淫羊藿 30g，阳起石 30g，熟地 30g，白芍 30g，当归 30g，五味子 30g，菟丝子 30g，诃子肉 30g，墨旱莲 30g，女贞子 30g，覆盆子 30g，牛膝 30g，蛤蚧（去头足）1 对。

【功能】 补肾，健脾。

【主治】 阳痿。脾肾两虚型，症见精神焦虑，失眠健忘，腰膝酸软，脉沉细，苔薄白者。

【用法】 诸药共研细末，炼蜜为丸，每丸重 10g。日服 2 次，每次 2 丸，白开水送下。

【解析】 此方是首批全国名老中医、著名中医学家关幼波创立。关幼波认为，肾与脾分别为人之先天后天之本，脾的运化有赖于命火的温煦蒸腾；命火的生息有赖于脾气散精的滋养，两者相互资助。由此，把阳痿的治疗，从肾论治中的"从阳求阴"和"从阴求阳"，推衍到脾肾相求，互助并茂的范围。拟定"双济丸"，获得满意疗效。

此方采用脾肾双补，以补肾为主的法则。取其后天济先天，先天助后天，相互资助之效。故名"双济丸"。方中党参、白术健脾助运；当归、白芍补血调心脾；熟地、女贞子、墨旱莲、覆盆子、牛膝、山萸肉、菟丝子益肾填精；再取仙茅、淫羊藿、阳起石、蛤蚧壮阳助命火以为用。为了防止过于温补而兼顾真阴，佐以五味子、诃子肉敛阴摄精，脾肾双补，故而取效甚速。

纵观全方，立意高深，治法独到，脾肾双补，阴阳相济。

补肾丸

【组成】 蛤蚧一对，熟地、菟丝子、金樱子、巴戟天、淡苁蓉各45g，紫河车30g。

【功能】 补肾填精。

【主治】 阳虚阳痿、滑精等症。

【用法】 诸药研末为丸，每服6～9g，早晚各1次，温开水送服。

【解析】 此方是第一届国医大师、著名中医学家朱良春创立。朱良春指出，张景岳云"善补阳者，必从阴中求阳"，反对专事补阳。故此方用蛤蚧，血肉有情之品，功擅温补肾阳，为君。淡苁蓉、菟丝子、金樱子、巴戟天滋阴补阳，为臣。熟地填精固肾，为佐；紫河车大补气血，峻补肾阴，为使。诸药合用，共奏补肾填精之功。

纵观全方，用药有两大特点，一是用血肉有情之品，补阳而不伤阴；二是阴阳并调，既能温补肾阳，又能滋养肾阴。阴生阳长，源泉不竭，阳痿可起，滑精可止。

蜘蜂丸

【组成】 花蜘蛛（微焙）30g，炙蜂房60g，熟地黄90g，紫河车60g，淫羊藿60g，淡苁蓉60g。

【功能】 补肾填精，化瘀通窍。

【主治】 阳痿。证属劳倦伤神，思虑过度，精血暗耗，下元亏损，而致阳事不举者。

【用法】 诸药共研细末，蜜丸如绿豆大。每服6～9g，早晚各1次，开水送下。

【解析】 此方是第一届国医大师、著名中医学家朱良春创立。方中花蜘蛛、炙蜂房、紫河车血肉有情之品，功善滋阴补阳。淫羊藿、淡苁蓉、熟地，功能双补肾之阴阳。诸药合用，共奏温养肾阴肾阳之功。另外，方中花蜘蛛、蜂房尚有化瘀通窍之功，对于阳虚血瘀者尤有良效。

综观全方，立意高深，治法精明，用药独到，特别是重用、巧用花蜘蛛（微焙）、炙蜂房、紫河车三味功善滋阴补阳的血肉有情之品，使疗效大增。真可谓匠心独运，尽显大家风范。

补肾壮阳丸

【组成】 熟地黄 50g，山茱萸 25g，山药 25g，茯苓 20g，泽泻 20g，丹皮 20g，菟丝子 25g，肉桂 20g，附子 20g，狗肾 1 具，鹿鞭 25g，淫羊藿 20g，红参 25g，仙茅 20g，枸杞子 20g，知母 20g，黄柏 20g，肉苁蓉 20g，巴戟天 20g。

【功能】 滋补肝肾，平调阴阳。

【主治】 阳痿。证属肾虚，精气不足者。

【用法】 上药共研末，炼蜜为丸，每丸重 15g，每服 1 丸，1 日 2 次。

【解析】 此方是第一届国医大师、著名中医学家张琪创立。张琪指出，肾者主蛰，封藏之本，内寓元阴元阳，故为先天为本。肾病虚损虽有阴虚阳虚之别，但阴阳互根，久病常易相互累及，即"阳损及阴，阴损及阳"，转而变为阴阳两虚，乃肾病虚损常见之候，故治虚损及慢性消耗性疾病等，必须注意阴阳两伤，治疗须滋阴扶阳兼顾，既可促进生化之机，而又避免互伤之弊。

此方熟地黄、山茱萸、山药、茯苓、泽泻、丹皮六味三补，三泻，平补肾水；肉桂、附子、狗肾、鹿鞭、仙茅、淫羊藿、巴戟天、肉苁蓉温补肾阳；红参、山药益气补肾；知母、黄柏、枸杞子补肾，泻相火。诸药合用，共奏滋补肝肾，平调阴阳之功。

振阳起痿方

【组成】 川蜈蚣 3 条，肉桂 4.5g，西洋参 6g，川芎 9g，仙茅 15g。

【功能】 辛温走窜，调畅气血。

【主治】 阳痿证。

【用法】 先将蜈蚣、肉桂研末备用，西洋参、川芎、仙茅三药合煎，取汁 300ml；合雄鸡炖烂熟；兑入蜈蚣、肉桂伴匀服，每 2～3 天服 1 剂，以临卧时为佳。

【加减】 腰膝酸软者：加杜仲、牛膝；头目眩晕者：加山茱萸、枸杞子；夜寐不宁者：加酸枣仁、茯神；小便热赤者：加知母、黄柏；四肢不温者：加附子、干姜；梦遗失精者：加芡实、莲须。

【解析】 此方是首批全国名老中医吴光烈创立。方中蜈蚣辛温走窜之力最为迅速，内而脏腑，外而经络，无所不到，凡气血凝聚之处皆能用，能调畅气血，疏通经络；川芎味薄气雄，性最疏通，走而不守，且能补五劳，壮筋骨，肉桂温通血脉，鼓舞气血，祛除寒滞，二药协同蜈蚣发挥更大的走窜作用；更辅以仙茅益阴道，填精髓，助房事，为补阳温肾之要药；西洋参大补元气，养阴生津，与温热药配伍，可免除伤阴之弊。诸药合用，共奏辛温走窜，调畅气血、补肾填精，养阴生津之功。人身气血充盛，肾精得养，阴茎得荣，从而达到阴茎勃起之疗效。

阴茎异常

丹参散结汤

【组成】 忍冬藤 30g，鸡血藤 20g，紫丹参 12g，黑玄参 12g，白芥子 10g，熟地 10g，丝瓜络 10g，橘核 10g，生地 10g，当归 10g，莪术 10g，山药 10g。

【功能】 滋阴补肾，健脾化湿，活血通络，软坚散结。

【主治】 阴茎硬结症或阴茎纤维性海棉体炎。

【用法】 水煎服，每日 1 剂。

【加减】 便溏畏寒，舌体胖大，边有齿痛者：加白术、茯苓；少腹胀满，尿意不尽者：加木通、乌药、琥珀；阴茎硬结疼痛明显者：加玄胡、川楝子；若年事已高，排尿不畅，或年轻而腰酸疼痛明显并伴有早泄、阳痿者：可酌加山萸肉、金狗脊、桑寄生、续断、淫羊藿；体质较好而硬结日久不消，舌暗红，有瘀斑瘀点者：加红花、三棱、水红花子、夏枯草、桃红。

【解析】 此方是首批全国名老中医王玉章的临床验方。方中生地、熟地、黑玄参滋阴补肾；山药、白芥子、橘核健脾化湿；当归、莪术、紫丹参、鸡血藤、忍冬藤、丝瓜络活血通络散结。诸药合用，共奏滋阴补肾，健脾化湿，活血通络，软坚散结之功。其法理清晰，用药平和，加减有度，可谓良方妙剂。

加味乌头汤

【组成】 川楝子 10g，小茴香 10g，肉苁蓉 10g，锁阳 10g，淫羊藿 10g，肉桂 8g，吴茱萸 6g，粉甘草 6g，乌头 5g。

【功能】 燥湿祛寒，补肾壮阳，益气生精。

【主治】 阴茎萎缩。

【用法】 诸药煎 20 ~ 30 分钟取汁，约 300ml，日服 3 次，温服。

【加减】 脾虚者：加党参 10g、茯苓 10g；湿困者：加泽泻 10g。

【解析】 此方是老中医栾宏庆的临床验方。栾宏庆认为，阴茎萎缩，皆肾阳虚衰所致，故专立加味乌头汤以治。此方乌头大辛大热之品（剧毒，须用白蜜煎熬，以制其毒），有搜风燥湿、祛寒、补下焦阳虚之功；辅以肉桂补命门相火，二药合用，治瘤冷沉寒；川楝子能除湿止痛；小茴香温中散寒；甘草温中缓急；锁阳、肉苁蓉、吴茱萸、淫羊藿甘温入肾经，补肾壮阳益精，善疗阴中痛。诸药相合，共奏燥湿祛寒，补肾壮阳，益气生精，通络除萎之功。

精 子 异 常

活精汤

【组成】 山药 15g，熟地 15g，桑椹 15g，山萸肉 10g，枸杞子 10g，牡丹皮 10g，当归 10g，茯苓 10g，麦冬 10g，女贞子 10g，素馨花 6g，白芍 6g，泽泻 6g，红花 2g。

【功能】 滋肾，调肝。

【主治】 死精症。

【用法】 水煎服，每日 1 剂。

【解析】 此方是第一届国医大师、著名中医学家班秀文创立。此方熟地、山萸肉、茯苓、牡丹皮、山药、泽泻功专肾肝，寒燥不偏，而兼补气血；当归、红花、白芍、素馨花养血，活血，柔肝；枸杞子、麦冬、桑椹、女贞子滋肝，补肾，生精。其理法清晰，用药精准，堪为妙剂。

化精汤

【组成】 生薏仁 30g，滑石 20～30g，麦冬 15g，虎杖 12g，女贞子 10g，生地 10g，茯苓 10g。

【功能】 滋阴清热，健脾渗湿。

【主治】 精子不液化症。

【用法】 每日 1 剂，水煎服；15 日为 1 个疗程，服 1～2 疗程可效。

【加减】 热盛者：加知母 10g、玄参 10g；湿邪盛者：加猪苓

10g、泽泻 10g、木通 10g。

【解析】 此方是名老中医施汉章创立。施汉章认为，精子不液化之因颇为繁杂，但与环境污染关系密切，故临床治疗除重视"共性"补肾外，尚应针对"个性"邪毒采用导泻之法。

此方以麦冬、生地、女贞子滋阴清热，补肝益肾；滑石、生薏仁、茯苓健脾利湿清热，使湿热浊邪从小便外排；虎杖清热解毒，凉血活血。诸药合用，共奏滋阴益肾，健脾渗湿，清热导浊之功。其补肾泻浊并施，用药平淡而简，但临床收效颇著，堪称奇妙之方。

无　精

温肾益精汤

【组成】 枸杞子 20g，熟地 20g，怀牛膝 20g，菟丝子 20g，淫羊藿 10g，炮天雄 6 至 9g，炙甘草 6g。

【功能】 温肾益精。

【主治】 无精症。

【用法】 水煎服，每日 1 剂。

【解析】 此方是著名中医学家罗元恺创立。此方炮天雄、淫羊藿温肾壮阳；枸杞子、菟丝子、熟地、怀牛膝滋阴养肝，平补肝肾；炙甘草调和诸药。其药味不多，但功专力宏，用之对症，多能取效。因方中阴阳并调，故多服、久服无伤阴化火之弊。纵观全方，平补阴阳，益肾填精，立意高深。

不　育　症

化瘀赞育汤

【组成】 柴胡 9g，熟地 30g，紫石英 30g，桃仁、红花各 9g，赤芍 9g，川芎 9g，当归 9g，枳壳 5g，桔梗 5g，牛膝 5g。

【功能】 疏肝益肾，活血化瘀。

【主治】 男性不育。

【用法】 水煎服，每日 1 剂。

【加减】 早泄或梦遗者：去紫石英、牛膝，加黄柏 9g、知母 9g；阳痿者：加蛇床子 9g、韭菜子 9g；不射精者：加王不留行 9g；睾丸胀痛者：加橘核 6g、川楝子 9g、小茴香 6g；睾丸肿块者：加三棱 9g、莪术 9g、海藻 9g、昆布 9g。

【解析】 此方是第一届国医大师、著名中医学家颜德馨创立。颜德馨认为，男性不育不仅与肾有关，更与肝相关。肝体阴而用阳，职司疏泄，性喜条达而恶抑郁，若情志不遂，抑郁不乐，必然导致肝气郁结，气滞日久，血流不畅，足厥阴经脉为之失养，则"阴器不用"。肾与肝在生理病理上常相互影响，肾之封蛰溢泻必赖肝之疏泄，而肾精亏损又可致肝血不足或肝气失畅，因此，温经补肾，活血疏肝是治疗男性不育行之有效的途径。

此方柴胡、枳壳、疏肝理气，条达气机，使肝主宗筋；桃仁、红花、川芎、赤芍、当归活血化瘀；熟地、牛膝、紫石英滋补肾阴；桔梗、牛膝提上利下，贯通血脉，疏肝气之郁滞，化血脉之瘀结，而使肾气得以振奋。诸药合用，共奏调理气机，滋补肾气，活血化瘀之功。

三仙种子汤

【组成】 淫羊藿 30g，仙茅 15g，威灵仙 9g，枸杞子 25g，覆盆子 15g，菟丝子（酒炒）20g，石楠叶 15g，制首乌 15g，肉苁蓉 15g，山茱萸 15g，沙苑子 15g。

【功能】 温补肾阳，育精养血。

【主治】 不育症。证属肾阳虚型。

【用法】 每日 1 剂，水煎 2 次，分 3 次服。

【解析】 此方是第一届国医大师、著名中医学家李济仁创立。

李济仁认为，男子不育症多属中医肾亏范畴，尤以肾阳虚者为多。据此，特拟"三仙种子汤"益肾生精，曾治疗多例，均获显效。

此方三仙中淫羊藿、仙茅为补肾阳、助命火、益精气之要药，配以威灵仙宣经通络，三者合作，促使精子生长；石楠叶、制首乌、肉苁蓉、山茱萸、沙苑子为治疗内伤阴衰、肾亏髓耗之上品；更有古今种子良药枸杞子、覆盆子、菟丝子相伍，其生精种子功力更著。

纵观全方，立意高深，用药独到，尤其是三仙并用，独树一帜。

前 列 腺 炎

参苓六黄汤

【组成】 党参 15g，车前子 15g，黄芪 15g，生地黄 15g，怀牛膝 12g，黄连 10g，黄精 10g，蒲黄 10g，黄柏 10g。

【功能】 益气，解毒，利湿。

【主治】 前列腺炎。

【用法】 每日 1 剂，水煎 2 次分服。

【解析】 此方是首批全国名老中医、著名中医学家方药中创立。方药中治疗前列腺炎，针对病理，除清热解毒外，往往佐以托毒排脓之品，诸如党参、黄芪、皂角刺之类，收效较著。

此方蒲黄活血化瘀，利小便；党参、黄芪益气，托毒排脓；怀牛膝壮腰补肾，活血通利；车前子、黄连清利湿毒；生地、黄精滋补肾气；黄柏清热利湿。诸药合用，共奏益气、解毒、利湿、排脓之功。其立意高深，治法独特，用药精确，可谓良方妙剂。

固精导浊汤

【组成】 粉萆薢 12g，菟丝子 12g，沙苑子 12g，益智仁 10g，怀山药 12g，牛膝 10g，茯苓 10g，泽泻 10g，台乌药 10g，石菖蒲

6g，车前子 10g，甘草梢 3g。

【功能】 补肾固精，分清导浊。

【主治】 慢性前列腺炎。

【用法】 每日 1 剂，水煎 2 次分服。

【加减】 尿黄、尿道灼热疼痛者：加碧玉散或合导赤散；小腹、会阴、睾丸、精索胀痛明显者：加川楝子、延胡索、荔枝核；腰骶酸痛者：加杜仲、川续断；遗滑不止者：加煅龙骨、煅牡蛎；性功能减退者：加五味子、淫羊藿、制黄精；口渴、便秘者：加天花粉、生山栀；口渴、小便不利者：加滋肾丸；会阴、睾丸坠胀明显者：加补中益气丸；前列腺液中脓细胞多者：加蒲公英、马鞭草；前列腺液或精液中有红细胞者：加女贞子、墨旱莲；前列腺质地偏硬、高低不平或有结节者：加三棱、莪术、鳖甲。

【解析】 此方是名老中医许履和的临床验方。许履和指出，慢性前列腺炎属中医学"精浊""白浊"等范畴，多由湿热内蕴，肾精亏损所致，其中肾虚精关不固为发病之本，下焦温热蕴结为致病之标，故采用补肾固精，分清导浊为治疗法则。方中菟丝子、沙苑子、益智仁、怀山药等补肾固精；茯苓、泽泻、车前子等清利导浊，且茯苓与菟丝相配，固精与渗湿并施，车前子与菟丝子为伍，能专导败精之流注；萆薢去浊分清，为治浊要药，得茯苓、泽泻、车前子之助，则其力更宏；牛膝引药下行，通膀胱涩秘，且能补肝肾、强腰膝；乌药能气化膀胱而解小腹胀痛；石菖蒲宣窍导浊；甘草梢和中解毒，兼引诸药直趋精室。诸药配伍，攻补兼施，标本兼顾，法理清晰，用药独特。

新订萆薢分清饮

【组成】 粉萆薢 12g，滑石 12g，王不留行 10g，猪茯苓 10g，炙山甲片（以其他药代替）10g，炒川黄柏 10g，京赤芍 10g，生甘草梢 4g。

【功能】 清热利湿，活血化瘀。

【主治】 慢性前列腺炎。

【用法】 水煎服，每日 1 剂。

【加减】 肾阴虚者：加干地黄 12～18g、沙苑子 10g、女贞子 10g；瘀滞甚者：加西琥珀 4～6g（饭丸吞，或田七 4～6g）；肾阳虚致阳痿者：去黄柏、茅根，加巴戟天 10g、熟附片 6～10g、肉桂 6g；痛行精索者：加炒橘核 15g、台乌药 6g；镜检有脓细胞者：加败酱草 10g、猫爪草 15g。

【解析】 此方是名老中医王乐匋的经验之方。此方功专清热利湿，活血化瘀，用于慢性前列腺炎疗效堪佳。

前列腺增生症

疏肝散结汤

【组成】 海藻 15g，柴胡 10g，昆布 15g，丹参 15g，赤芍 10g，夏枯草 15g，肾精子 10g，牡蛎 30g，海浮石 30g，玄参 10g，牛膝 10g，当归 10g，贝母 10g。

【功能】 疏肝理气，软坚散结，活血化痰。

【主治】 前列腺增生症。证属痰瘀凝滞型。

【用法】 水煎服，每日一剂。

【解析】 此方是首批全国名老中医、著名中医学家印会河创立。方中牛膝引药下行，使之直达病所，发挥药力；柴胡疏肝解郁，条达气机，引药入于肝经；夏枯草、牡蛎、玄参、贝母、海藻、昆布、海浮石、肾精子软坚散积，消除癥积肿块；当归、丹参、赤芍养血活血，调理肝经，疏通经脉；肾精子颗粒甚少，取胶囊装吞或以龙眼肉包裹，可防止肾精子黏附留着牙缝中，不能发挥药力。诸药配伍，可使瘀积得消，经脉流通，尿路通畅，癃闭之证乃因之而愈。其法理清晰，用药独到。

益肾通关汤

【组成】 乌药 60g，益智仁 45g，山茱萸 20g，五味子 15g，肉桂 6g，覆盆子 30g，穿山甲（以其他药代替）12g，海藻 30g，浙贝母 30g，沉香粉 6g。

【功能】 益肾调气，化痰消瘀。

【主治】 前列腺增生症。以尿频难出，点滴而下，排尿无力，夜尿次数增多为主症，常伴腰酸膝软，气短乏力，头晕耳鸣等。

【用法】 每日 1 剂，水煎 2 次分服。方中沉香粉分 2 次兑入药汁中冲服。

【加减】 体倦乏力，头晕气短者：加黄芪 60g；瘀血较重，舌暗紫瘀斑瘀点，脉弦涩者：加莪术 12g、皂角刺 6g；湿热壅积症见会阴下坠，尿灼热赤黄者：加川楝子 12g、白花蛇舌草 30g、败酱草 30g；肾阳虚重症症见腰酸膝软，四肢不温者：加鹿角霜 15g。

【解析】 此方是名老中医卢尚岭的临床验方。方中乌药、益智仁为主，以温肾调气；肉桂、沉香一气一血，以补命门之火而纳肾气，司开合；山茱萸、五味子、覆盆子助益智仁固精而缩尿；穿山甲消瘀散结；海藻、浙贝母化痰软坚。诸药合用，使肾气得温，膀胱开合有度，痰化瘀消，故病症得除。

此方精要之处在以乌药、益智仁为主药。盖乌药辛温香窜，入肺胃肝肾膀胱经，辛开温通，上走于肺，中调脾胃，下达肝肾膀胱，有顺气开通之功。上走于肺则宣肺气以通调水道，下达膀胱则温暖膀胱而司开合调气化，故而用于膀胱冷结，小便频数最宜。然临床应用量小则功力不达，需用大量，一般在 30～60g 方能见功。临证与沉香相配伍，以沉香辛苦而温，性善下行，入肾经则降肾纳气，肾气纳则气化有司，开合有度。益智仁辛温入脾肾经，入脾则健脾补虚以摄痰涎；入肾则温肾固精而缩小便。用治脾胃虚寒之体倦泄泻，食少多涎及肾虚之遗尿尿频，遗精白浊之证。其配乌药名缩泉丸，合山茱萸、五味子、覆盆子、肉桂则补助肾阳，固精缩尿之力更强。

综观全方，以补肾固摄，化痰消瘀，调节膀胱气化为大法，用药补消并举，行气活血共施，着眼于虚、痰、瘀三个主要环节，然后以行气为先导，使下焦气化得畅，而利于痰化瘀消。其立法组方别具一格，遣方用药匠心独到。

通癃汤

【组成】 王不留行 15g，淫羊藿 15g，怀牛膝 15g，黄芪 60g，穿山甲（以其他药代替）10g，生大黄 10g。

【功能】 祛瘀通络，益气通癃。

【主治】 前列腺增生症。临床表现为排尿困难，小便量少，点滴而出，甚则小便闭塞不通，伴小腹坠胀不适。

【用法】 每日 1 剂，水煎 2 次，共取汁 300ml，分二次温服。

【加减】 阳虚者：加附子、肉桂以助阳化气；湿热盛者：加知母、黄柏、车前子、木通、白花蛇舌草以清利湿热；瘀血重者：加蜈蚣、琥珀末、桃仁以活血化瘀通窍；痰凝成结者：加猫爪草、山慈菇以消痰散结。

【解析】 此方是首批全国名老中医梁乃津所创专方。梁乃津指出，前列腺增生症的治疗，要注意三个问题：一是补气。气虚当补气，以黄芪为首选，该药入肺、脾二经，《本草逢源》谓尚能"补肾中之气不足"，三脏兼顾，颇切合本病病机，而且重用，一般 60g 以上，力专效宏，直达下焦，鼓动真气运行，协同诸药治疗；二是通窍。此病为慢性病，败精痰瘀凝结下焦，造成窍道阻塞，一般活血化瘀药很难奏效，必用虫类活血药，取其性行散，善于走窜能直达病所，可用蜈蚣、水蛭、土鳖虫等；三是清热除湿。用于气虚导致痰瘀阻结下焦，蕴积日久，必内生湿热，湿热不除，瘀结难解，窍道难通，数者互为因果，因此，治疗本病应加清热除湿之品，大黄性味苦寒,苦胜湿而寒胜热,能荡涤下焦蕴结之湿热,且具有活血通络散郁之功,最适宜用于此病治疗。

此方王不留行、穿山甲、淫羊藿等补肾活血通窍为君;黄芪益气助活血通窍为臣;生大黄清热除湿通瘀为佐;怀牛膝导诸药下行,直达病所为使。共奏祛瘀通络,益气通癃之功效。其理法精深,组方严密,用药独到,堪称妙剂。

启癃通关饮

【组成】 熟地黄 20g,枸杞子 15g,女贞子 15g,泽泻 15g,茯苓 15g,车前子 15g,肉桂 10g,附子 10g,知母 15g,黄柏 15g,三棱 15g,赤芍 15g,桃仁 15g。

【功能】 滋阴补肾,温阳化气,行水。

【主治】 前列腺增生所致的癃闭。症见排尿困难,尿道涩痛等。

【用法】 每日 1 剂,水煎服。

【加减】 湿热重者:酌减桂附用量,加滑石、川木通、白花蛇舌草;阳虚无热者:去知母、黄柏;增生严重者:加土鳖虫;尿血者:加三七、琥珀;气虚者:加黄芪、党参;一时小便点滴不出,闷胀难忍者:加麝香少许吞服;尿停时久而不通者:先行导尿,尔后服此方。

【解析】 此方是第一届国医大师、著名中医学家张琪创立。张琪认为,癃闭一证,原因不一,病机复杂,临床上往往虚实挟杂,寒热错综。治疗此病,必当谨守病机,标本兼顾,消补兼施。此方即为此而设,临床疗效显著。

此方熟地黄、枸杞子、女贞子滋阴补肾;肉桂、附子温阳化气行水;茯苓、泽泻、车前子通利水道;知母、黄柏滋阴清热;三棱、赤芍、桃仁活血祛瘀。诸药合用,共奏滋阴,助阳,清热,消积利水,启癃通闭之效。

双虎通关丸

【组成】 琥珀粉、虎杖、石韦、当归尾、桃仁、红花各 1 份、海金沙、大黄各 1.5 份、土鳖虫 2 份。

【功能】 通瘀散结，清热利水。

【主治】 前列腺增生症。

【用法】 诸药研细末，蜜丸；每丸含琥珀粉、虎杖、石韦、当归尾、桃仁、红花各 1g，海金沙、大黄 1.5g，土鳖虫 2g。每日 3 次，每次服 1 丸，用萹草、白花蛇舌草各 30g，煎汤送服。

【加减】 伴有动脉硬化、冠心病、高血压病者：加海藻 30g，煎汤送服。

【解析】 此方是名老中医张锡君的临床验方。此方用土鳖虫、琥珀、桃仁、红花、当归尾等活血化瘀药，能使毛细血管通透性增强，有利于对肿大包块的吸收和排泄。同时又能增强吞噬细胞的吞噬功能，促进对肿大包块的分解、吸收；虎杖、大黄、琥珀粉也有通瘀之功，其中大黄、虎杖兼能泻下，琥珀粉兼能利水通淋；加入石韦、海金沙，利尿功用更著；佐以萹草、白花蛇舌草清热解毒，以预防或控制感染；老年人正气不足，故用蜂蜜益气和中，缓和药性。纵观全方，法理清晰，用药独到，功专力强，堪称奇妙。

前列腺肥大

宣导通闭汤

【组成】 车前子 30g，滑石 25g，怀牛膝 25g，甘草 20g，黄芪 15g，淫羊藿 13g，升麻 7.5g。

【功能】 益气升清，利水通闭。

【主治】 前列腺肥大。症见小腹坠胀，时欲小便而不得出，或量少而不爽利，或小便不能控制，时有夜间遗尿，神疲倦怠等。

【用法】 每剂药煎 2 次，头煎药用水浸泡 30 分钟后煎煮；首煎沸后，慢火煎 30 分钟；二煎沸后 20 分钟，每次煎成 100ml；两次混合一起，分两次，早晚餐后 1 小时服用。

【加减】 大便秘结者：加肉苁蓉 20g；咳喘者：加杏仁 5g、细辛 5g；尿道涩痛者：加蒲公英 25g、木通 10g。

【解析】 此方是首批全国名老中医查玉明的良效验方。查玉明指出，前列腺肥大主要表现为排尿功能障碍、尿路感染和慢性肾功能不全。多由脏腑虚衰，无以助阳通窍，肾气不足，阴无以化，开阖失调，则小便不利。此方系由《医林改错》黄芪甘草汤化裁加味而成。

此方黄芪补中升气，助阳化气；淫羊藿补肾温阳，利小便；升麻，主上行，气升则水降；车前子利湿通淋，下行利水；滑石利窍，能行上下表里之湿，尿道涩痛可除；牛膝下行，活血通脉，以助升降之机；甘草补三焦元气，可升可降，助气化通其闭塞。全方益气升清，利水通闭。功在上开肺气，以司肃降；升举中气，升清降浊，上气升，则下窍自通，乃下病上取之法。其为治疗前列腺肥大的良效妙方。

梁氏前列汤

【组成】 益智仁 30g，白术 30g，怀山药 30g，黄芪 30g，党参 30g，煅龙骨 20g，煅牡蛎 20g，桑螵蛸 15g，杜仲 15g，续断 15g，熟枣仁 15g，五味子 15g，山萸肉 15g。

【功能】 温肾补精，约制膀胱。

【主治】 老年性前列腺肥大症。适用于老年人肾气虚寒，夜多小便，膵气不固者。

【用法】 诸药淡盐水拌过，蒸透晒干，研细末，炼蜜为丸，如绿豆大；每次服 10g，开水送下，每日服 2 次，8 岁以下小儿药量减半。

【解析】 此方是首批全国名老中医、著名中医学家梁剑波自创。方中党参、山药、白术、黄芪健脾益气，运化水湿；五味子、益智仁、桑螵蛸、煅龙牡益肾固精缩尿；杜仲、熟枣仁、续断、山萸肉补肝肾，益精气。诸药合用，共奏益肾固精缩尿之功。其方以补为主，收效亦著。通过补肾，使之气旺，司小便功能正常，故不治肥大而肥大自消，奇妙之剂也。

缩前康

【组成】 黄芪 50g，夏枯草 15g，刘寄奴 15g，虎杖 15g，王不留行 10g，炮山甲（以其他药代替）10g，琥珀（研冲）3g。

【功能】 补阳行气，活血祛瘀，攻坚散结。

【主治】 前列腺肥大。症见排尿困难、尿频、尿线细，甚者尿液淋沥点滴而出。

【用法】 水煎服，每日 1 剂。

【解析】 此方是首批全国名老中医白成振的临床验方。方中黄芪益气助阳，扶正固本；琥珀化瘀通淋；王不留行开膀胱气闭；虎杖清热消炎祛瘀；夏枯草软坚散结；穿山甲、刘寄奴祛瘀散结。诸药配伍，补阳行气，活血祛瘀，攻坚散结，使前列腺之肿块缩小，尿道梗阻解除而愈。其法理清晰，药简功专。

妇 科 病 方

月 经 不 调

柴芍调经汤

【组成】 柴胡6g，白芍12g，女贞子12g，香附10g，地榆10g，麦冬10g，地骨皮10g，墨旱莲10g，白茅根12g。

【功能】 清热养阴，调气理血。

【主治】 月经先期、经量血多或非时出血（少量）。

【用法】 水煎服，每日服1剂，每剂分两次服用；早饭前及晚饭后1小时各温服1次。

【加减】 虚热者：加生地、丹皮；实热者：加青蒿、黄柏；郁热者：以此方与丹栀逍遥散化裁治之。

【解析】 此方是第三届国医大师、著名中医学家朱南孙创立。朱南孙，上海中医学院教授、上海中医药大学附属岳阳中西医结合医院（分院）主任医师。擅长妇科经、带、胎、产、杂各种疑难杂症，尤其在治疗痛经、子宫内膜异位症、不孕症、月经不调、闭经等疾病方面有显著疗效。

朱南孙指出，月经先期，行经量多，特别是因血热所致者发展之渐则为崩漏，故治疗应从防微杜渐着眼。此方适用于因血热所致之月经先期、经量血多及轻微的非时出血诸症。方中柴胡、白芍一升散，一收敛，可奏舒肝解郁、清热养血、调理阴阳之功；麦冬、地榆、地骨皮、白茅根等清热凉血；女贞子、墨旱莲滋阴培元；在大队养阴凉血药中加入气病之总司、妇科之主帅香附，既能制其香燥之偏，且收相得益彰之妙用。

参芪调经汤

【组成】　黄芪 15g，太子参 15g，乌贼骨 15g，山药 15g，枸杞子 12g，川续断 10g，石莲 10g，白术 9g。

【功能】　平补脾肾，调经固冲。

【主治】　月经量多，月经先期，腹痛，气短乏力，血色素偏低。

【用法】　先将诸药用冷水适量浸泡；浸透后煎煮，始煎温度较高，煎至沫少可用慢火煎半小时左右；以此法将两次所煎之药液混匀，量以 250ml 为宜；每日服 1 剂，每剂分两次服用，早饭前及晚饭后 1 小时各温服 1 次。

【解析】　此方是第一届国医大师、著名中医学家张琪的临床验方。全方以健脾补肾为主，药性清淡平和，无血肉滋腻之品。补先天寓封藏固涩之药，健后天不忘升提本性。宜于因过劳、忧思、饮食失调、房事不节等先天不足或后天失养所发生的月经先期、月经量多属虚证者。凡量多、色淡、质清稀无臭者则可应用。纵观此方，从先后二天入手，治疗月经不调，立意高深，治法独特，可谓良方妙剂。

理血补肾调经汤

【组成】　菟丝子 10g，枸杞子 10g，赤芍 10g，泽兰 10g，刘寄奴 10g，白芍 10g，苏木 10g，怀牛膝 10g，生蒲黄 10g，鸡血藤 10g，女贞子 10g，益母草 10g，覆盆子 10g，柴胡 6g。

【功能】　舒肝理血，补肾益精。

【主治】　月经不调，月经后错，或卵巢功能低下不排卵者。

【用法】　月经期服药：

月经第一天开始连服 3~4 剂。

中期服药：

月经第 13 天开始连服 3～4 剂，若月经后错或稀发，则采用服药 3 剂，停药 7 天，再服 3 剂，以后停药 7 天再服，同时配合基础体温，如果基础体温超过 36.6℃，连续 3 天就停药。

月经来潮后，再按第一种方法服药。如果不来月经，仍按基础体温的测定序贯服药。如果基础体温连续上升 15～20 天，有可能是怀孕，则应化验，如为妊娠则服保胎药，以预防流产。

【加减】 血虚者：加当归、熟地、阿胶；肾阳虚者：加补骨脂、山萸肉、鹿角霜、巴戟天等。

【解析】 此方是首批全国名老中医、著名中医学家梁剑波所创。梁剑波指出，月经后期——量少——闭经，往往是疾病发展的过程，三者之间，有一定的内在联系。因此，首应认清导致月经后期的原因，方能打开这个反应链。而经量过少与月经后期并见，则又常为闭经之先兆。

此方以柴胡、白芍舒肝解郁，敛阴调经；女贞子、覆盆子滋补肝肾，疗肾水亏虚；刘寄奴除新旧之瘀血；菟丝子温补三阴经以益精髓，其性柔润，故温而不燥，补而不峻，既益阴精，又助肾阳，使阳生阴长，有促进性腺机能的作用；怀牛膝为肝肾引经药，以泻恶血，引药下行，使瘀结消散，气血得以畅行，且能益肝肾而强筋骨；赤芍、益母草、鸡血藤和血调经；枸杞子滋肝补肾，填精补血；泽兰入厥阴经，能行血利水。诸药配伍，意在舒肝肾之郁，补肝肾之精，使气舒精足血畅，则月经自调。

纵观全方，立意高深，经调则悉平，实乃调经圣剂也。

闭　　经

三紫调心汤

【组成】 淮小麦 30g，紫石英 15g，紫丹参 15g，紫参 15g，柏子仁 12g，广郁金 12g，生卷柏 12g，合欢花 10g，琥珀末 5g。

【功能】 润燥宁心，活血调经。

【主治】 继发性闭经（月经停闭逾 3 月，且为明显的精神因素所致）。临床表现为性情忧郁，心烦易躁，口干咽燥，大便干结，夜寐不宁，苔薄舌质暗红、脉细涩。

【用法】 先将紫石英加水入煎，沸后 30 分钟，除琥珀末外，将其他药加入共煎，合欢花后下；两次煎液合并，分早晚温服；琥珀末亦分两次吞服；每日 1 剂。

【解析】 此方是首批全国名老中医、著名中医学家姚寓晨创立。姚寓晨指出，此方专为情志因素所致闭经所设。方中广郁金有行气解郁、凉血除烦、破瘀之功效，亦属疗神志之要药；紫参又名石见穿，专司活血止痛；紫丹参功能活血通经，凉血除烦，为心、肝二经之要药；紫石英功能镇心定惊，且能暖宫，三紫相伍，上能定志除烦，下能养血通经。柏子仁功专安神、润肠，为心脾之要药；生卷柏既有破血通经，又能止血，破血通经当生用，《名医别录》谓卷柏能"强阴益精"，《日华子本草》云卷柏"生用破血"；淮小麦养心安神，专疗神志不宁；琥珀末为重镇安神之要药，且本品主降，善走血分，消气滞，逐瘀血，通经脉，和气血；合欢花有解郁畅心安神之功，两药合用镇惊安神，畅气破瘀，以收通补兼治之效。诸药配伍，共具润燥宁心，活血调经之功。

理血通经汤

【组成】 吴茱萸 60g，赤芍 60g，三棱 30g，莪术 30g，红花 30g，苏木 30g，桃仁 30g，续断 60g，益母草 30g，党参 45g，香附 45g。

【功能】 行气散瘀，活血通经。

【主治】 闭经。证属气滞血瘀，症见月经数月不行，精神抑郁，烦躁易怒，胸胁胀满，小腹胀痛或拒按，舌质紫黯或有瘀点，脉沉弦或沉涩。

【用法】 诸药共研细末，每次服 12g，用熟地 30g，麦冬 15g，煎汤送服，每日 2 次。

【禁忌】 此方适用于治疗气滞血瘀闭经，一般服两料即来月经，至多用三料。使用时中病即可，不可恋其功而失之偏颇。

【解析】 此方是著名中医学家罗元恺创立。罗元恺指出，气滞血瘀闭经，非血海无血也，可因气、因寒、因滞、因逆阻滞，胞脉不畅，血不得泻乃发闭经，实为血海满溢后欲泻不遂之实证。临床常见周期性腹痛、急躁、便秘、身重等症状，脉多现沉弦沉涩，舌质紫暗，苔黄白腻或有瘀点瘀斑等。治当活血散瘀，行气通经为主。

此方吴茱萸，辛、苦、热，入肝、脾、肾经，温肝行气止痛，可治肝郁气滞、胞宫寒冷所致月经后期、闭经、经行腹痛诸症，据现代药理研究有较强的子宫收缩作用；三棱、莪术能破血中之气结，逐血中瘀滞，功擅破积攻坚止痛；红花、桃仁善入血分，能散瘀血、活死血、通经脉、破癥结，为行血破血之要药；赤芍凉血散瘀，《日华子本草》谓其能"通月水"；苏木亦入血，性主走散，能散瘀血、除败血、消癥结、通月水；益母草则善行心、肝之瘀血，疏脾之郁气，有化瘀生新，行瘀而不伤正，补养新血而不滞的特点，为妇科之要药；香附善走亦能守，善行气分亦入血分，能和血气、化瘀血、去旧血、生新血，堪称气病之总司、妇科之主帅。而此方又以补中益气、养血生津之党参和气味俱厚，兼入血分，可行可止，有行而不破、止而不滞特点，长于补肝肾、调气血、固冲任的续断援后，可谓王道之用药。又此方为"散者散也，去急病用之"（《用药洁象》），却用具有补血调经、滋阴补肾之熟地和养阴清心滋津液的麦冬共煎汤送服，又是匠心独运之妙招。

健脾益肾消脂汤

【组成】 炒当归 10g，大生地 10g，白芍 10g，川芎 6g，淫羊藿 12g，巴戟肉 12g，仙茅 10g，石菖蒲 5g，白芥子 3g，生山楂 20g，云茯苓 12g，炒白术 10g，怀牛膝 10g。

【功能】 健脾益肾，化痰消脂调经。

【主治】 闭经。证属痰湿型，特点为闭经后形体肥胖或肥胖后形成闭经。

【用法】 每日 1 剂，水煎 2 次，早晚分服。

【解析】 此方是第二批全国名老中医、著名中医妇科专家蔡小荪的临床验方。蔡小荪指出，痰湿型闭经，临诊辨治要点有二：一是多见于体质肥硕或素体痰湿之妇人，二是必兼有痰湿为患的证候。如咳嗽痰多，胸脘腹满，浑身倦怠，苔白腻，脉滑。并指出，肾阳虚是形成痰湿闭经主要因素。盖肾阳者，职司气化、主前后二阴，有调节水液的作用。阳虚气化不利，水液失调，停聚而致痰湿，痰湿内壅，闭塞子宫，胞脉不通致闭。此外，脾虚运化失职，水谷不能化生精血而生痰脂，湿聚脂凝，脉络受阻，胞脉闭塞，逐成闭经。

此方以四物汤养血活血，化瘀调经；怀牛膝引血下行；仙茅、淫羊藿、巴戟肉温肾助阳，补命门火而兴阳道；茯苓、白术健脾燥湿化痰消脂；石菖蒲祛痰开窍；白芥子辛散利气、温通祛痰；生山楂消食化积，据药理分析有降低胆固醇之功效。全方具有健脾益肾、化痰消脂调经的功效。脂消胞脉通畅，经水自行。

纵观全方，立意高深，法理清晰，组方严谨，用药独到，堪称奇妙。

痛　经

温经散寒汤

【组成】 紫石英 20g，赤芍 12g，制香附 12g，五灵脂 12g，白术 12g，川芎 10g，川楝子 10g，延胡索 10g，当归 10g，小茴香 6g，艾叶 6g，胡芦巴 6g。

【功能】 温经化瘀，散寒止痛。

【主治】 痛经。症见经前或经时小腹拧痛或抽痛，凉而沉重感，按之痛甚，得热痛减，经行量少，色黯有血块，畏寒便溏，苔白腻，脉沉紧。

【用法】 经行腹痛开始每日1剂，水煎，早晚各服1次。

【加减】 受寒重者：加吴茱萸、桂枝；血瘀重者：加桃仁、红花。

【解析】 此方是第二批全国名老中医、著名中医学家蔡小荪所创。蔡小荪认为，寒温之邪伤于下焦，客于胞中，血被寒凝，行而不畅，故经水量少，色黯有块，小腹冷痛。因胞脉系肾，故痛甚则连及腰脊。血得热则行，故得热则舒。寒湿停滞，困阻脾阳，脾阳失运，故畏寒便溏。苔白腻、脉沉紧，均为寒湿内阻、气血瘀滞之象。

此方赤芍、当归、川芎活血行瘀；五灵脂、制香附、川楝子、延胡索活血化瘀，行气止痛；小茴香、艾叶温经散寒之作用；白术补脾健胃，和中燥湿，以制约上述诸药伤中耗气之弊；紫石英性味甘温，入心肝经以温暖子宫，《神农本草经》指出："治女子风寒在子宫。"《本草纲目》李时珍说："紫石英主治肝血不足，及女子血海虚寒不孕者宜"；胡芦巴性味苦大温，入肾补命门之火，有温肾阳、逐寒湿的功能，故与紫石英同用则直达子宫，而起到散寒镇痛的作用。纵观全方，立意高深，用药独到，堪称奇妙。

化瘀定痛汤

【组成】 当归10g，丹参10g，川芎4.5g，川牛膝10g，赤芍10g，血竭3g，制没药6g，苏木10g，延胡索10g，失笑散15g。

【功能】 活血化瘀，消癥止痛。

【主治】 痛经。表现为经期进行性腹痛、月经量多等。

【用法】 每日1剂，水煎2次，早晚分服。

【加减】 腹疼剧烈伴有肛门抽痛、大小便失禁者：可加虫类药剂，以增强化瘀搜剔止痛之效。

【解析】 此方是第二批全国名老中医、著名中医学家蔡小荪的临床验方。方中当归、川芎养血调经，辛散宣通；丹参祛瘀生新；赤芍凉血清瘀；苏木理气活血止痛；血竭、没药、延胡索化瘀止痛；失笑散化瘀止痛消癥。诸药合用，共具活血化瘀，消癥止痛之功。其法理清晰，配伍严谨，用药独到，乃为良剂。

热性痛经方

【组成】 红藤 30g，败酱草 20g，川芎 12g，赤芍 12g，大生地12g，炒五灵脂 12g，川楝子 10g，当归 10g，炙乳香 5g，炙没药 5g。

【功能】 清热消肿，行瘀止痛。

【主治】 热性痛经。临床表现：经行第一天腹痛甚剧，或见血块落下则痛减，舌质红，苔薄黄，脉弦或弦数。

【用法】 诸药用清水浸泡 30 分钟；再煎煮 30 分钟，每剂煎 2次；经行腹痛开始每日 1 剂，早晚各服 1 次。

【加减】 症见膜样痛经，腹痛剧烈兼见呕吐者：加服辅助方：川贝母粉 10g、川黄连 5g、公丁香 5g、肉桂 3g，四味共研细末，分成 5 包，每日 1 包，分两次冲服，吐止即停服；平日可加服逍遥丸，每服 6g，日服 2 次。

【解析】 此方是名老中医沈仲理创立。沈仲理认为，经间期腹痛，多与慢性附件炎有关，因肝郁气滞，郁而化热所致。朱丹溪所谓"气有余便是火"，故气滞热郁为本病之主要原因。

此方用四物汤养血活血，配红藤、川楝子、五灵脂与乳香、没药，活血祛瘀，李时珍对败酱草一药曾指出：败酱草"治血气心腹痛，破癥瘕，催生落胞，赤白带下，古方妇人科皆用之，乃易得之物，而后人不知用，盖未遇识者耳"。故方中败酱草性味苦平，兼具清热消痈肿，行瘀止痛之功效，堪称主力矣。本方理法清晰，组方严谨，用药独到。

调冲痛经方

【组成】 制香附 10~15g，丹参 15~30g，大安桂 6~12g，川芎 5g，泽兰 15g，广木香 10g，延胡索 10g，赤芍 10g，红花 10g。

【功能】 调气行血，疏达冲任。

【主治】 各型痛经。

【用法】 日服 1 剂，水煎 2 次，早晚分服。在痛经发作期服药，坚持服用 3~5 个月经周期。

【加减】 小腹冷痛，经色淡褐者：加炮姜 6g、乌药 12g；小腹两侧刺痛，经色鲜红者：加丹皮 10g、焦山栀 10g，去大安桂；血量多者：加艾叶片炭，去红花；有紫块者：加莪术；经色淡者：加制附片；经后隐痛，量少质淡者：加炙黄芪 12g、补骨脂 12g；空腹腰酸者：加巴戟天 10g、菟丝子 10g；经血淋漓不畅者：加桃仁 12g；胁痛乳胀者：加川郁金 10g、柴胡 8g、路路通 12g。

【解析】 此方是名老中医吴培生的临床验方。此方以香燥理气之香附、木香、延胡索入肝脾以行气止痛；川芎、红花、赤芍、丹参、泽兰多入肝经，均为行气活血之品，血行则气调，疼痛自缓；大安桂为肉桂之佳者，皮厚、油重、气浓，能温经通脉，调理冲任。血得温则行，气血和而痛除。吴培生认为，香附、延胡索调血中之气，丹参、红花行气中之血，四药为伍，并行不悖。桂、芍一炉，温凉互制，行血滞而达气机。此方，立法围绕理气行血，以通为用，法理清晰，用药精妙。

功能性子宫出血

补肾固摄汤

【组成】 熟地黄 30g，山茱萸 20g，山药 20g，枸杞子 15g，茯苓 10g，龙骨 20g，牡蛎 20g，白芍 20g，海螵蛸 20g，酒黄芩 15g，焦栀子 10g, 牡丹皮 15g, 棕榈 20g, 甘草 10g。

【功能】 滋补肝肾,清热凉血。

【主治】 功能性子宫出血。适用于肝肾阴亏,相火妄动,冲任不固者。

【用法】 每日 1 剂,水煎服。

【解析】 此方是第一届国医大师、著名中医学家张琪创立。功能性子宫出血,属中医崩漏范畴,崩漏是指妇女经血非时而下。然崩与漏又有区别。经血暴下如注谓之崩,淋漓不尽谓之漏。以证候而论,崩证有虚有实,漏证虚多实少,且在疾病过程中两者又互有联系,相互转化。崩中日久可转而成漏,漏下不愈或变为崩,故古人曾云:"漏为崩之渐,崩为漏之甚。"张琪认为,治疗崩漏,既当辨明气、血、阴、阳诸虚之别,更宜详察血热、郁热、血瘀之异,方能切中病机,取得满意的效果。

此方主治肝肾阴亏,相火妄动,冲任不固而致崩漏。方中熟地黄、山茱萸补肝肾之阴以涵木;白芍敛阴柔肝以和营;龙骨、牡蛎、海螵蛸、棕榈、收敛固摄以止血,此固本之治,热不除则血难谧,故佐以牡丹皮清血中伏热;黄芩、栀子以清热止血,标本兼顾。诸药合用,共奏滋补肝肾,清热凉血之功。

祛瘀止崩汤

【组成】 生地 15g, 黄芩 15g, 牛膝 12g, 香附 12g, 赤芍 12g, 栀子 12g, 红花 10g, 柴胡 10g, 桔梗 10g, 阿胶 10g, 当归 10g, 丹皮 10g, 甘草 8g, 鲜藕节 3 块为引。

【功能】 活血逐瘀,凉血止崩。

【主治】 崩漏。适用于血瘀、气滞、血热型。

【用法】 水煎服,每日 1 剂,分 2 次早饭前、晚饭后温服。其中阿胶烊化。

【加减】 出血量多,夹有瘀块,小腹痛者:加蒲黄炭、五灵脂、泽兰；出血日久量多者：加黄芪，阿胶加量；出血量多，热象明显者：加重生地、黄芩用量；出血量多者：加地榆炭、棕榈炭或焦栀、香附炭。

【禁忌】　切忌在经期行房事。

【解析】　此方是首批全国名老中医、著名中医学家周鸣岐创立。周鸣岐指出，崩漏即崩中漏下，即非经期忽然阴道大量出血，或持续淋漓不断出血。崩漏病的主要发病机理是脏腑气血功能失调，冲任损伤，不能制约经血，经血从胞宫非时妄行，与肝、脾、肾三脏密切相关，不外乎肝不藏血，血热妄行，脾不统血（气不摄血），血不归经，肾虚亏损，冲任失调等。常见病因有血热、肾虚、脾虚、血瘀等。可突然发作，亦可由月经失调发展而来。崩漏治法，当以调节脏腑功能为主，使气血平和，冲任得固，其病自愈。古有"漏轻崩重、漏缓崩急"之说，治疗时应根据不同情况，分别采用塞流、澄源、复旧三法。

此方丹皮、栀子清热泻火除烦，凉血活血止血；牛膝善降，黄芩清热，一清一降通利血脉，引血引热下行，以利祛血府瘀热；柴胡、香附疏肝解郁，畅顺气血，并升达清阳，以利降浊；当归、生地、阿胶养血滋阴，以防理气药泄散，活血药破损而耗伤阴血；红花、赤芍活血化瘀，相得益彰；桔梗开宣肺气，载药上行；藕节涩平，功专收涩止血，凉血化瘀；甘草调和诸药。全方配伍，气血兼顾，疏肝行气以利祛瘀；升降同用，升清以利降浊，使瘀浊得逐，不再为患；又攻中有补，祛瘀而不伤正；可使气机升降有常，出入有序，气血流畅，瘀去血止。

将军斩关汤

【组成】　仙鹤草18g，巴戟天10g，炒当归10g，茯神10g，蒲黄炒阿胶10g，生地10g，熟地10g，焦谷芽10g，黄芪5g，熟大黄炭3g；另用藏红花0.3g，三七末0.3g，红茶汁送服。

【功能】 化瘀生新，固本止血。

【主治】 功能性子宫出血。症见经血非时而下，时多时少，血色紫黑，有块，小腹胀痛，大便秘结，易发急躁，夜半咽干，舌质绛暗，苔腻，脉沉弦滑。

【用法】 蒲黄炒阿胶自有妙用，以含动物胶、蛋白、氨基酸等的阿胶与含脂肪油、游离硬脂肪油的蒲黄共炒于一体其效更佳；用红茶汁送服藏红花、三七末可谓生新血、祛旧血的最好选择。因此，须按法煎煮药物，方保疗效。

【解析】 此方是名老中医、著名中医学家朱小南家传验方。此方熟大黄炭厚肠胃，振食欲，而有清热祛瘀之功。崩漏症初起，每因有瘀热而致，熟军炭是适宜的药物。即使久病，如尚有残余瘀滞，徒用补养固涩诸药无效，只要加此一味，一二剂后崩停漏止，盖遵《黄帝内经》"通因通用"治则矣；用生熟地、当归补血；佐以藏红花、三七末化瘀结而止血；仙鹤草、蒲黄炒阿胶强化止血；黄芪益气，增强摄血能力；茯神、焦谷芽健脾化湿；巴戟天补肾益任脉。诸药配伍，组方严谨，对瘀热初起所致崩漏久病尚有残余者，无论是室女崩漏属瘀滞者，还是年老经水复行者，如与此方证相符者验之临床收效颇佳。

温涩固宫汤

【组成】 乌贼骨12g，当归10g，白芍10g，茜草根10g，熟地10g，阿胶10g，川芎6g，血余炭6g，艾叶6g。

【功能】 养血和血，调经止血，暖宫止血。

【主治】 功能性子宫出血。证属冲任虚寒、寒邪凝滞。症见小腹疼痛、月经过多，或妊娠下血、胎动不安，或产后下血、淋漓不断。

【用法】 水煎服，每日服3次。

【加减】 心悸者：加茯神、炒柏子仁；腹不痛者：去川芎；腹痛明显者：加砂仁、香附、延胡索；气虚明显或小腹下坠者：加党参、黄芪；血下多者：当归减量，加地榆炭、棕榈炭；腰酸腹痛者：加杜仲、续断、桑寄生；肢冷明显者：加炮姜炭、炙甘草。

【禁忌】 服药期间，情志宜安静，尽量避免精神刺激；食物宜清淡，禁食烟酒及辛辣刺激食物。

【解析】 此方是首批全国名老中医、著名中医学家李培生创设。此方当归甘温，养肝补血；艾叶温经暖胞；熟地甘温，滋肾补血，以壮血液生化之源；阿胶功专补血止血；白芍酸敛，助当归养血和阴，缓急止痛；乌贼骨味咸微温，收涩止血；血余炭、茜草根止血祛瘀生新；川芎辛温香窜，活血行气，畅通气血，下行血海，并可使熟地、当归、白芍等补而不滞。合而用之，可养血和血，暖宫止血，是治疗功能性子宫出血的良效妙方。

归经汤

【组成】 黄芪 20g，党参 15g，桂圆肉 12g，当归 10g，酸枣仁 10g，五灵脂炭 10g，蒲黄炭 10g，白术 10g，茯苓 10g，荆芥炭 5g，炙甘草 5g，炙远志 3g，大枣 5 枚。

【功能】 益气宁神，化瘀止血。

【主治】 功能性子宫出血。症见月经过多，形成崩漏，腹痛有凝块，淋漓不断，或经期延长出现气血两虚症状。

【用法】 诸药用冷水浸泡 20 分钟；文火煎煮 3 次，每次留取 150ml，分 3 次服用。

【加减】 尿频、尿急伴阴虚有热者：去远志、当归，加女贞子 15g、仙鹤草 15g、白茅根 15g；情绪易激动者：加生地 15g；出血过多，四肢厥冷，脉微欲绝者：加人参 5g、黑附片 3g；小腹胀满，冷痛，舌质淡，苔薄白，脉缓者：加炮姜 3g、砂仁 3g。

【禁忌】 月经期间忌冷饮，注意保温，情绪勿激动。

【解析】 此方是首批全国名老中医刘炳凡临床经验方。刘炳凡指出，脾主统血，脾旺则水谷精微充盈五脏六腑、四肢百骸，即所谓"中焦受气取汁，变化而赤，是谓血。"脾虚则运化失常，五脏受累，冲任失养，即所谓统摄无权，不能制约经血。脾统血，脾虚则清阳下陷，统摄无权，冲任不固，故出血量多，或淋漓不净。

此方用四君（参、苓、术、草）健脾以增化源，脾旺则经行流畅；然有形之血不能自生，须赖阳气之温煦而后才能补给，故以当归补血汤（归、芪）益气生血；气耗津伤，心气受损，故以大枣、桂圆肉、远志、酸枣仁以养血宁心；高凝出血，最忌见血止血，故用失笑散（五灵脂、蒲黄）加荆芥，三味炒炭（外焦内黄）活血以止血，亦即"通因通用"之法，其中五灵脂一味，朱丹溪最为赏识，半炒半生，每服三钱，水酒调服，名独行丸，治妇人产后"血冲心动"。荆芥一味，华佗取其炒黑为"愈风散"，治产后血晕，清吴仪洛在《本草从新》载："本品能助脾消食，通利血脉，治吐衄，肠风，崩中，血痢，产后血晕"。

此方既健脾统血，又用三炭活血止血，可谓标本兼顾之上策，这是刘炳凡临床经验的结晶。

带 下 病

止带固本汤

【组成】 鹿角 30g，龙骨 30g，牡蛎 30g，白芍 20g，炙黄芪 20g，人参 15g，龟甲 15g，山药 15g，五倍子 15g，升麻 3g。

【功能】 调理冲任，止带固本。

【主治】 妇女白带，久而不愈，渐致虚怯。

【用法】 每剂煎 2 次，早晚各服 1 次。

【加减】 月经后期者：加香附、丹参；月经先期者：加当归、黄连、黄芩；有瘀血者：加桃仁、红花。

【解析】 此方是首批全国名老中医彭静山创立。彭静山认为，白带过多且久与任、督、冲、带四脉关系甚密，名为"白淫"。久则气血皆虚，元气不固，经络失调，宜用通经活络，固本止带之法，以使阴阳平衡，补虚培元。凡因下元不固，致使白带多而日久耗损气血经络失调者，症见带下清冷量多，质稀薄或如锦丝状，终日源源不断，伴小溲清长、夜尿多、腰酸、舌淡、脉沉细宜用本方。

此方鹿角益气补虚，散瘀活血，亦可制成鹿角胶，其补督脉即补诸阳经也；升麻之升提中气可固冲脉；白芍、山药入脾、肝、肾经，涩精气，敛阴血，补敛双施；龟甲能通任脉，养心益血，补肾调肝；龙骨、五倍子、牡蛎强力收敛，可束带脉；人参、黄芪大补气血，使冲脉旺盛，十二经脉皆随之旺盛矣。诸药配伍，调理冲任，止带固本，功专力宏，堪称妙剂。

益气导水汤

【组成】 潞党参 30g，云茯苓 12g，瞿麦 12g，温六散（包煎）12g，莪术 10g，焦白术 10g，桃仁 10g，川桂枝 10g。

【功能】 益气固带，逐瘀导水。

【主治】 赤白带下。

【用法】 水煎服，每日 1 剂，分早晚 2 次服。

【解析】 此方是首批全国名老中医姚寓晨所创。姚寓晨认为，带下赤白相兼，多属虚实夹杂之证。脾虚水湿不化，气虚血脉不和，津液不能上达则口干喜饮，水湿夹瘀浊下注则带下赤白。正如张石顽所说："赤白带下，积久不愈，必有瘀血留着于内"，水湿内停，气机不畅，可以形成血液瘀滞；而瘀血内阻，又可促使气机阻滞，加重水湿潴留。由此，赤白带下，治当益气固带，逐瘀导水为法。

此方四君以健脾，桂枝以温阳，另入莪术专治赤白带下以化瘀消滞，以通为补；更以桃仁逐瘀，温六散导水，故收佳效。全方标本兼顾，攻补兼施，用药独到，主次分明。

阴　痒

老年阴痒方

【组成】　内服方：

熟女贞 15g，墨旱莲 15g，何首乌 12g，山萸肉 12g，炒赤芍 10g，炒白芍 10g，炙龟甲（先煎）20g，生薏苡仁 30g，熟薏苡仁 30g，土茯苓 30g，老紫草 15g，福泽泻 10g；

外用方：

淫羊藿、蛇床子、老紫草、覆盆子适量。

【功效】　育阴填精，渗湿清热。

【主治】　老妇阴痒。

【用法】　内服方水煎服，每日 1 剂，早晚各 1 次；外用方可水煎熏洗，并另将此四药各 50g 为末，加凡士林调匀外用；上二方 15 天为 1 个疗程，停 3 天，再行第 2 个疗程。

【解析】　此方是首批全国名老中医姚寓晨治疗老年外阴瘙痒的临症验方。姚寓晨认为，老年外阴瘙痒虚多实少，与青壮年以实为主有别。《素问·阴阳应象大论》有"年四十阴气自半"之说，下焦乃肝肾所司，肝肾精血亏损，累及任脉，故阴部枯萎瘙痒。此外，阴痒一症，有湿浊郁火和精枯血燥之别，老年妇人尤以后者居多。姚寓晨辨老妇阴痒注重虚损而不忘虚实夹杂，在辨证中明察带下量之多寡，色之异常，细审局部有无灼热之感，并参合理化检查而立论。在治疗中重在复阴津生化之机，参以燥湿之品。用药"柔"无呆补碍脾之忧，"燥"无苦寒沉降之弊，每获良效。

此方山萸肉与何首乌相配以精血同补；炙龟甲滋阴填精与甘寒之紫草相伍，清润入下焦，对老妇阴痒尤宜；又以生、熟薏苡仁同用，健脾渗湿；更配以外治药润肤止痒，去邪毒。终以二精丸（黄精、枸杞子）伍以丹参助气固精，活血驻颜。纵观全方，理验俱丰,用药独到,堪称奇妙。

更年期综合征

更年康汤

【组成】 龙骨15g,牡蛎15g,生地12g,熟地12g,玄参10g,浮小麦10g,白芍10g,丹参10g,党参10g,酸枣仁10g,茯苓10g,柏子仁10g,延胡索6g,天冬5g,麦冬5g,五味子5g,远志5g,桔梗5g,当归3g。

【功能】 养心,益阴,安神,镇潜。

【主治】 妇女更年期综合征。临床表现为头晕头痛,焦虑忧郁,失眠多梦,精神疲乏,心悸怔忡,健忘多汗,食欲减退,腹胁腰腿诸痛,舌红苔少,脉弦细等。

【用法】 清水煎服。每日1剂,煎2次,分早晚温服。16剂为1个疗程。

【加减】 面颊潮红者:加丹皮、地骨皮;自汗不已者:加麻黄根;头晕眩者:加天麻;带下过多者:加海螵蛸、芡实。

【解析】 此方是首批全国名老中医、著名中医学家梁剑波的临床验方。梁剑波认为,妇女更年期综合征是由于妇女在绝期前后,肾气渐衰,天癸已竭,冲任失调所致,在治疗上当以养心、益阴、安神、镇潜为主。

此方酸枣仁、五味子味酸,以敛心气的耗散;丹参、当归、熟地补血养心;生地、玄参壮水制火;天冬、麦冬以增阴液;党参、茯苓以益心气;白芍、延胡索、龙骨、牡蛎以镇摄心神,定悸;远志、柏子仁以养心神;桔梗载药上行,以为之使。诸药配伍,共具养心益阴,安神镇潜之功。

综观全方,配伍恰当,功专力强,凡妇女更年期的情志抑郁,心烦不安而不能自我控制,心悸不眠,低热少津,多疑善虑,甚至骨节烦酸，时似感冒头晕、头痛等证候群，疗效卓著，可谓妙剂。

开瘀消胀汤

【组成】　丹参30g，郁金10g，巴戟天10g，大黄10g，肉苁蓉10g，莪术10g，三棱10g。

【功能】　开郁散结，消肿除胀。

【主治】　更年期特发性水肿。临床表现外形丰腴、肢体瘀胖，早晨面部肿胀，手瘀肿而无力，中午胸胁满闷，心慌气短，下午腰腿酸困，瘀肿加重，尚有心中懊恼、善怒，善悲，善叹息，五心烦热，面部烘热，烦躁出汗，头晕耳鸣，月经失调，性欲减退等；其脉多沉细涩，亦可有弦、滑之脉象；舌质多淡胖、苔白腻，或腻或微黄。

【用法】　每周服6剂，水煎服。一般服用1个月可明显见效，治疗3个月左右瘀胀即可消退。

【加减】　头晕目眩者：加夏枯草、白芍、川芎、白附子、珍珠母；颜面潮红、五心烦热、烦躁出汗者：加知母、黄柏；舌有瘀斑、行经腹痛、经下瘀血者：加泽兰叶、红花、川牛膝、桃仁；失眠健忘、心悸怔忡者：加炒枣仁、柏子仁、何首乌；胁肋胀痛、烦躁易怒、腹胀嗳气者：加青皮、枳壳、柴胡、白芍、半夏之类；脾胃虚寒、大便溏泄者：去大黄，或改用大黄炭；瘀肿较重者：加泽泻、山药、茯苓、薏苡仁；神疲胸闷、心悸气短者：加麦冬、五味子、党参；脘腹胀闷，纳食减少，嘈杂嗳气者：加炒麦芽、鸡内金、砂仁。

【禁忌】　忌食辛辣、油腻食物，宜食清淡食品。同时，调节情志，使之心情舒畅。

【解析】　此方是首批全国名老中医吕承全的经验之方。吕承全认为，此方所治之证虽临床表现较复杂，其发病总与气、血、痰、火、湿、食等六郁之邪与脾肾两虚密切相关，以全身瘀肿、胀满为主要症状。现代医学认为妇女进入更年期以后，卵巢功能开始衰退，致机体调节功能难以适应而引起的下丘脑—垂体—卵巢之间的环路失调，使神经、精神、代谢等功能也受到影响，主要表现在心血管、自主神经系统失调，物质代谢及第二性征等方面的变化。经多年临床研究探索，发现本方证所表现症状与内分泌功能紊乱有关，因此二者为吻合，故用于临床，收效亦颇佳。

此方郁金，既破有形之血瘀，又散无形之气郁；三棱、莪术，在于理气和血，化瘀消积；丹参功同四物，既可助三棱、莪术活血祛瘀，又可养血安神；大黄既可配合消积导滞，又可化瘀散结；为防攻伐太过，损伤正气，配用肉苁蓉、巴戟天，意在补益命门之火，以壮元阳温煦五脏；诸药合用，寓破于补，使之破而不伤正气，补而不滞经脉，补破结合，共奏调补阴阳、开郁散结、消肿除胀之功效。其配伍精密，用药独到，功专力宏，可谓奇妙。

养心宽胸汤

【组成】　甘草 3g，小麦 60g，大枣 6 枚，麦门冬 12g，仙茅 10g，淫羊藿 10g，当归 18g，瓜蒌 15g，薤白 10g，丹参 15g，杜仲 12g，桑寄生 15g，川牛膝 12g，白薇 10g，磁石（先煎）30g。

【功能】　养心补肾化瘀，宽胸理气。

【主治】　更年期综合征。

【用法】　每日 1 剂，水煎 2 次，分 2 次温服。

【解析】　此方是第一届国医大师、著名中医学家张学文的临床验方。更年期综合征是指妇女在自然绝经前后 1~2 年，或因手术切除卵巢，或卵巢接受放射治疗，以及某些内分泌原因，卵巢功能丧失后所出现的以自主神经系统功能失调为主的证候群。此病临床比较多见，病情轻重不一，症状牵涉面广，涉及全身多个脏腑，表现出一系列复杂症状，部分严重者，神经精神症状突出，影响工作和生活，必须坚持治疗才能顺利缓解和过渡。

《素问·上古天真论》曰："女子七岁，肾气盛，齿更发长；二七天癸至，任脉通，太冲脉盛，月事以时下，故有子，七七任脉虚，太冲脉衰少，天癸竭，地道不通。故形坏而无子也。"明确指出肾通过冲、任二脉管理月经和生殖，肾气主宰着人的生长、发育和衰老过程。因而肾虚是致病之本。此病肾虚特点有三：一则，以肾阴虚为主，女性更年期综合征以阴阳为纲进行辩证，则阴虚型较阴虚兼阳虚型明显为多。此可能与其经、孕、产、乳以血为用而数脱于血的生理特点有关；二则，阴虚、阳虚，虽有偏颇侧重，然常同时并存，此缘于肾为水火之宅；三则，此期阴阳极易失衡，其临床特征性表现为烘热，畏寒相继出现，以及对药性寒温尤为敏感。

妇女绝经之年，已经历经、孕、产、乳几个阶段，肝血屡伤，肾气渐衰，水不涵木，心火亏乏，心血不生，肾水失滋，肾精更亏。因此出现心、肝、肾三脏功能不协调的病理变化。本病虽有肾阴亏虚，但心肝火旺为继发性病机可上升为矛盾的主要方面，决定了此病烘热汗出、烦躁易怒等症状的轻重。

此方以甘草、小麦、大枣补心脾缓心急；加麦门冬养心清热除烦；仙茅、淫羊藿、杜仲、桑寄生补益肝肾；当归、丹参、川牛膝养血活血；瓜蒌、薤白宽胸理气；白薇透泄郁热；磁石平肝阳之亢。诸药配伍，共具养心补肾化瘀，宽胸理气之功。其理法高深，用药精妙，是治疗更年期综合征的奇方妙剂。

清心平肝汤

【组成】　黄连3g，麦门冬9g，白芍9g，白薇9g，丹参9g，龙骨15g，酸枣仁9g。

【功能】　清心火，平肝热。

【主治】　更年期综合征。

【用法】　每日1剂，水煎服。

【解析】　此方是第一届国医大师、著名中医学家张镜人创立。

更年期综合征属心身医学范畴，其发病不但有生理因素，而且与精神心理因素密切相关。中医学认为，心主神明，肝主情志，心肝两脏在调节精神情志中起着主要作用。心属火，肝属木，火木之性皆易升发，汗为心液，心火内灼，迫液外泄，肝火上炎，故烘热汗出，且以上半身为主。心悸心慌、心烦易怒、失眠均为心肝火旺，扰乱神明所致。因此，导致烘热汗出、心烦易怒、心悸心慌、失眠的病因病理是心肝火旺。针对这一病机，张镜人从心肝论治，以清心平肝为法，临床取得了显著疗效。

综观全方，立意高深，用药精炼。其中奥妙之处是不治肾虚治心肝。张镜人认为，更年期综合征的发病与肾虚有关，且心、肝、肾三脏互相关联。心肾水火既济，肝肾乙癸同源，故心肝火旺与肾虚有密切关系。但肾虚虽是本，却为生理现象，自然规律不可逆转，只能推迟；心肝火旺虽为标，却为病理现象。因此，病本虽在肾虚，但治疗应重在心肝，调整机体阴阳，使其在新的基础上达到平衡。此方旨意亦在此，匠心独具也。

子 宫 颈 炎

清宫解毒饮

【组成】 土茯苓 30g，薏苡仁 20g，忍冬藤 20g，鸡血藤 20g，丹参 15g，益母草 10g，车前草 10g，甘草 6g。

【功能】 清热利湿，解毒化瘀。

【主治】 子宫颈炎。证属湿热蕴结下焦，损伤冲、任脉和胞宫，以湿、瘀、热为患而导致带下量多、色白或黄，质稠秽浊，阴道灼痛或辣痛者。

【用法】 每日 1 剂，水煎分服。

【加减】 阴道瘙痒者：加白鲜皮 12g、苦参 10g、苍耳子 10g；发热口渴者：加野菊花 15g、连翘 10g；带下色白，质稀如水者：去忍冬藤、车前草，加桑螵蛸 10g、补骨脂 10g、白术 10g、扁豆花 6g；带下夹血丝者：加海螵蛸 10g、大蓟 10g、茜草 10g；带下量多，色黄而质稠秽如脓者：加马鞭草 15g、黄柏 10g、鱼腥草 10g；带下量多而无臭秽，痒者：加蛇床子 10g、槟榔 10g；阴道肿胀辣痛者：加败酱草 20g、紫花地丁 15g；每于性交则阴道胀疼出血者：加赤芍 12g、丹皮 10g、地骨皮 10g、田三七 6g；腰脊酸痛，小腹坠胀而痛者：加桑寄生 15g、川续断 10g、骨碎补 10g、川杜仲 10g。

【解析】　此方是第一届国医大师、著名中医学家班秀文创立。班秀文认为，下焦为阴湿之处，是胞官之所居，为奇经八脉之所属，其病变虽多端，但多与湿邪有关，盖因湿性趋下也，湿为阴邪，其性重浊黏腻，最易阻遏气机，以致阳气不伸，血行不畅，由湿而瘀，湿瘀久郁则化热生火，灼伤冲、任、胞宫，故阴道灼痛、带下不绝，色白黄或夹血丝，其气臭秽。子宫颈炎有急、慢性之分。急性时宫颈红肿，有大量的脓样分泌物，色白或黄，质稠黏而秽臭，腰及小腹胀疼，个别患者伴有发热、口渴、脉弦细数、苔黄腻、舌边尖红；慢性时则宫颈糜烂，带下量多，小腹胀疼，腰酸膝软，甚或性交时阴道辣痛或出血。证属湿热带下或湿瘀带下的范畴。治之宜用清热利湿，解毒除秽，活血化瘀之法。

此方重用甘、淡、平之土茯苓为主药，以利湿除秽，解毒杀虫；益母草之辛苦微寒，能活血祛瘀，利尿解毒；忍冬藤、车前草、薏苡仁之甘寒既能辅助土茯苓利湿解毒，又有清热之功，而且甘能入营养脾，虽清利而不伤正；丹参一味功同四物，有补有行，与鸡血藤、益母草同用，则补血化瘀之功益彰；鸡血藤之辛温，能补血行血，是以补血为主之品；甘草之甘，既能调和诸药，又能解毒。全方以甘、辛、苦为主，寒、温并用，甘则能补，辛则能开，苦则能燥，寒则能清，温则能行。其有热则能清，有湿则能利，有毒则能散能解，有瘀则能化能消。

诸药配伍，凡湿瘀为患于下焦，以致胞宫和冲、任损伤，出现带下绵绵不绝，色白黄而臭秽者，用之随症灵活加减皆有佳效。

习惯性流产

固胎汤

【组成】 党参30g，熟地30g，炒白术30g，炒白芍18g，山药15g，桑寄生15g，山茱萸9g，炒杜仲9g，续断9g，炒扁豆9g，枸杞子9g，炙甘草3g。

【功能】 脾肾双补，止痛安胎。

【主治】 习惯性流产。症见腰痛，小腹累坠累痛，脉沉弱无力，舌质淡，或有齿痕，苔薄。

【用法】 用水浓煎2次，分2~3次温服，每日1剂，连续服用须超过以往流产天数半月。

【加减】 口干咽燥，舌红苔黄者：去党参，加太子参15g，或选用黄芩9g、麦冬12g、石斛12g、玄参12g，以养阴清热安胎；呕恶者：选加竹茹9g、陈皮9g、生姜9g，以和胃止呕；小腹胀痛者：加枳实9g，以理气止痛；胎动下血者：加墨旱莲15g、阿胶12g、棕榈炭9g，以固冲止血；小腹下坠者：加升麻9g、柴胡9g，以升阳举陷；小腹掣痛或阵发性加剧者：白芍用至30g、甘草15g以缓急止痛；胸闷纳差者：加砂仁9g、陈皮9g，以芳香和胃；畏寒肢冷，小腹发凉者：加制附片9g、肉桂6g，以温阳暖胞。

【解析】 此方是首批全国名老中医刘云鹏所创。刘云鹏认为，习惯性流产（滑胎），大都因脾肾双亏而致病。肾主藏精为先天之本，脾主运化为后天之源，胎元系于脾肾，肾精足则胎元得固，脾气旺则胎有所载，脾肾功能正常，胎孕自然无恙。若禀赋不足，或房事太过，劳倦内伤，或情志失调等，则往往导致肾气亏损，不能固胎。脾气虚弱，不能承载而滑胎。故常用调补脾肾，治疗滑胎。除胚胎停止发育外，一般都能见效，甚至滑胎6~8次者，也能获得正常分娩，且婴儿体格、智力发育良好。

此方以山药、白术、扁豆、甘草、党参健脾益气补后天；杜仲、山茱萸、枸杞子、熟地养血益精补先天；续断、桑寄生补肾安胎治腹痛；白芍敛阴养血，缓挛急，止腹痛；本方用量主次分明，如重用白术、党参、熟地，乃求其力专也。其立意高深，用药独到，堪称妙剂。

安胎防漏汤

【组成】 菟丝子 20g，熟地黄 15g，潞党参 15g，川杜仲 10g，炒白术 10g，覆盆子 10g，棉花根 10g，杭白芍 6g，炙甘草 6g。

【功能】 温养气血，补肾固胎。

【主治】 习惯性流产。

【用法】 未孕之前，预先水煎服此方 3~6 个月；已孕之后，可以此方随症加减。

【加减】 出血日久，淋漓暗淡，腹部不痛者：加花生衣 30g、鹿角霜 20g、桑螵蛸 10g、党参加量至 30g；腰脊及小腹胀坠疼痛者：加桑寄生 12g、川续断 10g、紫苏梗 5g、砂仁壳 3g；出血多色红者：宜减去当归之辛温，加鸡血藤 20g、墨旱莲 20g、大叶紫珠 10g；阴道出血，量少色红，脉细数者：加苎麻根 15g、荷叶蒂 12g、黄芩 10g、阿胶 10g。

【解析】 此方是第一届国医大师、著名中医学家班秀文的临床验方。方中白芍、熟地都是补血养肝之品，阴血足，则能促进胎元的发生；杜仲甘温，补而不腻，温而不燥，为肝肾之要药，能补肾安胎；白术、党参、棉花根甘温微苦，能健脾益气，升阳化湿，既有利于气血的化生，更能安胎；菟丝子辛甘平，覆盆子甘酸微温，二子同用，有补肾生精、强腰固胎之功；甘草甘平，不仅能调和诸药，而且能益气和中，缓急止痛。全方共具温养气血、补肾益精、固胎防漏之功。

产后恶露不绝

缩宫逐瘀汤

【组成】 党参 20g，益母草 15g，当归 10g，川芎 10g，枳壳 10g，生蒲黄 10g，生五灵脂 10g。

【功能】 缩宫逐瘀。

【主治】 产后恶露不绝。

【用法】 冷水浸泡后文火煎煮 2 次；取汁 300ml，分 2 次服用。

【加减】 下瘀血块多者：加三七粉（分冲）3g；出血量多者：党参改用 100g；浮肿者：加生芪 50g；腹痛甚者：五灵脂改用 15g；出血日久者：加桑叶 20g；血虚明显者：党参改用 50g；血气臭者：加黄柏 10g；食欲不振者：加生山楂 15g。

【解析】 此方是第三届国医大师、著名中医学家许润三创立。许润三认为，妇人产后冲任虚损，气血不足，瘀血内滞，导致新血不得归经，引起产后恶露不绝，正如《胎产心法》所云："恶血不尽，好血难安"。由此，产后恶露不绝治当缩宫逐瘀为主。

此方取当归、川芎养血活血，蒲黄、五灵脂逐瘀止血为主；辅以枳壳理气，使气行血畅，瘀血得以排出；复加益母草养阴活血，祛瘀生新；加党参者，意在补气，以增强胞宫收缩功能，其性能虽与五灵脂相畏，但二药同用，往往能提高逐瘀之效，起到相反相成的作用；药理研究证明：益母草、枳壳和蒲黄对动物均有兴奋子宫平滑肌，使子宫收缩增强的作用，并且蒲黄还有止血作用，能使凝血时间和凝血酶原时间缩短，使血小板数目增加，故此方具有缩宫逐瘀之佳效。

益气清宫固冲汤

【组成】 炙黄芪 30g，太子参 15g，重楼 30g，乌贼骨 15g，生地 15g，贯众炭 15g，炒黄芩 12g。

【功能】 益气清宫，固冲止血。

【主治】 产后恶露不绝。证属气阴两虚，营热扰冲，症见全身乏力，腰脊酸软，心烦口干，舌偏红，苔薄中剥，脉细数者。

【用法】 先将药物用清水浸泡 1 小时；浸透后煎煮，首煮煎沸后文火煎 30 分钟；二煎沸后文火煎 30 分钟；两次药液合并，分 2 次早晚空腹温服。每日 1 剂。

【加减】 阴虚较甚者：配合二至丸（女贞子、墨旱莲）、阿胶；气虚较著者：用潞党参易太子参，加焦白术、炙升麻；夹瘀者：加煅花蕊石 15g，参三七末 5g；胎漏者：加苎麻根、桑寄生、菟丝子。

【解析】 此方是首批全国名老中医、著名中医学家姚寓晨创立。姚寓晨指出，产后恶露不绝，其病机以气虚营热，虚实夹杂者居多。益气清宫固冲汤即据此而拟。方中炙黄芪补中益气，升举清阳，为益气摄血之要药；太子参甘苦微寒，既可补气，又能清热滋阴，为一味清补之品，与炙黄芪合用共奏益气摄血、健脾固冲之功；生地黄功专清热凉血，滋阴降火，为营血分之要药；重楼缩宫而止血，使塞流与澄源并举；炒黄芩清热安胎，与生地黄相伍滋阴凉血，清热宁络；贯众炭为止血治崩漏之佳品，现代医学研究，贯众煎出液有收缩子宫的作用；乌贼骨味咸性温，功专收敛止血，为止血之良剂，与贯众合伍共奏解毒固涩之功。诸药协奏，益气清宫固冲止血。

不 孕 症

温肾种子汤

【组成】 艾叶 12g，香附 9g，当归 9g，川芎 9g，熟地黄 15g，吴茱萸 9g，赤芍 15g，川续断 12g，肉桂 6g，黄芪 15g，狗脊 12g，桑寄生 15g，乌药 9g，小茴香 4g。

【功能】 益肾暖宫，温经散寒。

【主治】 婚后不孕。证属肾阳虚衰，胞宫寒冷，症见月经后期，量少色淡、面色晦暗，精神萎靡、性欲淡漠、腹痛腿软、少腹冷痛、手足欠温、小便清长、大便不实、舌淡而苔白水滑、脉沉细或沉迟者。

【用法】 水煎服，每日1剂，早晚各温服1次。

【解析】 此方是首批全国名老中医、著名中医学家谢海洲创立。谢海洲指出，《圣济总录》：云"妇人所以无子，由于冲任不足，肾气虚寒故也"、傅青主亦云："夫寒水之地，不生草木；重阴之渊，不长真龙。胞胎寒冷，又何能受孕哉！"由此，特立温肾种子汤，专治肾阳虚衰、胞宫寒冷所致不孕症。

此方熟地、当归、赤芍、川芎滋阴生血；黄芪益气养血调经；香附理气和血调经；桑寄生、川续断、狗脊温养肝肾、调补冲任；更以吴茱萸、肉桂、艾叶、小茴香、乌药等品暖寒水以温养督脉。全方既温养先天之肾气以化精，且又培补后天益气生血，使精充血足，冲任脉通，胎孕乃成。其理论精辟，治法独到，用药功专，疗效卓著，堪称妙剂。

调肝种子汤

【组成】 广木香10g，当归10g，柴胡3g，香附3g，紫河车9g，羌活9g，益母草9g，白芍9g。

【功能】 疏肝解郁，养血调经。

【主治】 多年不孕、经期先后不定，经来腹痛、行而不畅，量少色暗、有小血块，经前乳房胀痛，精神抑郁、烦躁易怒，舌质正常或暗红、苔薄白、脉弦。

【用法】 每日1剂，水煎服。月经后第10～15天服此方4～6剂。

【加减】 实热者：加丹皮、山栀；虚热者：加知母、黄柏或生地、玄参；实寒者：加桂心、莪术、紫石英；虚寒者：加苍白术、川朴、枳壳；气虚者：加党参、怀山药、黄芪；血瘀者：加桃仁、红花。

【解析】 此方是首批全国名老中医、著名中医学家祝谌予创立。祝谌予指出，古有"调经种子"之说，每求孕育，调经是一个先决条件。《女科要旨》云："妇人无子，皆由经水不调，经水所以不调者，皆由内有七情之致、外有六淫之感，或气血偏盛，阴阳相乘所致，种子之法，即在于调经之中"。此方以疏肝解郁、养血调经立意，其效果不言而喻矣。

此方木香芳香浓烈，善开壅导滞，升降诸气，为行气止痛之要药；香附具有行气、调经、止痛之功，为气病之总司，女科之主帅；柴胡疏肝解郁、理气调经，乃行滞气，疏利肝胆之良品；羌活体轻气浓，善行气分，能散能行，功彻上下，遍达肢体，为却乱反正之要药。以上诸药，皆为气病治疗之主药，是此方组成的主要阵容。益母草一味有活血调经之功，行血而不伤新血，养血而不留瘀滞，与其名实相符也。当归、白芍养血柔肝，功在治本之意，紫河车禀精血结孕而成，此乃为调经还需肾气旺盛，任脉通、冲脉充盛，月事得以如期而潮的物质基础所设，从而具备孕育的功能。

综观全方，宗古而不泥于古，理法精深，配伍精湛，用药独到，实为调经种子的奇方妙剂。

排卵汤

【组成】 柴胡6g，白芍10g，赤芍10g，泽兰10g，益母草10g，鸡血藤10g，怀牛膝10g，刘寄奴10g，苏木10g，生蒲黄10g，女贞子10g，覆盆子10g，菟丝子10g，枸杞子10g。

【功能】 舒肝理脾，疏通经脉，补肾益精，温阳排卵。

【主治】 因不排卵或卵巢功能不良所致的不孕症。

【用法】 采用周期服药法，以建立正常月经周期或不干扰正常月经周期。每月 6~9 剂药，分两次服完。

月经期服药：月经第 1 天开始连服 3 或 4 剂。

中期服药：月经第 13 天开始连服 3 或 4 剂。

如果患者月经后错、稀发或闭经，则采用服药 3 剂，停药 7 天，再服 3 剂。以后停药 7 天再服。同时配合测基础体温，如果基础体温超过 36.6℃，连续 3 天就停药。等月经来潮后，再按第一种方法服药；如果不来月经，仍按基础体温的测定序贯服药。如果基础体温连续上升 15~20 天，有可能是怀孕，即到医院化验，如为妊娠则服保胎药，以预防流产。

【加减】 阴虚有热者：加青蒿 10g、地骨皮 10g、生地 10g、玄参 10g、知母 6g；心烦起急，乳胀胸闷者：加青皮 10g、橘叶 6g、王不留行子 10g、香附 10g、木香 10g；闭经日久者：加当归 10g、桃仁 10g、红花 10g、茜草 10g、三棱 10g、莪术 10g；性欲减退者：加仙茅 10g、淫羊藿 10g、肉苁蓉 10g、山萸肉 10g、菟丝子 10g、鹿角霜 10g；痛经腹胀者：加川楝子 6g、延胡索 6g、香附 10g、广木香 6g；纳差浮肿者：加山药 15g、加茯苓 12g、焦三仙各 10g、草豆蔻 6g、白术 6g；肥胖者：加茯苓 12g、半夏 10g、陈皮 10g；眠差者：加制首乌 12g、炒枣仁 12g、远志 10g、茯苓 10g；腹寒肢冷者：加桂枝 10g（或肉桂 3g）、橘核 10g、荔枝核 10g、吴茱萸 6g；湿热下注者：加炒知母 6g、黄柏 6g、败酱草 12g、草河车 10g、鸡冠花 10g、椿根皮 10g。

【解析】 此方是名老中医赵松泉所创验方。方中柴胡疏肝解郁；白芍敛阴柔肝，两药有推陈至新而调经的作用；赤芍通经行血，配生蒲黄行瘀化滞，有增强子宫收缩作用；鸡血藤补血活血，疏通经络以治血枯经闭，与益母草相伍调经，既化瘀又生新；苏木祛瘀理气以破血；刘寄奴更增祛瘀通络之效；泽兰入厥阴肝经血分，舒肝气以和营血；牛膝宣导下行，走而能补，既能益肝肾又可强筋骨，有引诸药下行，使气血得以畅行之作用。诸药意在舒肝肾之郁，补肝肾之精，使气舒精足血畅，则月经自调。又女子胞和五脏均与冲任二脉密切相关。冲任正常又取决于肾精和肾气的充实旺盛与否，故用女贞子、覆盆子、枸杞子、菟丝子以滋补肝肾，从而达到神经、体液和内分泌代谢调节机能的恢复。全方组合，既建立了月经周期，又起到了温煦生化排卵功能的作用。

输卵管阻塞不孕方

【组成】　口服方：

丹参30g，穿山甲（以其他药代替）20g，枳实12g，赤芍12g，麦冬10g，路路通10g，柴胡10g，皂角刺10g，生甘草3g，三七粉（分吞）3g。

热敷方：

丹参30g，透骨草30g，威灵仙20g，乳香20g，没药20g，当归20g，赤芍15g，川乌10g，肉桂10g，红花10g。

灌肠方：

丹参30g，赤芍30g，透骨草15g，枳实15g，三棱15g，莪术15g，皂角刺15g，当归15g，乳香10g，没药10g。

【功能】　舒肝理气，活血化瘀，润管通管。

【主治】　输卵管阻塞所致不孕症。症见不同程度的乳胀、小腹疼痛、经前腹痛等。

【用法】　给药前患者均在经后3～7天进行输卵管通畅试验，证实为输卵管阻塞的患者，然后给予中药治疗。治疗方剂包括口服、热敷、灌肠三种，连用至月经来潮为一个疗程。口服方每日1剂，经期停服；热敷方将其药共轧成绿豆大颗粒，装布袋内，滴入少许白酒，蒸40分钟，敷下腹部，再在布袋上面压热水袋保温，温度维持在40℃左右，40～60分钟，每日1次，2日更换1袋，月经期间一般停用；灌肠方每晚一剂，浓煎200ml，保留灌肠，温度以39℃左右为宜，每日1次，每灌肠10次，休息3～4日。经期停用。

【加减】 输卵管结核者：加夏枯草、蜈蚣；下腹痛、黄带多、质稠气秽者：加龙葵、蛇莓；子宫发育不良者：加山茱萸、紫河车；经期小腹冷病或带多清稀、气腥者：加鹿角霜、肉桂；输卵管积水者：加大戟、土鳖虫、淫羊藿或荔枝核、泽兰；经前乳房胀痛者：加露蜂房、荔枝核；面色苍白、舌质淡者：加黄芪、当归。

【解析】 此方是第三届国医大师、著名中医学家许润三创立。许润三指出，输卵管阻塞为导致不孕症的主要原因之一。依据其临床表现，按照辨证施治的原则，采用具疏肝理气、活血化瘀作用的四逆散为基础方进行治疗颇为适宜。同时根据造影所见，输卵管粘连、堵塞属瘀血为患，又配用丹参、三七促使瘀血消散，促进粘连松解，以利输卵管恢复正常生理功能；此方还配用穿山甲、皂角刺、路路通等通管良药，使其透达输卵管炎症粘连、堵塞之区域，再加上麦冬养阴生津，能润能通，具有润管通管之功。外治可弥补内治之所不及。以行气活血、散结祛滞药为主，辅以气味俱厚、通经走络、开窍透骨、软化粘连组织之品组成灌肠方、热敷方。临床证明，外治法确实可以补充内治法的不足。

纵观全方，理法精明，配伍严密，攻补兼施，内外结合，药简功专。

四逆散加味方

【组成】 柴胡 10g，枳实 15g，赤芍 15g，甘草 10g，丹参 30g，穿山甲（以其他药代替）15g，路路通 15g。

【功能】 疏肝理气，化瘀通络。

【主治】 输卵管阻塞导致的不孕症。

【用法】 每日 1 剂，水煎服，2 次分服。

【加减】 肝郁气滞者：重用枳实、赤芍至 15g，或加香附 10g、土鳖虫 10g；肝郁血瘀者：酌加当归 15～20g、土鳖虫 10g（或水蛭 10g）。肝郁痰湿者：加昆布 10g、白芥子 10g；瘀湿互结者：加生黄芪 20g 以利水活血，消除局部充血水肿；附件增厚，压痛明显者：加龙葵 10g、蒲公英 20g 以清热解毒，活血散结；附件炎性包块者：加荔枝核 10g 行气散结，加昆布 10g 软坚散结；输卵管积水者：加大戟 3g 行胞脉水湿，对瘀湿互结所致的输卵管积水效果颇佳；输卵管结核者：加夏枯草 10g，以清热散结，加蜈蚣 3 条，以通络散结；兼气血不足：见月经过少，色淡，全身乏力，色淡者：加党参 20g、当归 15g 以补气养血；兼肾虚，如腰骶酸痛，畏寒肢冷者：加仙茅 10g、淫羊藿 10g、紫河车 10g 以温肾益精。

另可兼用灌肠及外敷。灌肠方：赤芍 30g，丹参 15g，三棱 15g，莪术 15g，细辛 3g，皂角刺 15g，桂枝 15g，当归 20g，生甘草 10g，透骨草 20g。煎水取汁 200ml，保留灌肠，每日 1 次；外敷方：红花 10g，乳香 10g，没药 10g，苏木 20g，丹参 15g，当归 10g，三棱 15g，莪术 15g，败酱草 15g，枳实 15g，赤芍 15g，黄柏 10g，桂枝 30g，柴胡 10g，透骨草 20g。研末调水外敷少腹。

【解析】　此方是第三届国医大师、著名中医学家许润三的临床验方。"四逆散"原出自张仲景《伤寒论》少阴病篇。方由柴胡、枳实、芍药、甘草四味药组成。现用其治疗输卵管不通，意在取柴胡疏肝解郁，宣透祛瘀；枳实破气散结，活血行滞；芍药凉血活血，与枳实同用，能使活血祛瘀之力增强；生甘草清热消肿，四药合用奏疏肝解郁、行气散结、活血疏滞之功。许润三对该方进行加味，以期增强活血通络之力。加丹参，以助赤芍活血祛瘀，破结消癥。另外，丹参还可以通行血脉，益气养血，可防理气活血太过耗伤阴血，祛瘀而不伤正。加穿山甲，通络疏滞，散血消肿，专能行散，并可引诸药入血脉，达病所。再加路路通，以行气活血，协同穿山甲以疏通胞脉的闭阻。

综观全方，立意高深，选药精当，配伍严谨。疏肝理气以调达全身的气机；活血化瘀以消散胞脉瘀滞；活血且养血以防阴血耗损；用药既注重调整全身功能，也注意消除局部病变。

儿 科 病 方

小 儿 哮 喘

苍耳银梅汤

【组成】 苍耳子 10g，辛夷 10g，金银花 10g，乌梅 10g，玄参 10g，板蓝根 10g，牛蒡子 10g，桔梗 5g，五味子 10g，葱根 3 个，绿茶 1 撮。

【功能】 疏风宣窍，敛肺定喘。

【主治】 小儿支气管哮喘发作期。

【用法】 每日 1 剂，水煎 2 次。分早晚 2 次分服。

【加减】 肺热喘甚者：用钩藤、地龙清热镇痉平喘，常可效如桴鼓。哮喘缓解后，则应重视调理脾胃，健运中州，补元气，益精血，以杜痰源。

【解析】 此方是名老中医、著名中医学家刘弼臣所创。刘弼臣指出，小儿支气管哮喘病因缘于内外因素，使肺脾胃三脏功能失调，究其病机转归，主要在于素有宿根，痰饮久伏，外邪引触诱发。尤其小儿脏腑娇嫩，易虚易实，若失治误治，久则正虚邪恋，肺气耗散，纳气无权波及脾肾，虚痰上泛反复为患。

此方苍耳子、辛夷散风解表，宣肺通窍；牛蒡子、桔梗宣肺利咽，解表宣窍；金银花、板蓝根清热解毒，疏风清肺；乌梅、玄参、五味子润肺敛肺，助宣肺的药物解痉平喘；葱根通阳化气，兼能解表；绿茶祛湿利尿，与葱根相伍，能助痰饮清除。诸药共具疏风宣窍，敛肺定喘之功。

平喘化痰汤

【组成】 麻黄 5g，橘红 10g，杏仁 10g，半夏 10g，白果 10g，地龙 12g，射干 10g，赤芍 10g，甘草 5g。

【功能】 宣肺化痰，平哮定喘。

【主治】 小儿支气管哮喘发作期。症见起病突然，胸闷气短，呼吸困难，喉中哮鸣，甚则张口抬肩，端坐呼吸，口唇紫绀，烦闷不安，苔薄，脉浮或指纹浮现。

【用法】 此方剂量为 5～6 岁小儿剂量，可随年龄增减。每日 1 剂，水煎 200ml，分 4 次服用。

【加减】 偏热者：加黄芩、石膏、连翘清热宣肺；偏寒者：加干姜、细辛、五味子温肺化饮；痰多者：加海浮石、乌贼骨软坚化痰；咳重者：加贝母宣肺止咳；紫绀者：加丹参、桃仁化瘀通络；饮食所伤者：加山楂消食和中；外感六淫或非时之气者：在原方中偏于宣肺解表药物的剂量上增减而权衡之。

【解析】 此方是首批全国名老中医王传吉临床验方。此方麻黄、杏仁宣肺利膈，止咳平喘；白果敛肺，祛痰平喘，与麻黄合用，一开一收，相反相乘，敛肺且可祛邪，化痰而不耗气；半夏、橘红燥湿祛痰，理气降逆，寓有"治痰不理气，非其治也"之意；射干利咽化痰，与地龙相伍善治喉中痰鸣，解痉平喘；赤芍化瘀通络；甘草调和诸药。全方共奏宣肺化痰，平哮定喘之功。

益肺运脾汤

【组成】 黄芪 40g，白术 10g，防风 10g，橘红 10g，杏仁 10g，海浮石 12g，山楂 12g，甘草 5g。

【功能】 益肺健脾，扶正固表。

【主治】 小儿哮喘缓解期。症见面色少华，食欲不振，喉中痰鸣，自汗乏力，动则尤甚，舌淡苔薄，脉濡细或指纹淡。

【用法】 每日 1 剂，水煎 2 次，取汁 200ml，分 2 次或多次服，1 日服完。

【加减】 毛发憔悴，发育迟缓者：黄芪减量，加入熟地、淫羊藿以补肾强精。

【解析】 此方是首批全国名老中医王传吉创立。王传吉指出，小儿哮喘缓解期的治疗，必须重视肺脾虚弱这个病理特点，将益肺运脾作为治疗大法。故特立益肺运脾汤以治。

此方黄芪、白术、甘草益肺运脾，培补正气，防风散风除湿，助黄芪固表止汗；橘红、杏仁、海浮石宣肺止咳，利膈化痰；佐以山楂消食化积，活血通络，健运后天。共奏益肺健脾，扶正固表之功。

纵观全方，立法精明，用药独到，特别是重用黄芪为 40g，可谓匠心独运。考《本草汇言》："黄芪补肺健脾，实卫敛汗，驱风运毒之药也"。临床重用黄芪可甘温补中，益肺运脾，固表止汗，恢复正气，抵御外邪，对提高抗病能力，延缓复发具有不可小视的作用。此方经大量临床验证，疗效堪佳，是治疗小儿哮喘缓解期的良方妙剂。

二虫止咳散

【组成】 僵蚕 9g，蝉蜕 6g，荆芥 6g，百部 9g，紫菀 9g，白前 9g，陈皮 6g，桔梗 6g，甘草 3g。

【功能】 宣肺解表，化痰止咳

【主治】 小儿支气管哮喘发作期。

【用法】 水煎服，每日 2 次，早晚分服。

【加减】 咳而喘者：加麻黄、杏仁；伴有发热者：加前胡、牛蒡；有食滞者：加莱菔子、山楂；风寒见证较重者：加防风、紫苏；痰湿甚者：加半夏、茯苓。

【解析】 此方是首批全国名老中医王正公的临床验方，是由

《医学心悟》止嗽散加僵蚕、蝉蜕而成。方中荆芥解表祛风；百部、紫菀理肺止咳；白前、陈皮利气化痰；甘草、桔梗升上宣肺；僵蚕、蝉蜕泄风解痉，化痰散结，共奏轻清宣透之功。

纵观全方，配伍严谨，用药独到，疗效卓著，用于小儿支气管哮喘发作期，能及时宣透表邪，使哮喘症状得以迅速缓解。

小儿百日咳

百日咳方

【组成】 黄精 9g，百部 9g，射干 6g，天冬 9g，麦冬 9g，枳实 6g，紫菀 6g，百合 12g，甘草 3g。

【功能】 润肺解痉，化痰止咳。

【主治】 百日咳。

【用法】 每日 1 剂，水煎 2 次分服。

【解析】 此方是著名中西医结合专家沈自尹创立。沈自尹指出，百日咳，是由百日咳嗜血杆菌引起的急性传染病，它的特征是阵发性痉挛性咳嗽，并伴有深长的鸟啼样吸气声，一次比一次加重，直到痰液咳出。如不是及时治疗，常可拖延 3~4 个月之久，所以叫做百日咳。由此，沈自尹根据传统中医理论，结合现代医学观点，从抗菌、扶正、治标三个重要环节入手拟定"百日咳方"。

此方黄精、射干、百部对百日咳杆菌有抑制作用；天冬、麦冬、黄精润肺养阴扶正，补阴而不助邪，并能抗菌；百部镇咳；枳实兴奋已疲劳的支气管平滑肌；紫菀协助祛痰，痰既松动易出，咳就自然减轻。三药共同治标，化痰止咳。

纵观全方，既包含了西医理论抗菌的长处，也包含了中医理论扶正的长处，既适合于早期有百日咳杆菌传染性的病孩，也适合于较后期因久咳而体质受损的病孩，既适合于预防，也适合于治疗。

痉咳方

【组成】 生石膏30g，天竺子9g，腊梅花9g，桑白皮9g，杏仁9g，百部9g，鱼腥草9g，黄芩9g，天浆壳4只。

【功能】 清肺降逆，化痰止咳。

【主治】 百日咳痉咳期。症见咳声连连，甚至达数十声不止，咳后有鸡鸣样吸气性回声，常于呕吐痰涎后方少定，并往往少住又作。

【用法】 每日1剂，水煎，分两次服。

【加减】 热盛者：加板蓝根、射干、野菊花、芦根等；咯血者：加墨旱莲、仙鹤草、茅根、茜草根、藕节等；咳剧者：加款冬花、桃仁、紫菀等；气逆者：加葶苈子、白芍等；痰多者：加莱菔子、海浮石、海蛤壳等；干咳者：加川贝、人参、黄精等；阴虚舌剥者：加乌梅、天冬、麦冬、南北沙参等。百日咳脑病变者可应用下列药物：①神志昏者：可用苏合香丸之类；②高热者：可加用安宫牛黄丸、紫雪丹、牛黄清心丸之类；③抽搐者：可加用羚羊角、牛黄抱龙丸、至宝丹、琥珀抱龙丸之类。

【解析】 此方是著名中医儿科专家徐迪三创立。方中天竺子与腊梅花，为《本草纲目拾遗》三奇方中的主要药物，常用于阵发性剧咳，为治疗久咳及顿咳的要药。现代药理研究已证明，天竺子中所含的南天竺碱具有麻痹呼吸中枢的作用，因此对阵咳有较强的抑制作用。但在应用时必须掌握药量，用量不宜过大，以免引起中毒；黄芩、石膏均能清肺胃之热；杏仁宣肺止咳；桑白皮具有清泻肺热的作用；百部及天浆壳为治疗久咳及百日咳的要药；天浆壳宣肺平喘，止咳化痰，与百部同用，更能增强其止咳的作用。现代药理实验亦证明百部中所含的百部碱能降低呼吸中枢的兴奋作用。诸药配伍，共具清肺降逆，化痰止咳之功。

小 儿 感 冒

清宣导滞汤

【组成】 石膏 30 ~ 60g，青蒿 15 ~ 30g，白薇 30g，桑叶 10g，赤芍 3 ~ 6g，柴胡 6 ~ 10g，荆芥 9g，黄连 3 ~ 6g，山楂 10 ~ 15g，神曲 10 ~ 15g，槟榔 6 ~ 9g，天花粉 9 ~ 15g，大青叶 15 ~ 30g。

【功能】 清热解毒，透邪导滞。

【主治】 小儿高热。

【用法】 将诸药用凉水浸泡 5 ~ 10 分钟后煎煮，水量以超过浸泡药面为度，文火将药煮沸后 10 分钟取汁，视病儿大小给药。患儿饮药后，放至床、盖被，待儿微汗出，用热毛巾或干毛巾擦汗，日服 3 ~ 4 次。

【加减】 高热引动肝风者：加羚羊角、犀角（以水牛角代替）、钩藤；热入营血者：选加丹皮、玄参、生地、麦冬；鼻衄者：加荷叶、白茅根、焦栀子；因湿热所致者：加黄芩、滑石；对小儿年龄不足周岁者：去石膏，视其病情缓急使用紫雪丹每晚八、九点分 2 次服。

【解析】 此方是首批全国名老中医、著名中医学家王静安创立。王静安指出，小儿高热是儿科常见症状之一。由于小儿为纯阳之体，"稚阴稚阳"最易感受病邪，邪气最易嚣张，邪正交争，则易于出现高热。因小儿患病后，既有变化迅速，易寒易热、易虚易实的病理转变，又有脏气清灵，易趋康复的特点，故治疗时应做到及时、果敢、准确。对本证只要辨证准，大可不必因其年少而不敢用药，放胆用此方，使其直达病所，方可却敌。否则，杯水车薪、药轻病重、终难取效。

此方石膏气味辛甘，大寒无毒，有透表解肌之力，为清阳明实热之圣药，故有"温病之实热，非石膏莫解"之说。石膏"除时气头痛身热，三焦火热，皮肤热，肠胃中结气，解肌发汗、止消渴烦逆"（《名医别录》），其功专入血分，善清血分之热，行血中之滞，使邪不凝于血分，所以伤寒阳明病，或温病邪在气分，见壮热汗出、烦躁口渴、脉洪大等症，以石膏为主。方中石膏得青蒿、白薇、桑叶之助，对高热迫血妄行者，用之甚佳；大青叶具有清热解毒、凉血泻热之功；柴胡、荆芥发散郁热，透营转气，引邪外出，给邪以出路；天花粉养阴清热，顾其津液耗损。配伍山楂、神曲、槟榔消食导滞，保中土，且制约他药之弊，使邪去正安。全方诸药共奏清热解毒，透邪导滞之功，使体微汗出，大便通，热毒去。

清肺化痰汤

【组成】 板蓝根 20g，芦根 20g，天竺黄 15g，鱼腥草 15g，炙紫菀 12g，玄参 12g，黄芩 10g，浙贝母 10g，白前 10g，甘草 10g，橘红 10g，炒杏仁 10g。

【功能】 清热化痰，降逆止咳。

【主治】 小儿感冒。症见咳嗽气喘，声高息涌，痰液浓稠或黄，发热面赤，烦躁口渴，大便或干或秘，小便短赤，舌苔中心黄腻，脉滑数者。

【用法】 加水煎服。轻者，每日服 1 剂，早晚 2 次分服；重者，日服 2 剂，分 4~6 次服完。

【加减】 连日阴雨，天气潮湿，表为湿郁，热虽不甚，但肢体酸困拘急者：加浮萍、桑枝，解表祛湿；发热较重，少汗、口苦者：加柴胡、葛根，发表解肌；热邪灼液痰稠不易咯出者：加桔梗、海浮石祛痰软坚；热痰壅肺、高热喘促者：加生石膏、麻黄，清热宣肺平喘；发热轻、微恶风寒、有汗者：加薄荷、蝉蜕、芥穗，疏风解表；患者汗多或平素肝阳上亢者：不宜使用麻黄，加地龙、桑白皮，泻肺平喘；热邪伤津，口干欲饮者：加天花粉、麦冬生津润肺；邪入气分后，高热汗出而热不解者：加生石膏、知母、金银花，清气透热；肺移热于大肠，肠腑热结，大便数日不通者：加大黄、玄明粉、瓜蒌，泻热通便，肺与大肠相表里，腑结通，热得外泄，肺热亦常随之减轻。

【解析】　此方是首批全国名老中医郭中元的临床验方。此方系从《千金方》苇茎汤、《温病条辨》桑菊饮、《清太医院配方》太极丸等方化裁制成。方中芦根性味甘寒，清肺胃之热，生津止渴，并能透邪外出；板蓝根性味苦寒，功能清热解毒，近代药理实验研究证实，其对多种革兰阴性、革兰阳性细菌及流感病毒均有抑制作用；黄芩、玄参、鱼腥草清肺泻火；橘红理气化痰；紫菀、杏仁、白前降逆止咳；天竺黄性味甘寒，为清热化痰要药，对于痰热壅盛的喘咳尤为擅长；浙贝母清热化痰；甘草泻火和中；全方用药以清热化痰为主，佐以降气止咳之品，邪热得清，肺金清肃，气机通畅，咳喘自宁。

新加正气汤

【组成】　连翘 15g，川黄连 10g，黄芩 10g，藿香 10g，白芷 10g，苏叶 10g，薄荷 5g，甘草 5g。

【功能】　解表化湿，清热和中。

【主治】　小儿感冒。证属风邪夹湿、阻中化热者。

【用法】　水煎服，1 日 1 剂，水煎约 150ml；1 岁以内 1 次服 20ml；2 岁以内服 30ml；3 岁以内服 40ml，隔 2 小时服 1 次，日服 4 次；3 岁以上服 150ml，日分 3 次服之。

【加减】　恶心呕吐者：加半夏 10g，陈皮 5g；咳嗽者：加前胡 10g，杏仁 5g；腹泻者：加滑石 12g，炒薏仁 10g。

【解析】　此方是首批全国名老中医王传吉创立。此方适宜于发热汗少、头痛身重、困倦嗜睡、纳呆便溏、胸闷泛恶，或呕吐腹痛，或鼻塞流涕，咳嗽不甚，口渴而不多饮，苔白苔多或滑腻，舌质偏红，脉浮濡而数等风邪夹湿、阻中化热的外感表证。方中主以藿香芳香化湿、理气和中而解表；辅以苏叶、薄荷、白芷解表而化湿邪，四味合用解表化湿之功相得益彰；佐以黄连、连翘、黄芩、甘草清热解毒。综观全方，具有解表化湿、清热和中之效。其治法独到，疗效堪佳，取效迅速，堪称妙剂。

润肺祛瘀化痰汤

【组成】 天冬10g，沙参10g，黄芩10g，贝母5g，桃仁5g，杏仁6g，地龙10g，白屈菜10g，瓜蒌10g。

【功能】 滋阴清肺，祛瘀化痰。

【主治】 小儿感冒。症见肺热燥咳，久治不愈者。

【用法】 每日1剂，水煎2次，分3次服。

【解析】 此方是首批全国名老中医王烈的临床验方。方中天冬、沙参功在滋养肺阴；黄芩、白屈菜清肺除热；桃仁、地龙祛肺之瘀，开肺通宣；贝母、瓜蒌润而化痰；杏仁润燥引邪下行。全方通力而奏止咳之功效。王烈指出，临床常见某些小儿咳嗽缠绵难愈，反复发作，尤其寒温失宜时必咳。古有久咳痰郁夹瘀之说，所以本方在滋阴清肺之中予桃仁、地龙祛瘀宣肺，而能获良效。桃仁入肺走大肠，有祛痰生新之功。《本草纲目》述其"润燥活血"，现代应用其去肺瘀，除肠燥。与地龙为伍止咳效果颇强。地龙，古为疗热治惊之剂，现代应用治肺证，其具有善启上焦，宣降肺气之功。本方立意高远，配伍精当，可谓良剂。

新加银翘散

【组成】 金银花10g，连翘9g，薄荷6g，牛蒡子6g，豆豉6g，荆芥5g，桔梗6g，竹叶8g，甘草3g，芦根10g。

【功能】 辛凉解表，清热解毒。

【主治】 小儿风热感冒。症见发热汗出，微恶寒，鼻塞流涕，咽痛，咳嗽，面赤唇红，口渴喜饮，舌质红，苔薄白或薄黄，脉浮数，指纹浮红。

【用法】 水煎 1～2 沸即可，重者 1 日 2 剂，4 次服。

【加减】 高热汗出者：连翘为主，量增至 10～12g，金银花为辅，量减至 7～9g；发热无汗，四肢逆冷者：则重用金银花 10～15g，豆豉 10～12g，薄荷 6～8g，荆芥 6～9g，加绿豆衣 15g；头痛重者：加菊花 10g；咳嗽频作痰多喉鸣者：加瓜蒌 8g，桔梗量增至 8～10g；口渴心烦者：重用竹叶 10g，加生石膏 12g；发热惊悸不安者：重用薄荷至 10g，加僵蚕 10g；高热惊厥、抽搐者：加羚羊角粉 0.5～1g（冲服）、钩藤 10g、鲜芦根 15～20g；咽红充血者：去荆芥，重用牛蒡子 9～10g，加板蓝根 10g、锦灯笼 10g、栀子 6g；扁桃体化脓者：去荆芥、豆豉，重用金银花 10g、连翘 12g、牛蒡子 10g、山豆根 9g、马勃 8g；扁桃体肿大者：加射干 4～6g；颌下淋巴结肿大者：加山慈菇 10g、玄参 8g；感冒感染已退，舌苔厚腻，湿浊中阻者：改金银花为忍冬藤 10g，去豆豉，加川朴 6g、焦三仙 9g；暑季感冒，高热无汗者：荆芥改为香薷 3～5g，加扁豆 6～9g；腹泻，呕吐者：去牛蒡子，加藿香 3～5g、川朴 6g、白蔻仁 3g；兼有脾虚腹泻者：加白术 6～10g；阴虚者：加扁豆 6g、山药 10g；肾阴虚者：加玉竹 10g；胃阴虚口渴甚者：加生石膏 12g、石斛 8g、天花粉 8g。

【解析】 此方是首批全国名老中医马新云的临床验方。马新云指出，小儿感冒有风寒、风热之分，但由于小儿生机旺盛，阳常有余、阴常不足，感邪之后，易从火化，故风寒感冒者少见，多数病例由风热之邪所致。故以银翘散为基本方，辛凉解表，清热解毒。根据证候的不同、体质的强弱、疾病的轻重以及时令季节的变化选择用药。

小儿肺炎

宣肺化痰汤

【组成】 芦根 30g，橘络 15g，炙旋覆花 15g，炙麻绒 12g，炙前胡 12g，炙百部 12g，山楂 10g，神曲 10g，桔梗 9g，黄连 6g，枳壳 6g，荆芥 6g。

【功能】 宣肺透邪，降气化痰。

【主治】 小儿肺炎咳嗽。

【用法】 诸药先用温水浸泡 15 分钟，待药煎沸后，用细火再煎 5 ~ 10 分钟，滤药取汁，每日服 4 ~ 5 次，适量。

【加减】 咽喉红肿，干咳不断，舌质红者：去枳壳，加腊梅花、金银花、射干；咳嗽痰黄，大便秘结者：去黄连，加黄芩、石膏；咳嗽气紧痰多者：加苏子、胖大海、丝瓜络、葶苈子；热痰甚者：加瓜蒌，配合中成药"蛇胆陈皮末"（每日 1 支，分 2 次温服）；厌油者：去黄连，加紫苏；久咳伤阴，干咳痰少，少苔者：去枳壳、芦根、黄连，加沙参、麦冬、桑叶、天花粉、炙杷叶；舌苔厚腻属湿热者：加冬瓜仁、滑石、木通；咳嗽声嘶者：加射干、蝉蜕、金银花；久咳痰少，数月不止者：加五皮草 15g、六月雪 15g、兔耳风 15g、青蛙草 15g、肺经草 15g、炙枇杷叶 15g；兼咳者：加苏梗、姜制竹茹；脾虚便溏者：去芦根、枳壳，加陈皮；兼发疹者：去枳壳、加金银花、蝉蜕、丹皮、大青叶。

【禁忌】 服药期间，忌生冷油腻之品。

【解析】 此方是首批全国名老中医、著名中医学家王静安创立。王静安认为，肺失清肃是咳嗽产生的基本病机，治疗时应重在宣肺顺气化痰，用药须考虑小儿肺脏娇嫩特点，相机行之。临床上小儿肺炎咳嗽的致病因素很多，但不论何种原因，总不离乎肺。肺气壅遏、宣降失常为产生咳嗽的主要机理，因此对咳嗽的治疗强调宣降肺气。

此方中炙麻绒其性较麻绒缓和，但宣肺止咳功效不变，并具有解表祛邪之功，据现代药理研究，麻黄碱有舒张支气管平滑肌的作用；神曲、山楂、枳壳健脾开胃，调五脏，下气，止呕逆，消痰，消食导滞通腑，增进纳食，使腑气通畅，六腑通则肺气亦降，肺气顺降咳自平矣；百部、前胡、旋覆花降气止咳，则止咳力量更强；荆芥祛风解表，其性平和，使表邪去，咳嗽自平；小儿乃纯阳之体，感邪易于化热，故兼热者多见，方中芦根、黄连以清热泻肺；枳壳、桔梗、橘络相配，理气化痰。诸药配伍，缜密全面，共奏宣肺透邪、降气化痰之效。

苦降辛开汤

【组成】　黄芩10g，枳壳5g，川郁金5g，莱菔子3g，半夏3g，黄连1g（或用马尾连3g），干姜1g。

【功能】　辛开苦降，豁痰宣闭。

【主治】　小儿肺炎，症见高热，痰壅泛吐，喉中痰鸣，咳逆喘急，胸满腹胀，舌苔白腻，脉象弦滑等。

【用法】　每日1剂，水煎3次分服。

【加减】　使用本方时，可根据临床不同证情，分别酌加炙杷叶、杏仁、黛蛤散、南沙参、山栀、淡豆豉、地骨皮、生姜、桑白皮等药，灵活配伍，辨证论治，往往可获更佳疗效。

【解析】　此方是名老中医、著名中医学家刘弼臣创立。刘弼臣指出，小儿肺炎是小儿肺部疾患中常见的一种疾病，其发病机理多因肺气郁闭，化热生痰，痰随气逆，所以喘咳多痰。治疗小儿肺炎，解除热、痰、喘是临证诊治的关键，常能及时控制病情发展，防止变证丛生。当小儿肺炎出现痰壅泛吐，胸满腹胀，舌苔白腻，脉象弦滑，属于痰热内羁的指征，方可应用本方；临床运用时，不宜过量，因为大苦沉寒能使脾胃受伤；辛温大热，有导致口燥咽干之弊。所以《临证指南医案》谆谆告诫："微苦以清降""微辛以宣通"，其主要关键在一"微"字。

此方以姜夏之辛开，祛除胸中痞满，宣通内郁痰浊；芩连之苦降，治疗肺胃郁热，解除内闭之邪；郁金、枳壳、莱菔子逐痰水，破结实，直导胸中之滞，使里结客邪，无所依附而自解，每收开中焦痰实，通宣肺气之闭的功效。

肺炎痰喘汤

【组成】　生麻黄 1.5g，生石膏 15g，金银花 9g，连翘 9g，杏仁 9g，炒葶苈子 6g，天竺黄 6g，瓜蒌皮 6g，玄参 6g，生甘草 3g。

【功能】　清宣开闭，豁痰平喘。

【主治】　小儿肺炎。证为风热闭肺或痰热蕴肺型。

【用法】　2 周岁以下及病轻者每日 1 剂，2 周岁以上及病重者每日 2 剂。加水煎两遍，去渣，将药液混合在一起约 80~100ml，每隔 4 小时服 20~25ml。

【加减】　风寒未解，痰热内盛的寒包热郁型肺炎：去金银花、连翘，加桂枝 2g、淡豆豉 6g，生麻黄加重至 3g 以增强辛温表散之力；痰重者：主要表现咳嗽剧烈，痰多喉鸣，甚则痰声辘辘，气促鼻煽，胸高气急，舌红、苔厚腻或黄腻，加服猴枣散 1.5g，清热涤痰以开闭；热重者：主要表现为高热稽留，汗出热不退，面赤唇红，烦渴引饮，躁动不宁，大便秘结，舌红起刺，苔黄燥或糙，加万氏牛黄清心丸研吞，日 2 次，每次 1 粒。此丸清热解毒之力较强，不必待热入心包再用，但见一二主症则应及时应用，可避免肺炎变证发生；服药腹泻者：不必急用止泻剂，此为肺热下泄大肠，痰热下泄，病情缓解，停药后腹泻自止；大便秘结不通者：加生地黄、枳实通腑泄热；热退咳嗽未平，肺部罗音不净者：生麻黄易炙麻黄，去连翘加炒苏子 6g、炒莱菔子 6g、广地龙 6g，以肃肺化痰平喘。

【解析】　此方是名老中医马莲湘所创。马莲湘指出，小儿肺炎的主要病机是邪犯肺卫，肺气闭郁。肺司呼吸，主宣降，一旦肺闭，则出现咳逆、气促、鼻煽、痰鸣等症状，这是肺炎和一般感冒咳嗽、支气管炎在病机和症状上的不同。此方立意重在"肺闭"这一病机，用药以宣肺开闭为主，与病机合拍，故能显效。

此方运用时掌握麻黄用量为石膏的十分之一，因为温病不宜过于伤津，取小量麻黄开肺平喘，辛寒大于辛温，使之仍不失辛凉宣肺之剂。外邪闭肺，炼液为痰，痰是肺炎的主要病理产物，痰阻气道，使肺闭加剧，故在宣肺开闭的同时必须及时祛痰，用葶苈子、天竺黄清肺豁痰，外邪去，痰热除，肺闭即开。因而麻黄、石膏与葶苈子、天竺黄配伍一宣一降，促使肺气通畅为本方组成的关键所在，其他药物均为增强此功能而配合用之，诸如金银花、连翘轻清入肺经以宣解肺卫之邪热，瓜蒌皮、玄参清润化痰以利咽开肺。全方合用，共奏清宣开闭，豁痰平喘之功，是治疗小儿肺炎的良方妙剂。

肺炎合剂

【组成】 麻黄 3g，杏仁 5g，石膏 30g，虎杖 6g，金银花 15g，大青叶 15g，柴胡 10g，黄芩 10g，鱼腥草 20g，青蒿 15g，贯众 10g，草河车 5g，地龙 5g，僵蚕 10g，野菊花 10g，甘草 5g。

【功能】 清热解毒，宣肺平喘。

【主治】 小儿肺炎。证属卫气实热。起病似风热感冒，继则高热，咳嗽喘息，胸高气粗，烦躁鼻煽，痰声漉漉，口渴苔黄，脉数，或指纹紫，口唇轻度发绀。

【用法】 每日 1 剂，水煎浓缩取汁 150ml，1～3 岁口服 50ml，1 日 3 次，随年龄适当增减。

【加减】 白细胞总数及中性细胞高者：选加黄连、穿心莲、黄柏、十大功劳；痰多者：选加天竺黄、葶苈子、蛇胆川贝液；苔中厚者：加升降散（僵蚕、蝉蜕、姜黄、大黄）；胸闷腹胀者：选加瓜蒌、枳实、姜半夏、黄连、厚朴、大黄；血瘀或炎变病灶久不吸收者：选加桃仁、红花、丹皮、赤芍。

【解析】 此方是首批全国名老中医郑慧伯的临床验方。方中麻黄、杏仁、石膏、甘草宣肺平喘；柴胡、青蒿透热解表；地龙、僵蚕降逆平喘；虎杖、金银花、大青叶、黄芩、鱼腥草、贯众、草河车、野菊花清热解毒。诸药配伍，共具清热解毒，宣肺平喘之功。

小 儿 肾 病

五草汤

【组成】 白茅根 30g，倒叩草 30g，益母草 15g，半枝莲 15g，车前草 15g，鱼腥草 15g，灯心草 1g。

【功能】 清热解毒，利尿渗湿，活血降压。

【主治】 小儿肾炎，肾病综合征，泌尿系感染。

【用法】 每日 1 剂，水煎，2 次分服。

【加减】 血尿严重者：加用墨旱莲 15g、女贞子 10g。

【解析】 此方是名老中医、著名中医学家刘弼臣创立。刘弼臣指出，小儿肾炎，属于中医学"水肿病""水气"的范畴。临床表明，除水肿外，尚有高血压、蛋血尿或血尿等。部分病例出现高热、头痛、恶心等；部分病例水肿不明显，或水肿消失而肾炎未愈。由此，临床治疗，应该配合清热解毒、活血化瘀之品。

此方益母草活血通络，去瘀生新（现代实验证明有明显的利尿降压作用）；鱼腥草、半枝莲性味辛寒，功能清热解毒，活血渗湿；车前草甘寒滑利，可清热渗湿，利水消肿（现代实验证明有抗菌消炎、利尿降压作用）；倒叩草、灯心草清热解毒，利水消肿；白茅根清热凉血止血。诸药合伍，共具清热解毒，利尿渗湿，活血降压之功。

小儿肾病合剂

【组成】 泽泻 10g，制厚朴 10g，嫩苏梗 9g，云苓 9g，抽葫芦 10g，肥知母 9g，炒枳壳 9g，麦冬 9g，广陈皮 6g，炒白术 6g，甘草 6g，猪苓 5g。

【功能】 健脾化湿，调整脾胃。

【主治】 小儿肾病综合征。

【用法】 诸药放入容器内，先用冷水浸泡 20 分钟；然后用微火煎 30 分钟，取 120ml；分 2 次温服。

【加减】 感受风寒而见畏寒、身热、肢冷者：加苏叶、防风、羌活；感受风热，出现发热、咳嗽、咽痛者：去苏梗、白术，加薄荷、金银花、芥穗、连翘；病久气阴两虚，或久服激素，出现面赤火升，阴虚阳亢者：去白术、猪苓，重用知母、麦冬或配生地以甘润滋阴；正气偏虚，兼受时邪者：加葛根、柴胡、太子参，仿人参败毒散意，以扶正祛邪。

【解析】 此方是名老中医、著名中医儿科专家李少川创立。李少川指出，小儿肾病综合征，属于中医"水肿"范畴。其病机与肺的肃降，肾的开合温煦有关，但小儿"脾常不足"，故主要病因为脾气不足，中焦湿困，运化失司所致。因此，如何促使脾胃功能健运，维护其脏腑升降气化作用，调和阴阳，增强体质，防止继发感染，成为治疗小儿肾病的中心环节。"开鬼门""洁净腑"为治水肿之宗旨，医家治水肿之法，多遵此古训化裁而成，故其源一也。用此方时，还须通权达变，方可收到预期效果。

此方抽葫芦、泽泻，皆有甘淡利温之功，比过投栀子、木通苦燥伤阴为佳；厚朴、枳壳、陈皮、白术，借其辛香苦燥，以调达脾胃升降枢机；苏梗能开腠疏表以发其汗，远比麻、桂辛温过燥为妥；知母、麦冬，一则可佐白术之燥，二则又可顾胃之阴。

综观全方，尊古而不泥古，理法清新，用药独到，堪称奇剂。

小儿疝气

完疝汤

【组成】 柴胡 6g，白芍 15g，枳实 12g，甘草 6g，黄芪 12g，北五味子 6g，荔枝核 12g，黄芩 10g，萱草根 10g。

【功能】　升陷降气。

【主治】　小儿疝气。

【用法】　诸药纳陶罐内，清水浸泡 1 小时，煮沸 10 分钟，取汁 150ml，煎 3 次取汁混匀，分 4 次温服。疝气消散后，则去黄芩，减枳实、荔枝核量为各 4g，续服 5 剂，巩固疗效。

【禁忌】　服药期间，忌剧烈活动，食勿过饱。

【解析】　此方是首批全国名老中医李孔定的临床验方。李孔定认为，小儿疝气的病机为中气下陷，小肠等腹腔脏器下坠腹股沟，局部气血运行受阻而成。以气陷为夺，气滞为标。气滞由气陷而成，但气滞又可反过来阻碍气陷的升复。故治以升陷为本，降气治标。

此方柴胡、黄芪、甘草、萱草根益气升提以治气陷；枳实、荔枝核、黄芩苦辛通降，以治气滞；白芍、五味子酸敛收气，以固既升之脏。诸药配伍，共具升陷降气之功。其标本兼治，升降并举，以收良效，堪称妙剂。

小 儿 黄 疸

退黄汤

【组成】　花斑竹 30g，金钱草 30g，满天星 30g，茵陈 15～30g，香附 15～30g，郁金 12～15g，苏梗 9g，栀子 6～9g，白蔻 6g，黄连 3g。

【功能】　清热除湿，利胆祛痰。

【主治】　婴幼儿黄疸。

【用法】　将诸药浸泡 5～10 分钟，煮沸后用文火煎 10 分钟，取汁；视小儿年龄给药，每日服 4 次，4 小时服 1 次。

【加减】　属脾湿过重者：加苍术 9g、草果 10g；新生儿阻塞性黄疸，为气郁不畅、经络阻滞、隧道壅塞者：加用疏肝破气之品，重用白蔻、香附，加炒麦芽 30g、青皮 10g、香橼 10g、槟榔 10g、炒谷芽 30g；大便干结者：加胖大海 10～15g，腑气得通，邪气得泄；呕吐者：加姜水汁竹茹 9g、陈皮 6g；素体虚弱，色黄晦暗，手足欠温，邪气虽盛，正气亦虚者：加明沙参 30g、黄芪 30g；腹部有痞块者：加紫丹参 15～30g、酥鳖甲 15g、粉山甲（以其他药代替）15g、鸡内金 10～15g，以活血软坚消痞。

【解析】 此方是首批全国名老中医、著名中医学家王静安创立。此方适用于湿热发黄为主的黄疸，症见全身皮肤、面目发黄，颜色鲜明或紫暗，小便深黄而短，腹部膨胀，大便秘结或溏，舌苔黄腻、质红，指纹红紫等。若感受疫毒，黄疸初起，症见发黄、恶寒、身热不扬、纳呆或食少、恶心呕吐、溲黄赤、短少、大便不实、苔厚黄腻或微白、脉数沉细、纹红青紫。

此方茵陈性苦微寒，苦燥脾湿，祛中焦湿邪，苦泄下降，又引湿邪从小便而出，其寒能清热，清泻肝胆之郁热，为治肝脾湿热之主药；栀子清湿中之热，黄连清中焦湿热，与茵陈三药合用，使湿热分消，从下而解，为治黄疸之主药；配伍郁金、苏梗、白蔻、香附宣通气机，并可化湿祛瘀；金钱草、满天星、花斑竹利湿退黄。合而用之，使气化湿而化，湿去而邪无所留，则其热自退，其黄自消。其立法高深，配伍巧妙，药简功专，堪称神奇！

小 儿 癫 痫

除痫散

【组成】 天麻 72g，淡全虫（全蝎）60g，当归 150g，炙草 60g，胆星 21g。

【功能】 祛风、化痰、养血。

【主治】 小儿癫痫。

【用法】 诸药共为细末，重者日服 2～3 次，轻者日服 1～2 次，每次 3g，以开水送服。在治疗癫痫过程中，常以汤剂与除痫散配合应用，以散剂长期服用，汤剂则间断服用，一般在发作时配合使用以增强药效。汤剂亦以除痫散为基础，分量加以调整，改：天麻 6g，淡全虫（全蝎）4.5g，当归 15g，炙草 4.5g。

【加减】 痰多，舌白腻，脉滑者：加法半夏 9g；顽痰不化者：加礞石 4.5g、乌豆花 9g；肝火旺而心烦善怒，舌质红，脉弦者：加干地黄 15g、白芍 12g、生石决 15g 或珍珠母 30g；肾虚耳鸣，腰酸者：加女贞子 9g、菟丝子 9g、川续断 15g；血虚面色苍白，舌淡，脉细者加何首乌 15g、桑寄生 15g、鸡血藤 15g；心悸惊恐，睡眠不宁者：加麦冬 9g、五味子 4.5g、生龙齿 15g；大便稀薄者：加茯苓 15g、蚕沙 15g；大便秘结者：加肉苁蓉 15g、秦艽 12g。

【解析】 此方是名老中医林夏泉独创。林夏泉指出，小儿癫痫之因，先天多由胎惊、遗传等因素有关；后天则多由痰、热、风、惊、食滞、血瘀等因素所致。而其所发生，主要由于体内气血虚弱，脏气不平，而造成风、痰、虚交错为患。由此可见，癫痫之发作总不离在本为虚，在标为实，虚者正气虚，脏腑气血虚弱；实者，邪气实，风盛痰壅，故其治疗应抓住风、痰、虚之理，而立祛风、化痰、养血之法。由此，特立"除痫散"一方以治，经临床运用，效验颇佳。

此方天麻甘平入肝经，为祛风镇静之主药，且有疏痰气、清血脉之功；淡全虫（全蝎）入肝经，搜风以定搐，与天麻相得益彰；当归以养血、活血，而得到血行风自灭的效果；胆南星性味苦凉，清热化痰，息风定惊，化痰而不温，息风而不躁；炙草解毒调和诸药，且固中助当归之补养。

综观此方，立意高深，理法精明，组方严谨，标本兼顾，药简功专，加减有度，用法讲究，疗效卓著，是一首治疗小儿癫痫的奇妙之方。

主要参考文献

［1］张丰强等．首批全国名老中医效验秘方精选．北京：国际文化出版公司，1995.1

［2］米一鹗．首批全国名老中医效验秘方精选（续集）．北京：今日中国出版社，1999.2

［3］卢祥之等．国医大师自创方之运用．沈阳：辽宁科学技术出版社，2016.5

［4］卢祥之．国医大师周仲瑛经验良方赏析．北京．人民军医出版社，2012.10

［5］卢祥之．国医大师李济仁经验良方赏析．北京．人民军医出版社，2012.10

［6］卢祥之．国医大师何任经验良方赏析．北京．人民军医出版社，2012.8

［7］卢祥之．国医大师张琪经验良方赏析．北京．人民军医出版社，2012.9

［8］卢祥之．国医大师路志正验良方赏析．北京．人民军医出版社，2012.8

［9］卢祥之．国医大师邓铁涛经验良方赏析．北京．人民军医出版社，2012.8

［10］卢祥之．国医大师方和谦经验良方赏析．北京．人民军医出版社，2012.9

［11］卢祥之．国医大师郭子光经验良方赏析．北京．人民军医出版社，2013.2

［12］许艳兰．名老中医疑难病偏方．南昌：江西科学技术出版社，2015.1